T0134328

Kommunikation im Fokus –
Arbeiten zur Angewandten Linguistik

Band 2

Herausgegeben von
Florian Menz, Rudolf de Cillia und Helmut Gruber

Marlene Sator

Schmerzdifferenzierung

Eine gesprächsanalytische Untersuchung ärztlicher
Erstgespräche an der Kopfschmerzambulanz

Mit 13 Abbildungen

V&R unipress

Vienna University Press

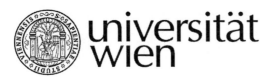

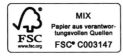

Bibliografische Information der Deutschen Nationalbibliothek

Die Deutsche Nationalbibliothek verzeichnet diese Publikation in der Deutschen
Nationalbibliografie; detaillierte bibliografische Daten sind im Internet über
http://dnb.d-nb.de abrufbar.

ISBN 978-3-89971-852-2

**Veröffentlichungen der Vienna University Press
erscheinen im Verlag V&R unipress GmbH.**

Gedruckt mit freundlicher Unterstützung der Österreichischen Forschungsgemeinschaft.

„Irgendwie schwierig, das zu differenzieren!"

Danksagung

An dieser Stelle möchte ich allen Menschen, die mich bei der Entstehung dieser Arbeit begleitet und unterstützt haben, meinen Dank aussprechen.

Allen voran danke ich Ao. Univ.-Prof. Mag. Dr. Florian Menz und Univ.-Prof. Dr. Elisabeth Gülich für ihre Unterstützung: Sie haben in vielen konstruktiven Diskussionen alle meine Wege und Irrwege im Entstehungsprozess dieser Arbeit mit viel Geduld verfolgt und mit ihren hilfreichen Hinweisen immer wieder entscheidend dazu beigetragen, dass ich mein Ziel nicht aus den Augen verloren habe. Dafür, dass sie immer an diese Arbeit geglaubt haben, auch in Zeiten, als ich dies selbst nicht tat, möchte ich mich ganz herzlich bedanken. Ihrem Zuspruch ist es auch zu verdanken, dass die Arbeit heute fertiggestellt vorliegt und ich den Forschungsprozess nicht bis ins Unendliche weitertreibe.

Ein ganz besonderer Dank gilt auch meinen ProjektkollegInnen Johanna Lalouschek, Karin Wetschanow und Martin Reisigl. Sie waren mir wichtige DiskussionspartnerInnen und haben mich in den unterschiedlichen Phasen der Entstehung dieser Arbeit begleitet, beraten und motiviert. So manchen Tiefpunkt konnte ich durch ihre Unterstützung überwinden. Meiner Kollegin Sabine Nezhiba danke ich für ihre hilfreiche Unterstützung bei der Arbeit „im Feld".

Für wertvolle und befruchtende fachliche Diskussionen und moralische Unterstützung habe ich zahlreichen Menschen zu danken. Allen voran möchte ich Univ.-Prof. Dr. Werner Kallmeyer für seine kritisch-unterstützende Auseinandersetzung mit meiner Arbeit danken, die dieser wertvolle Impulse gegeben hat. Eva-Maria Graf, Katrin Lindemann, Luzia Plansky, Elke Brandner, Heike Knerich und Friederike von Fabeck gilt mein spezieller Dank für ihre kollegiale und freundschaftliche Begleitung und viele konstruktive Hinweise.

Allen PatientInnen, die an unserer Studie teilgenommen haben und bereit waren, sich bei ihren durchaus persönlichen Gesprächen mit den Ärztinnen und Ärzten auf Video aufzeichnen zu lassen, gebührt mein besonderer Dank. Ohne ihre Bereitschaft wäre die vorliegende Arbeit nicht möglich gewesen. Auch den gesprächsführenden Ärztinnen und Ärzten der Kopfschmerzambulanz der Universitätsklinik für Neurologie des Allgemeinen Krankenhauses Wien sei an dieser Stelle mein großer Dank und meine Anerkennung ausgesprochen: Sich im eigenen professionellen kommunikativen Tun aufzeichnen und analysieren zu lassen ist alles andere als selbstverständlich und erfordert ein hohes Maß an Aufgeschlossenheit. Insbesondere dem ehemaligen Leiter der Kopfschmerzambulanz Univ.-Prof. Dr. Peter Wessely und dem jetzigen Leiter Univ.-Prof. Dr. Christian Wöber danke ich für ihre Offenheit gegenüber und ihr Interesse an einer disziplinären Herangehensweise, die von der naturwissenschaftlich geprägten Ausrichtung der Medizin doch recht verschieden ist.

Bei der Erstellung des Manuskripts waren mir Ingrid Furchner, Karin Mittermann, Sylvia Sator-Seiser und Anna-Maria Adaktylos eine unverzichtbare Hilfe. Ihnen möchte ich für Korrektorat, Lektorat und Layoutierung meinen großen Dank aussprechen.

Schließlich möchte ich an dieser Stelle allen meinen Freundinnen und Freunden sowie meiner Familie von ganzem Herzen danken. Sie waren im gesamten Entstehungsprozess dieser Arbeit immer für mich da und haben mich auch in schwierigen Zeiten unterstützt und in Höhen und Tiefen begleitet.

Wien, im September 2011

Vorbemerkung zu einem geschlechtergerechten Sprachgebrauch

Ich verwende in dieser Arbeit prinzipiell eine gendergerechte Formulierungsweise, um den gerade im Kontext der ÄrztInnen-PatientInnen-Kommunikation nach wie vor gegenwärtigen androzentristischen Strukturen sprachlich-symbolisch entgegenzutreten. Deshalb benutze ich an allen Stellen, an denen ich mich allgemein oder unspezifisch auf ÄrztInnen oder PatientInnen beziehe, gesplittete Formen („PatientInnen) oder Doppelformen („Ärztin/Arzt", „Patientinnen und Patienten"). Bei Bezugnahme auf konkrete Personen verwende ich die jeweilige geschlechtsspezifische Referenzform. Da das in dieser Arbeit untersuchte eigentliche Korpus jedoch ausschließlich männliche Ärzte und weibliche Patientinnen enthält (siehe Kap. 3), verwende ich, wenn ich mich darauf beziehe, die Formen „der Arzt" und „die Patientin". Dies entspricht auch der Geschlechterverteilung im Gesamtkorpus der 21 Gespräche (4 männliche Ärzte und 1 weibliche Ärztin, 13 weibliche Patientinnen und 8 männliche Patienten).

Inhaltsverzeichnis

Abbildungs- und Tabellenverzeichnis

Summary

Differentiating pain in medical interviews in a headache outpatient ward. A conversation analytic study.

This study is part of the project "The representation of pain and illness narratives" (P17816, projekt leader: Ao. Univ.-Prof. Mag. Dr. Florian Menz), financed by the Austrian Science Fund (FWF) from 2005-2007. The project was carried out at the Dept. of Linguistics, University of Vienna. The study analyzes a corpus of 21 anamnestic interviews with patients of an Austrian headache outpatient ward. The study is based on the methodology of ethnographic conversation analysis.

Studying the representation and differentiation of headache is relevant first of all because many forms of headache, like migraine or tension-type headache, are diagnosed primarily on the basis of patients' descriptions since these forms of headache cannot routinely be diagnosed via a neurological examination or via neuro-imaging. Secondly, headache – just like other forms of pain – is a subjective experience, and as such is accessible for others only via a (communicatively) mediated way. Communicating such subjective experience, however, often proves to be quite difficult for patients.

The data show that patients suffering from headache often have an aggregate of several different pains. Patients often describe that they are suffering from various types of headache like migraine or tension-type headache, or they portray differing forms and levels of headaches.

The study is concerned with the genuinely conversation-analytic question how participants fulfil the task of differentiating various types of pains. The aim of the study is to systematically describe variations in the interactional practice of pain-differentiation.

As a result of intensive sequence analysis of the interviews, these variations are analyzed as strategies of patients and doctors. The following strategies of patients were identified: 1) explicitly differentiating pain vs. implying a differentiation of pain, 2) typifying vs. non-typifying differentiation of pain, 3) illustrative, situation-bound vs. non-illustrative, abstract differentiation of pain and 4) parallel-contrastive vs. systematic-consecutive differentiation of pain. The strategies of the doctors for interactively processing the differentiation of pain are: 1) treating the differentiation of pain as relevant vs. as not relevant, 2) typifying vs. non-typifying differentiation of pain, 3) parallel-contrastive vs. systematic-consecutive differentiation of pain and 4) expanding, reducing or modifying vs. detailing or saving the original differentiation of pain.

The study shows that categorizing the subjective experience of pain is interactively produced and negotiated via the differentiation of pain. Categorizing and differentiating subjectively experienced variants of pain can be seen as an *interactional achievement*. The interactional practice of pain-differentiation brings both advantages and disadvantages: In the best case, a clear taxonomy of all the described variants of pain emerges. Yet, it often shows that not all variants can be classified according to this system, which sometimes results in difficult courses of interaction.

The analysis shows that patients on their own accord do not show a preference for an orientation towards the medical categories. In the interviews, the subjective and life-world-based pain-descriptions and -differentiations of the patients have to be transformed into the professional medical diagnostic classifications. This always proves to be also an *interactive* task. Consequently, and widening the concept of a *Narrative Based Medicine*, the concept of an *Interaction Based Medicine* is suggested here – a concept which takes into account the interactive constitution of illness

1   Einleitung

> „*Die Sprache ist ein Labyrinth von Wegen.*
> *Du kommst von einer Seite und kennst dich aus;*
> *du kommst von einer anderen zur selben Stelle,*
> *und kennst dich nicht mehr aus.*"
> (Wittgenstein 1958; dt. 1967: 106)

Die Relevanz einer linguistischen Untersuchung von Kopfschmerzdarstellungen und im Besonderen Schmerzdifferenzierungen ist prinzipiell im Spannungsfeld der großen diagnostischen Relevanz von Schmerzbeschreibungen einerseits und der Schwierigkeit der kommunikativen Vermittlung und „Übersetzung" von subjektiv empfundenen Schmerzen in medizinisch handhabbare Beschreibungskategorien andererseits zu sehen:

Zunächst einmal handelt es sich bei Kopfschmerzen in den meisten Fällen um sogenannte „primäre Kopfschmerzen", d.h. solche, bei denen der Schmerz selbst die Erkrankung ist und nicht Symptom einer anderen Erkrankung wie beispielsweise eines Gehirntumors. Dazu zählen z.B. Migräne, Spannungskopfschmerz oder Cluster-Kopfschmerzen. Während sekundäre Kopfschmerzen durch eine neurologische Untersuchung und apparative bzw. bildgebende Untersuchungen relativ leicht zu diagnostizieren sind, ist die Diagnose bei primären Kopfschmerzen schwieriger, „da definitionsgemäß die neurologische Untersuchung und alle apparativen Untersuchungen normal sind" (Busch/May 2002: 3). Bei diesen primären Kopfschmerzen bilden also die Schmerzbeschreibungen der PatientInnen die entscheidende Grundlage für eine Diagnose und haben von daher einen sehr großen Stellenwert (siehe Kap. 2.1).

Den zweiten Punkt in diesem Spannungsfeld bildet der Umstand, dass Schmerz ein subjektives Erleben ist, das anderen nur (kommunikativ) vermittelt zugänglich ist. Dass diese Aufgabe der kommunikativen Vermittlung von Krankheitserleben für PatientInnen z.T. nicht leicht zu lösen ist, zeigen u.a. linguistische Untersuchungen zu sprachlichen Darstellungen von AnfallspatientInnen.[1] Auf die Schwer Vermittelbarkeit ihres subjektiven Krankheitserlebens weisen auch SchmerzpatientInnen in ihren Darstellungen immer wieder hin. Die PatientInnen versuchen aber trotzdem der Aufgabe einer Schmerzdarstellung nachzukommen und liefern oft sehr komplexe, meist lebensweltlich geprägte Darstellungen der von ihnen erlebten vielfältigen Schmerzen.

Die differentialdiagnostische Herangehensweise der westlichen Schulmedizin macht eine Differenzierung solcher unterschiedlicher Schmerzen per se anamneserelevant.[2] Die Internationale Kopfschmerzgesellschaft unterscheidet über 120 verschiedene Kopfschmerzsyndrome und stellt dafür genaue Diagnosekriterien bereit.[3] Im ärztlichen Erstgespräch treffen die subjektiven und lebensweltlichen Schmerzdarstellungen der PatientInnen auf die

---

[1]   Vgl. dazu die Ergebnisse des Projekts „Linguistische Differenzialtypologie epileptischer und anderer anfallsartiger Störungen – diagnostische und therapeutische Aspekte", v.a. Gülich/Furchner 2002; Gülich 2005b; siehe auch die Projekthomepage unter http://www.uni-bielefeld.de/lili/projekte/epiling [30.9.2010].

[2]   Vgl. zur biomedizinischen Perspektive der westlichen Schulmedizin aus linguistischer Sicht Lalouschek (2005b).

[3]   Vgl. http://ihs-classification.org/de/ [30.9.2010].

medizinisch-professionellen Diagnoseraster, sodass eine grundlegende Aufgabe im Gespräch darin besteht, z.T. hoch-komplexe, lebensweltlich geprägte Darstellungen subjektiven Schmerzerlebens so zu transformieren, dass sie in das medizinische Diagnoseraster passen. Eine spezifische Aufgabe im Rahmen dieses Einpassungsprozesses stellt die Schmerzdifferenzierung dar. Im vorliegenden Datenmaterial ist beobachtbar, wie diese Aufgabe von den InteraktantInnen bewältigt wird.

Die vorliegende Studie ist aus dem FWF-geförderten Forschungsprojekt „Schmerzdarstellung und Krankheitserzählungen" (Projektnummer: P17816) hervorgegangen, das von 2005 bis 2007 am Institut für Sprachwissenschaft der Universität Wien unter der Leitung von Ao. Univ.-Prof. Mag. Dr. Florian Menz und der Mitarbeit von Mag.a Dr.in Johanna Lalouschek, Mag. Dr. Martin Reisigl, Mag.a Dr.in Karin Wetschanow und mir selbst durchgeführt wurde. In diesem Projekt wurden ÄrztInnen-PatientInnen-Gespräche u.a. an der Kopfschmerzambulanz der Universitätsklinik für Neurologie des Allgemeinen Krankenhauses (AKH) Wien aufgezeichnet und untersucht (siehe Kap. 3). Der methodische Rahmen des Projekts war weit gesteckt: Es verband die Methoden der Kritischen Diskursanalyse und der Gesprächsanalyse und schloss zudem an Erkenntnisse aus der Medizinsemiotik, der Analyse interkultureller Kommunikation (vor allem durch die Funktionale Pragmatik) und zum Teil auch der Systemisch-Funktionalen Linguistik an. Ein Schwerpunkt im Projekt war, einen Überblick über allgemeine Verfahren des Sprechens über Schmerzen zu geben und diese mit klassischen soziolinguistischen Variablen wie Geschlecht zu korrelieren (vgl. Blasch/Menz/Wetschanow 2010). Ein weiteres Ziel war, die ärztlichen Gesprächspläne und die Anliegen der PatientInnen speziell im Rahmen der Behandlung chronischer Schmerzen aufzudecken (vgl. Lalouschek 2007).

Demgegenüber nimmt die vorliegende Arbeit ein spezifisches Verfahren des Sprechens über Kopfschmerzen in den Blick: die Differenzierung verschiedener Kopfschmerzen im ärztlichen Erstgespräch. Ausgangspunkt für die Beschäftigung mit diesem Thema war die Beobachtung, dass Schmerzdifferenzierung in vielen der erhobenen Gespräche eine Rolle spielt und dass sie den GesprächsteilnehmerInnen häufig sichtlich Schwierigkeiten bereitet.

Die Zielsetzung der vorliegenden Arbeit ist nachzuzeichnen, wie Arzt und Patientin im Gespräch verschiedene Schmerzen differenzieren: Welche Schmerzen werden unterschieden? Mit welchen interaktiven Verfahren werden Schmerzen differenziert? Und wie entwickelt sich die Differenzierung von Schmerzen im Gesprächsverlauf? Damit fällt die Zielsetzung der Arbeit in den Bereich der anwendungsorientierten linguistischen Grundlagenforschung. Weiterhin soll diese Arbeit eine Basis dafür schaffen, konkrete Anwendungsmöglichkeiten der erzielten Ergebnisse in der ÄrztInnen-PatientInnen-Kommunikation zu entwickeln (siehe dazu Kapitel 10).

Der Aufbau der vorliegenden Arbeit gestaltet sich folgendermaßen: Nachdem in der Einleitung die Relevanz einer linguistischen Untersuchung von Kopfschmerzdarstellungen sowie Entstehungsrahmen, Ausgangspunkt und Zielsetzungen der Untersuchung dargestellt worden sind, folgt ein Forschungsüberblick über die wichtigsten Erkenntnisse und einschlägigen Arbeiten zum Thema. Als Hintergrundinformation wird zunächst „Kopfschmerz" aus medizinischer Perspektive zusammenfassend dargestellt (Kap. 2.1). Dabei wird insbesondere der Stellenwert der „Schmerzdifferenzierung" für die diagnostische Abklärung von Kopfschmerzen beleuchtet (Kap. 2.1.5). Außerdem wird das Anamneseschema der Kopfschmerzambulanz der Universitätsklinik für Neurologie des AKH Wien wiedergegeben, da anzunehmen ist, dass sich die gesprächsführenden Ärzte mehr oder weniger daran orientieren (Kap. 2.1.6). Anschließend folgt ein Forschungsüberblick aus der Perspektive der Gesprächsforschung: Zentrale Arbeiten und Ergebnisse zur ÄrztInnen-PatientInnen-Kommunikation und besonders zu Schmerzdarstellungen werden vorgestellt (Kap. 2.2). Zunächst wird ein systematisierender Überblick über Forschungsarbeiten zur ÄrztInnen-PatientInnen-Kommunikation gegeben und die vorliegende Arbeit in diese Forschungslandschaft eingeordnet (Kap. 2.2.1). Dann werden allgemeine Charakteristika des ärztlichen Gesprächs skizziert, wie sie in einschlägigen linguistischen Untersuchungen beschrieben wurden (Kap. 2.2.2). Schließlich werden Forschungsarbeiten speziell zu Schmerzdarstellungen präsentiert (Kap. 2.2.3).

In Kap. 3 wird das dieser Arbeit zugrunde liegende Datenkorpus beschrieben.

Kap. 4 stellt die hier gewählte Methode, die linguistisch-ethnographische Gesprächsanalyse konversationsanalytischer Prägung, vor. Dabei werden zunächst die wichtigsten methodischen Grundprinzipien erläutert und anschließend das konkrete methodische Vorgehen dargestellt.

In Kap. 5 wird der Untersuchungsgegenstand Schmerzdifferenzierung näher bestimmt: Der Ausgangspunkt der vorliegenden Untersuchung wird skizziert (Kap. 5.1), eine Gegenstandskonstitution vorgenommen (Kap. 5.2) und die Fragestellungen der Untersuchung werden dargestellt (Kap. 5.3). Damit schließt Teil I der Arbeit, in dem der theoretische Rahmen dargelegt wird.

Der zweite Hauptteil ist der formalen und funktionalen Beschreibung von Varianten der Gesprächspraktik Schmerzdifferenzierung gewidmet. Dieser Teil beginnt mit einem Fallbeispiel, anhand dessen in einer sequentiellen Analyse gezeigt wird, wie Schmerzdifferenzierung im ärztlichen Gespräch vorkommt (Kap. 6). Die zentralen Befunde aus dieser Fallanalyse werden dann in Kap. 7 und 8 als Kategorien beschrieben und systematisiert.

Kap. 7 stellt die Ergebnisse der Untersuchung der Gesprächspraktik Schmerzdifferenzierung *aus einer sequentiellen Perspektive* dar: Es wird gezeigt, von wem, wie und aus welchen Anlässen bzw. in welchen Funktionen Schmerzdifferenzierung ins Gespräch eingeführt wird (Kap. 7.1), wie sie von den Beteiligten im Gespräch interaktiv prozessiert wird (Kap. 7.2) und zu welchen diagnostischen und therapeutischen Ergebnissen sie jeweils führt (Kap. 7.3).

In Kap. 8 werden dann Ergebnisse der Untersuchung der Gesprächspraktik Schmerzdifferenzierung *aus einer verlaufsübergreifenden Perspektive* präsentiert. Dabei werden zunächst verschiedene Formen der konversationellen Konstruktion von Varianz herausgearbeitet (Kap. 8.1). Anschließend werden verschiedene Darstellungsformen beschrieben, die im Rahmen der Schmerzdifferenzierung vorkommen (Kap. 8.2), wobei zum einen unterschiedliche Vertextungsmuster (Kap. 8.2.1) und zum anderen eher veranschaulichende vs. eher abstrahierende Darstellungsformen (Kap. 8.2.2) illustriert werden. Unterschiede hinsichtlich der Struktur der Schmerzdifferenzierung werden in Kap. 8.3 aufgezeigt.

In Kap. 9 werden die Ergebnisse der Untersuchung zusammengefasst und ausgewertet, und zwar einerseits dem gesprächsanalytischen Interesse an der interaktiven Dynamik des Gesprächs folgend (Kap. 9.1) und andererseits dem eher am Untersuchungsfeld orientierten Interesse am Gesprächsverhalten von Patientinnen einerseits und Ärzten andererseits folgend (Kap. 9.2).

Abschließend erfolgt in Kap. 10 ein Ausblick auf geplante weitere Arbeiten zu diesem Thema sowie eine kritische, methodologisch-selbstreflexive Schlussbemerkung.

TEIL I: THEORETISCHER RAHMEN

2   Forschungsüberblick

Gegenstand der vorliegenden linguistischen Studie ist die Kommunikation über Kopf-schmerzen, wie sie aus der Perspektive der Gesprächsforschung fassbar wird, nicht das me-dizinische Phänomen Kopfschmerz. Dennoch erscheint es sinnvoll, vorab einige Grundlagen zu Kopfschmerzen aus medizinischer Perspektive darzustellen, um das Verständnis der me-dizinischen Zusammenhänge zu erleichtern.

2.1   Kopfschmerzen aus medizinischer Perspektive

Kopfschmerzen gehören zu den häufigsten Gesundheitsstörungen. Laut einer Studie von Lampl et al. (2003) aus dem Jahr 2001 leiden 49,4 % der ÖsterreicherInnen mehrmals im Jahr an primären Kopfschmerzen. Frauen sind dabei mit 54,6 % häufiger betroffen als Män-ner mit 43,6 % (ebd.).

Wie in der Einleitung bereits skizziert, unterscheidet die Internationale Kopfschmerzge-sellschaft IHS in der „International Classification of Headache Disorders" (ICHD-II) prinzi-piell zwischen primären und sekundären Kopfschmerzen. Bei primären Kopfschmerzen handelt es sich um eine Funktionsstörung, bei der die Kopfschmerzen eine eigenständige Erkrankung sind, während sie bei sekundären Kopfschmerzen ein Symptom einer anderen Störung sind. Sekundäre Kopfschmerzen können relativ „harmlose" Ursachen haben wie übermäßigen Alkoholkonsum oder einen grippalen Infekt, sie können aber auch die Folge anderer, z.T. sehr bedrohlicher Erkrankungen sein, z.B. einer Subarachnoidalblutung, einer akuten bakteriellen Meningitis oder eines Gehirntumors. Weniger als 10 % aller Kopf-schmerzpatientInnen haben sekundäre Kopfschmerzen, und davon sind nur 0,1 % auf einen Gehirntumor zurückzuführen (Zeiler/Auff (Hg.) 2007).

Die meisten KopfschmerzpatientInnen leiden an einer oder mehreren der drei primären Kopfschmerzarten „Migräne" (mit oder ohne Aura), „Kopfschmerz vom Spannungstyp" oder „Clusterkopfschmerz" oder an „Kopfschmerz bei Medikamentenübergebrauch", der den sekundären Kopfschmerzen zugerechnet wird. Im Folgenden sollen diese Kopfschmerz-formen, die auch im hier untersuchten Datenmaterial die wichtigsten sind, in der gebotenen Kürze dargestellt werden.[4]

2.1.1   Migräne

Die Ein-Jahres-Prävalenz für Migräne (d.h. das Risiko, innerhalb eines Jahres an Kopf-schmerzen zu leiden) liegt in Österreich bei 10,2 %, wobei Frauen mit 13,8 % deutlich häu-figer betroffen sind als Männer (6,1 %) (Lampl et al. 2003). Eine Migräne beginnt zumeist in der Pubertät oder im frühen Erwachsenenalter. Neben der oft erheblichen Einschränkung

---

[4]   Dabei halte ich mich eng an die Darstellung von Nix/Egle (2003) sowie die Ausführungen auf den Seiten der Kopfschmerzambulanz im AKH Wien (http://www.meduniwien.ac.at/Neurologie/KS/-index.htm [30.9.2010]) (vgl. für das genaue Klassifikationssystem und die exakten Diagnosekriterien die aktuelle deutschsprachige Ausgabe der Klassifikation (ICHD-II) in der Zeitschrift „Nervenheil-kunde" 11/2003 (Kopfschmerzklassifikationskomitee der International Headache Society 2003) sowie im Internet unter http://ihs-classification.org/de/ [30.9.2010]).

der Lebensqualität stellt diese Erkrankung auch eine nicht zu unterschätzende sozioökono-mische Belastung für die Gesellschaft dar: Außer den direkten Kosten, die durch notwendige medizinische Maßnahmen entstehen, verursacht sie durch die stark eingeschränkte Leistungs- und Arbeitsfähigkeit der PatientInnen auch hohe indirekte Kosten.

Die zwei zentralen Formen der Migräne sind die Migräne ohne Aura (früher auch „ein-fache Migräne") und die Migräne mit Aura (früher auch „klassische Migräne"). Die Migräne ohne Aura ist gekennzeichnet durch wiederkehrende Attacken, die zwischen 4 und 72 Stun-den dauern können. Die PatientInnen leiden meist unter einseitigen, pulsierend-bohrenden Schmerzen mittlerer bis starker Intensität, die häufig mit vegetativen Begleiterscheinungen wie Übelkeit und Erbrechen, Licht- und Lärmempfindlichkeit einhergehen. Die Schmerzen werden meist bei üblicher körperlicher Aktivität wie z.B. Treppensteigen stärker. Aufgrund dieser Symptomatik haben die meisten MigränepatientInnen während der Attacken das Be-dürfnis, sich in einem lärm- und lichtgeschützten Raum ruhig hinzulegen. Die Migräne mit Aura äußert sich meist ähnlich wie die Migräne ohne Aura, jedoch gehen den Attacken zent-ral-neurologische Symptome („Auren") voraus bzw. begleiten sie. In selteneren Fällen tritt die Aura auch isoliert auf, ohne dass sich die charakteristische Kopfschmerzsymptomatik anschließt. Zu den als Aura bezeichneten zentral-neurologischen Symptomen gehören Sen-sibilitätsstörungen, Sprachstörungen, einseitige motorische Schwäche oder komplexe Wahr-nehmungsstörungen. Es wird darauf hingewiesen, dass die PatientInnen immer wieder Schwierigkeiten bei der Beschreibung der Aurasymptomatik haben, v.a. in Hinblick auf die Angabe der Lokalisation, die Plötzlichkeit des Eintretens der Symptome, die Art der visuel-len Beeinträchtigung und die Dauer der Aura. In der ICHD-II werden sechs Unterformen der Migräne mit Aura aufgelistet, darunter die „Migräne vom Basilaristyp", eine relativ sel-tene Sonderform der „Migräne mit Aura", die uns im Datenmaterial der vorliegenden Studie noch begegnen wird. Symptome der Migräne dieses Typs sind Sprachstörungen, Schwindel, Tinnitus, Hörminderung, Doppelsehen, Sehstörungen, Bewegungsstörungen, Bewusstseins-störung und Missempfindungen, motorische Schwäche hingegen fehlt (http://ihs-classifica-tion.org/de/02_klassifikation/02_teil1/01.02.06_migraine.html [27.3.2009]). In der IHS-Klassifikation wird darauf hingewiesen, dass die Symptome fehlinterpretiert werden können, zumal viele davon auch bei Angst und Hyperventilation auftreten können (ebd.).

Zu den allgemeinen Triggerfaktoren für Migräneanfälle unterschiedlicher Art zählen Alkohol- und Koffeinkonsum, bestimmte Nahrungsmittel (wie spezielle Käsesorten), Stress und emotionale Belastungen, Veränderungen im Schlaf-Wach-Rhythmus oder hormonelle Umstellungen (z.B. im Rahmen des weiblichen Zyklus). PatientInnen geben zudem sehr häufig niedrigen Blutdruck und Wettereinflüsse (v.a. Fönwetterlage) als Auslöser an, bishe-rige Untersuchungen konnten deren Einfluss in dieser Dimension jedoch nicht nachweisen.

Was die pathophysiologischen Ursachen der Migräne betrifft, gibt es zahlreiche Erklä-rungsmodelle für einzelne Faktoren im Entstehungsprozess, die hier nicht im Einzelnen nachgezeichnet werden sollen. Bislang gibt es allerdings kein Modell, das über die Bestim-mung von Einzelmechanismen hinaus den gesamten Regelkreis der Migräne schlüssig erklä-ren könnte. Grob gesprochen scheint es sich jedoch um ein Zusammenspiel von genetischer Disposition, endogenen und exogenen Faktoren zu handeln.

In Hinblick auf die Pathogenese der Migräne spielen neben genetischen Faktoren v.a. erhöhte Ängstlichkeit und Depressivität eine wichtige Rolle. Zahlreiche epidemiologische und klinische Studien belegen ein ausgeprägtes überzufälliges Zusammentreffen („Komor-bidität") von primären Kopfschmerzen mit Angst und Depression (vgl. dazu z.B. Lake et al. 2005: 494; Sheftell/Bigal 2004; Gentili/Panicucci/Guazzelli 2005: 338; Sheftell/Atlas 2002:

940). Einschlägige Untersuchungen dokumentieren, dass Angst-Erkrankungen und Depressionen unter Migräne-PatientInnen – aber auch unter PatientInnen mit anderen primären Kopfschmerzen – mindestens dreimal so häufig zu finden sind wie in Kontrollgruppen (Lake et al. 2005: 495). Dabei werden sowohl unidirektionale Modelle diskutiert (Kopfschmerzen erhöhen das Risiko für Angst und Depression *oder* umgekehrt) als auch bidirektionale Modelle (Kopfschmerzen erhöhen das Risiko für Angst und Depression *und* umgekehrt). Heutzutage werden vielfach integrative Erklärungsmodelle vorgeschlagen, die von einem komplexen psychoneurobiologischen Zusammenspiel ausgehen: „[...] primary headache and psychiatric comorbidity can be thought as different points of a neuropsychobiological loop" (Gentili/Panicucci/Guazzelli 2005: 340).

Zur Diagnostik einer Migräne halten Nix/Egle (2003: 473) fest: „Die Diagnose einer Migräne ist das Ergebnis einer sorgfältigen Anamnese unter Einschluss bio-psycho-sozialer Aspekte und eines körperlichen Untersuchungsbefundes." Gerade bei primären Kopfschmerzen kommt der Anamnese und damit der Kommunikation mit den PatientInnen eine zentrale Bedeutung zu: 95 % der Kopfschmerzen können aufgrund der Anamnese diagnostiziert werden (http://www.meduniwien.ac.at/Neurologic/KS/index.htm [30.9.2010]). Darüber hinaus ist das Führen eines Kopfschmerzkalenders ein wichtiges Hilfsmittel, um die von PatientInnen im Erstgespräch angegebene Symptomatik durch Dokumentation überprüfbar und besser beurteilbar zu machen. In den meisten Fällen wird eine klinisch-neurologische Untersuchung durchgeführt, um sekundäre Kopfschmerzen auszuschließen. Während diese Untersuchung obligater Bestandteil der Kopfschmerzabklärung ist, wird auf zusätzliche apparative Untersuchungen mittels CT, MRT oder Schädelröntgen bisweilen verzichtet, zumal bei unauffälligem Befund die Wahrscheinlichkeit, dass sie einen diagnostischen Beitrag zur Ätiologie der Kopfschmerzen leisten, nur bei ca. 0,18 % liegt (Frishberg et al. 2000). Dennoch werden solche bildgebenden Verfahren oft eingesetzt, etwa um verunsicherten PatientInnen, die z.B. Angst vor einem Gehirntumor haben, ihre Sorge zu nehmen und dadurch eine bessere Basis für die therapeutische Beziehung zu schaffen. Da es sich bei der in der vorliegenden Arbeit untersuchten Kopfschmerzambulanz um eine Spezialklinik handelt, an die prinzipiell nur schwierige bzw. unklare Fälle von der Hausärztin/dem Hausarzt bzw. niedergelassenen NeurologInnen überwiesen werden, wird hier standardmäßig bei allen KopfschmerzpatientInnen, bei denen dies noch nie geschehen ist, einmalig ein CT oder MRT veranlasst, um eine zugrunde liegende Erkrankung auszuschließen.

Hinsichtlich der Therapie von Migräne ist zu unterscheiden zwischen der Therapie der akuten Migräneattacke mit dem Ziel, deren Schweregrad zu reduzieren, und der prophylaktischen mittel- bzw. langfristigen Therapie mit dem Ziel, die Attackenfrequenz und -intensität zu vermindern. Zur Behandlung der akuten Attacke stehen neben Maßnahmen, die die PatientInnen selbst ergreifen können (z.B. sich in einen dunklen, ruhigen Raum zurückzuziehen und hinzulegen, Entspannungstechniken) medikamentöse Methoden zur Verfügung. Hier kommen neben spezifischen Medikamenten gegen die oft sehr unangenehmen Begleiterscheinungen wie Übelkeit und Erbrechen (sogenannte „Antiemetika") im Wesentlichen drei Gruppen von Medikamenten zum Einsatz: Analgetika, Ergotamine und Triptane. Bei der Behandlung ist zu beachten, dass einerseits die Medikation möglichst früh in der Entwicklung einer Attacke eingenommen werden muss, damit die beginnende neurogene Entzündung noch gestoppt werden kann. Andererseits ist jedoch bei den Analgetikapräparaten und den Ergotaminen, aber auch bei den Triptanen strikt darauf zu achten, dass sie nicht zu häufig eingenommen werden, sonst ist die Gefahr sehr groß, dass sich eine zusätzliche

Kopfschmerzform entwickelt, der „Kopfschmerz bei Medikamentenübergebrauch" (siehe Kap. 2.1.4).

Eine prophylaktische Behandlung ist dann notwendig, wenn die PatientInnen mehr als zwei oder drei Migräneanfälle im Monat haben und diese länger als 48 Stunden andauern, wenn langanhaltende neurologische Ausfallserscheinungen hinzukommen oder auch wenn die Attacken subjektiv als unerträglich empfunden werden. Für die prophylaktische Behandlung stehen ebenfalls einerseits medikamentöse Therapieformen zur Verfügung (u.a. Betarezeptorenblocker, Serotoninrezeptorantagonisten und NMDA-Antagonisten) und andererseits nicht-medikamentöse Verfahren (Entspannungstechniken wie progressive Muskelentspannung nach Jacobson oder Biofeedback, psychotherapeutische Verfahren, Verhaltensänderungen und Akupunktur). Dabei ist die Wirksamkeit der nicht-medikamentösen Verfahren z.T. mit der der medikamentösen Ansätze vergleichbar.

Insgesamt ist festzuhalten, dass die Migräne nach wie vor eine unterdiagnostizierte und untertherapierte Erkrankung darstellt (vgl. Wöber 2009).

2.1.2 Kopfschmerz vom Spannungstyp

Der Kopfschmerz vom Spannungstyp (früher – und heute noch umgangssprachlich – als Spannungskopfschmerz bezeichnet) wurde früher grob in episodisch vs. chronisch eingeteilt. Die Lebenszeitprävalenz des episodischen Spannungskopfschmerzes beträgt 78 %, d.h., 78 % der Erwachsenen leiden irgendwann in ihrem Leben unter einem gelegentlich auftretenden Spannungskopfschmerz.[5] Frauen sind dabei etwas häufiger betroffen als Männer. Die neue IHS-Klassifikation (ICHD-II) unterteilt den episodischen Kopfschmerz vom Spannungstyp noch in „sporadisch auftretend" (Kopfschmerzen an weniger als 1 Tag im Monat) und „häufig auftretend" (Kopfschmerzen an mehr als 1 Tag, aber weniger als 15 Tagen im Monat). Der „chronische Kopfschmerz vom Spannungstyp" tritt demgegenüber an mehr als 15 Tagen im Monat auf.

Der Kopfschmerz vom Spannungstyp ist charakteristischerweise beidseitig, drückend oder ziehend und hat eine leichte bis mittlere Intensität. Er verstärkt sich normalerweise nicht durch übliche körperliche Aktivität. Licht- und Lärmempfindlichkeit können, müssen aber nicht vorhanden sein, beim chronischen Spannungskopfschmerz kann auch eine leichte Übelkeit vorliegen. Die betroffenen PatientInnen sind im Alltag bzw. im Arbeitsleben im Normalfall weit weniger eingeschränkt als bei Migräne.

Hinsichtlich der Pathogenese sind auch beim Kopfschmerz vom Spannungstyp die genauen Mechanismen bislang nicht geklärt, auch wenn es einzelne Hypothesen dazu gibt. So wird neben einer genetischen Prädisposition u.a. der Einfluss von unwillkürlichen Muskelverspannungen aus psychischen oder physischen Gründen, der Einfluss von rein psychogenen Mechanismen und ein Einfluss der Halswirbelsäule diskutiert. Auch der Kopfschmerz vom Spannungstyp steht in einem engen Zusammenhang mit Ängstlichkeit bzw. Angsterkrankungen und Depression. Häufig tritt ein Kopfschmerz vom Spannungstyp auch in Kombination mit einer Migräne auf.

Therapeutisch stehen hier ebenfalls prinzipiell medikamentöse und nicht-medikamentöse Verfahren sowohl zur Prophylaxe als auch zur Akuttherapie zur Verfügung. Medikamentös kommen zur prophylaktischen Behandlung v.a. Antidepressiva zum Einsatz, aber auch Analgetika, die jedoch nur sehr restriktiv (an maximal 8 Tagen im Monat) und nur bei

---

[5] Die Daten beziehen sich auf Deutschland. Für Österreich fehlen bislang gesicherte Daten zur Prävalenz.

heftigen Schmerzen verwendet werden sollen, da v.a. beim chronischen Spannungskopfschmerz die Gefahr der Entwicklung eines medikamenteninduzierten Kopfschmerzes sehr
groß ist (http://www.meduniwien.ac.at/Neurologie/KS/index.htm [30.9.2010]). Von den nicht-
medikamentösen Verfahren haben v.a. verhaltenstherapeutische bzw. allgemein psychotherapeutische Methoden, Heilgymnastik, Akupunktur und Entspannungsverfahren wie z.B.
Biofeedback eine große Bedeutung.

2.1.3 Clusterkopfschmerz

Der Clusterkopfschmerz ist im Vergleich zur Migräne und zum Kopfschmerz vom Spannungstyp eine eher seltene Erkrankung (Prävalenz: 0,1 %)[6], die vor allem Männer betrifft
(fünfmal häufiger als Frauen); sie kommt auch im Datenkorpus dieser Arbeit nicht häufig
vor (siehe Kap. 3). Insofern soll er an dieser Stelle nur knapp skizziert werden. Cluster-
kopfschmerz hat ganz charakteristische Symptome: Er ist brennend-bohrend, streng einseitig und sehr stark bis unerträglich. Clusterkopfschmerz-Attacken dauern zwischen 15 und
180 Minuten und treten ein- bis dreimal pro Tag über einen Zeitraum von Wochen bis Monaten in Serien („Cluster") vorzugsweise im Frühjahr oder Herbst auf. Auf die Anfallsserien
folgen dann oft monatelange anfallsfreie Intervalle. Begleitsymptome sind u.a. Veränderungen am Auge (Rötung, Tränen), eine rinnende Nase auf der vom Schmerz betroffenen Seite
und körperliche Unruhe. Als Triggerfaktoren gelten körperliche Anstrengung, Alkoholkonsum oder grelles Licht. Auch beim Clusterkopfschmerz sind die genauen Ursachen bislang
unbekannt. Therapeutisch kommt neben einer Anfallsprophylaxe der Behandlung des akuten Anfalls u.a. durch Sauerstofftherapie eine wesentliche Bedeutung zu.

2.1.4 Kopfschmerz bei Medikamentenübergebrauch

Von diesem Kopfschmerz sind meist PatientInnen mit einer bestehenden Migräne oder einem bestehenden chronischen Spannungskopfschmerz betroffen, wenn sie über längere Zeit
täglich oder zu häufig Medikamente zur Akutbehandlung der Kopfschmerzen einnehmen.
Dies betrifft die üblicherweise eingesetzten Substanzklassen, nämlich Analgetika, Ergotamine und Triptane. Für jede dieser Substanzklassen ist eine kritische Einnahmehäufigkeit
festgelegt, ab der mit einem „Kopfschmerz bei Medikamentenübergebrauch" zu rechnen ist.
Diese liegt je nach Präparat zwischen 10 und 15 Tagen im Monat, wenn die Einnahme re-
gelmäßig über mehr als drei Monate erfolgt. Der durch Übergebrauch von Analgetika entstehende Kopfschmerz betrifft mittlerweile 10-15 % aller KopfschmerzpatientInnen. Frauen
sind fünfmal häufiger betroffen als Männer. Die Entstehung beruht meist auf einem Teufels-
kreis: Die PatientInnen „steigern kontinuierlich die Dosis der Akutmedikation, bemerken
eine weitere Verschlechterung der Kopfschmerzen, steigern die Dosis weiter, bemerken ein
Nachlassen der Wirkung und eine weitere Verschlechterung der Kopfschmerzen und steigern   die   Dosis   neuerlich ..." (http://www.meduniwien.ac.at/Neurologie/KS/index.htm
[30.9.2010]).

Der Kopfschmerz bei Medikamentenübergebrauch ist ein oft täglich, jedenfalls an mehr
als 15 Tagen im Monat auftretender Dauerkopfschmerz von diffuser, dumpf-drückender
Qualität, der sich durch körperliche Aktivität verstärkt.

Eine besondere Bedeutung kommt hier der Prophylaxe zu: Die PatientInnen müssen
darüber aufgeklärt werden, dass sie an maximal 8-10 Tagen im Monat Medikamente zur

---

[6]   Auch hier beziehen sich die Angaben auf Deutschland.

Akutbehandlung der Kopfschmerzen einnehmen dürfen, da sonst ein großes Risiko für die Entwicklung eines Medikamentenübergebrauchs-Kopfschmerzes besteht.

Was die Therapie betrifft, muss entweder ambulant, vorzugsweise aber stationär, ein Entzug durchgeführt werden. Dies hat Vorrang vor der Behandlung vorliegender primärer Kopfschmerzformen, weil ohne Medikamentenentzug keine sinnvolle Therapie der anderen Kopfschmerzen möglich ist. Etwa 70 % der PatientInnen haben nach dem Entzug keinen Dauerkopfschmerz mehr, übrig bleibt nur der ursprüngliche Kopfschmerz (Migräne oder Spannungskopfschmerz), der dann gezielt und kontrolliert medikamentös oder nicht-medikamentös therapiert werden kann.

2.1.5   Schmerzdifferenzierung

Die IHS-Kriterien legen auf den ersten Blick eine eindeutige Klassifizierbarkeit der einzelnen Kopfschmerzarten nahe. Jedoch weisen beispielsweise Nix/Egle (2003) darauf hin, dass es in der Praxis häufig Überschneidungen zwischen den einzelnen Arten gibt. Diese werden heute mit dem sogenannten „Kontinuum-Modell" erklärt,

> „nach dem Migräne und Spannungskopfschmerz nur jeweils die beiden Enden eines dazwischen befindlichen Kontinuums darstellen. Trotz dieser Einwände bleibt es wichtig, einzelne Kopfschmerzformen nach ihrer charakteristischen Erscheinung zu definieren. Eine Einteilung ist die Voraussetzung für eine Kommunikation und ermöglicht die Bildung von vergleichbaren Gruppen, z.B. für therapeutische Studien oder zur Erkennung gruppenspezifischer Merkmale." (ebd.: 469)

Auf die spezifische Problematik des gleichzeitigen Vorliegens mehrerer Kopfschmerzformen wird in der Literatur immer wieder hingewiesen. Ein Ausschnitt aus einem medizinischen Journal (Ausschnitt 1) sowie ein Originalausschnitt aus der Internationalen Kopfschmerz-Klassifikation (ICHD-II) (Ausschnitt 2) sollen dies illustrieren.

Ausschnitt 1: Schmerzdifferenzierung in der medizinischen Literatur

Aus: Neumaier (2006): Immer derselbe Kopfschmerz? In: MMW Fortschritte der Medizin 148/31-32: 4-6.

„Von sich aus berichten die Patienten nur von den Kopfschmerzen, die am stärksten sind. Deshalb muss jeder Patient, der über tägliche Kopfschmerzen klagt, gefragt werden, ob er immer dieselben oder verschiedene Arten von Kopfschmerzen hat. Dies ist wichtig, um z. B. bei Migränepatienten schmerzmittelinduzierten Kopfschmerz oder Spannungskopfschmerz nicht zu übersehen. 15–20 % der Patienten haben neben ihrer Migräne noch andere Kopfschmerzen!"

Ausschnitt 2: Schmerzdifferenzierung in der medizinischen Literatur

Aus: Internationale Kopfschmerz-Klassifikation (ICHD-II), Einleitung, Anleitung zum Gebrauch der Klassifikation

(http://www.ihs-klassifikation.de/de/01_einleitung/03_anleitung/ [30.9.2010]).

3.   Jeder einzelne Kopfschmerztyp, der bei einem Patienten besteht, muss diagnostiziert und kodiert werden. So erhalten schwer betroffene Patienten eines spezialisierten Kopfschmerzzentrums häufig drei Diagnosen: 1.1 *Migräne ohne Aura*, 2.2 *häufige*

episodische Kopfschmerzen vom Spannungstyp und 8.3 *Kopfschmerzen bei Medi-kamentenübergebrauch.*

4. Falls ein Patient mehr als eine Diagnose erhält, sollten diese in der Reihenfolge der Wichtigkeit für den Patienten aufgelistet werden.

[...]

10. Ein Patient, der die diagnostischen Kriterien einer Kopfschmerzform erfüllt, kennt in der Regel auch ähnliche Kopfschmerzen, die die Kriterien nicht ganz erfüllen. Dies kann u.a. auf eine Behandlung zurückzuführen sein, aber auch auf die Unfä-higkeit, Symptome genau zu erinnern oder andere Faktoren. Man sollte den Patien-ten bitten, eine typische unbehandelte oder unzureichend behandelte Attacke zu be-schreiben und man sollte sicherstellen, dass eine ausreichende Anzahl davon abge-laufen sind, um eine Diagnose stellen zu können. Die weniger typischen Attacken können dann mit der Beschreibung der Attackenhäufigkeit angefügt werden.

11. Falls der Verdacht besteht, dass ein Patient mehr als nur eine Kopfschmerzform aufweist, ist das Führen eines diagnostischen Kopfschmerzkalenders unbedingt empfehlenswert, in dem für jede Kopfschmerzepisode die wichtigsten Merkmale vermerkt werden. Es konnte gezeigt werden, dass Kopfschmerzkalender die dia-gnostische Genauigkeit erhöhen und auch eine genauere Beurteilung des Medika-mentenkonsums erlauben. Schließlich hilft das Tagebuch, die genaue Häufigkeit von zwei oder mehr verschiedenen Kopfschmerzformen oder -unterformen zu be-urteilen und es erleichtert dem Patienten, zwischen den verschiedenen Kopf-schmerzformen, z. B. einer Migräne ohne Aura und einem episodischen Kopf-schmerz vom Spannungstyp, zu unterscheiden.

Diese Ausschnitte machen deutlich, dass Schmerzdifferenzierung aus medizinischer Per-spektive ein relevantes Thema darstellt. Die linguistische Analyse authentischer, verschrift-lichter ÄrztInnen-PatientInnen-Gespräche stellt das Thema Schmerzdifferenzierung auf eine neue, empirisch abgesicherte kommunikationsorientierte Basis.

2.1.6 Das Anamneseschema der Kopfschmerzambulanz

ÄrztInnen-PatientInnen-Gespräche folgen einer medizinischen Agenda (siehe Kap. 2.2.2), aus der sich ein spezifisches Ablaufschema mit bestimmten Gesprächsphasen ergibt. Je nach institutionellem Setting, dem genauen Gesprächszweck, den jeweiligen Rahmenbedingungen der Interaktion, den individuell handelnden Personen etc. variiert freilich die konkrete Reali-sierungsform.

Im Folgenden wird in Ergänzung zu den oben gegebenen allgemeinen Informationen zur Diagnostik von Kopfschmerzen das konkrete Anamneseschema der Kopfschmerzambu-lanz an der Universitätsklinik für Neurologie des AKH Wien wiedergegeben. Es kann ange-nommen werden, dass sich die ÄrztInnen der Kopfschmerzambulanz in ihrer Gesprächsfüh-rung mehr oder weniger an diesem Schema orientieren bzw. dass es zumindest einen groben Bezugsrahmen darstellt – freilich *neben* vielen anderen, im Laufe der Berufsausübung ange-eigneten professionellen Bezugsrahmen. Es sei jedoch darauf hingewiesen, dass dieses Ab-laufschema für die Analysen nicht bestimmend war, sondern diese vielmehr vom tatsächlichen interaktiven Geschehen in den Erstgesprächen ausgingen. Es bildet jedoch ein wichtiges Hintergrundwissen und wird deshalb hier wiedergegeben.

Ausschnitt 3: Anamneseschema der Kopfschmerzambulanz an der Universitätsklinik für Neurologie des AKH Wien

Leicht verändert aus: Kopfschmerzambulanz an der Universitätsklinik für Neurologie des AKH Wien, Informationen für Ärztinnen und Ärzte (http://www.meduniwien.ac.at/Neurologie/KS/index.htm [30.9.2010]).

Leitsymptom Kopfschmerz

Kopfschmerz kann als eigenständiges Krankheitsbild (primärer Kopfschmerz, z.B. Migräne) oder Folge einer anderen Erkrankung (sekundärer Kopfschmerz, z.B. bei Meningitis oder intrakranieller Neoplasie) auftreten.

Anamnese
95 % der Kopfschmerzen können auf Basis der Anamnese diagnostiziert werden.

Ausschluss einer potentiell bedrohlichen Kopfschmerzursache

- Ist der Patient/die Patientin sehr jung oder älter als 50 Jahre?
- Sind die Kopfschmerzen neu aufgetreten (Anamnesedauer < 6 Monate)?
- Setzten die Kopfschmerzen äußerst akut ein?
- Sind die Kopfschmerzen assoziiert mit:
  - atypischen oder isolierten Symptomen (z.B. Exanthem, morgendliches Erbrechen)
  - Schädeltrauma, Infektion, Hypertonie
  - prolongiertem neurologischen Defizit
  - Auffälligkeiten im neurologischen Status

CAVE: markante Änderung der Kopfschmerzsymptomatik bei Patienten mit bekannten primären Kopfschmerzen.

Differentialdiagnose episodischer vs. chronischer Kopfschmerz

- Episodischer Kopfschmerz: tritt an < 15 Tagen pro Monat auf
- Chronischer Kopfschmerz: tritt an > 15 Tagen pro Monat auf

Kopfschmerzcharakteristik

- Lokalisation
  - einseitig, beidseits
  - (peri)orbital, frontal, temporal, parietal, occipital, nuchal
  - holocran, wie ein Reifen um den Kopf
- Qualität
  - pulsierend-pochend-klopfend-hämmernd
  - dumpf-drückend
  - stechend
  - blitzartig, einschießend

- Intensität
  - leicht – mäßig – stark
  - visuelle Analogskala
  - verbale Skala (0 = kein Schmerz, 10 = stärkster vorstellbarer Schmerz)
  - alltägliche Tätigkeiten nicht beeinträchtigt – beeinträchtigt – nicht möglich
- Schmerzverstärkende und -lindernde Faktoren
  - körperliche Aktivität
  - Ruhe

Begleitsymptome

- Übelkeit, Erbrechen
- Photophobie, Phonophobie, Osmophobie
- Augenrötung, Tränenfluss
- Rhinorrhoe
- Ptose, Miose
- andere

Lebensqualität

- bei rezidivierenden Kopfschmerzen
  - kopfschmerzbedingte Einschränkung der Lebensqualität
    - o Familie
    - o Beruf
    - o soziale Aktivitäten
    - o Freizeit, Urlaub

Bisherige Kopfschmerztherapie

- Akuttherapie
  - Substanzen
  - Dosierungen
  - Einnahmezeitpunkt im Verlauf der Attacke
  - Wirksamkeit: Zeitraum bis zur
    - o Schmerzlinderung
    - o Schmerzfreiheit
    - o kompletten Beschwerdefreiheit
  - Verträglichkeit
- Pharmakoprophylaxe
  - Substanzen
  - Dosis
  - Dauer der Einnahme
  - Wirksamkeit
  - Verträglichkeit

- Sonstige Therapien
  - Art
  - Wirksamkeit
  - Verträglichkeit

Diagnostik

- obligat
  - klinisch-neurologische Untersuchung
- fakultativ
  - Überweisung zu weiteren Fachärzten, z.B. Interne, Orthopädie, HNO, Augen, Gynäkologie zwecks
    - o differentialdiagnostischer Abklärung
    - o zur Klärung von Kontraindikationen gegenüber medikamentösen Therapien
  - apparative Diagnostik
    - o Details s.u.

Primäre Kopfschmerzen

- Diagnose auf Basis der Anamnese und der klinisch-neurologischen Untersuchung
- keine „routinemäßige" Zusatzdiagnostik
- ggf. einmalige Ausschlussdiagnostik bei Patienten mit Angst vor einem Tumor oder einer anderen ursächlichen Erkrankung.

(Verdacht auf) sekundäre Kopfschmerzen

- adäquate und gezielte apparative Diagnostik!
- kraniale Computertomographie (CCT)
  - wichtigste Untersuchungen bei Verdacht auf einen intrakraniellen Prozess bzw. zu dessen Ausschluss
- kraniale Magnetresonanztomographie (MRT)
  - bei speziellen Fragestellungen (z.B. Sinusvenenthrombose)
  - bei Kindern
    - o keine Strahlenbelastung
    - o Eltern können im Untersuchungsraum anwesend sein
- Elektroenzephalogramm (EEG)
  - nicht geeignet, um einen intrakraniellen Prozess auszuschließen
  - bei primären Kopfschmerzen selten erforderlich
  - indiziert bei
    - o Kopfschmerz in Zusammenhang mit epileptischen Anfällen
    - o (Verdacht auf) sekundären Kopfschmerz und unauffälliger bildgebender Diagnostik
    - o klinisch nicht eindeutiger Differentialdiagnose zwischen fokalem Anfall und Migräneaura

- Nativröntgenaufnahmen des Schädels
  - mit Ausnahme eines Schädeltraumas obsolet
- Röntgenaufnahmen der Nasennebenhöhlen und der Halswirbelsäule
  - nur in klinisch gut begründeten Fällen
  - Zeichen einer chronischen Sinusitis und Zeichen einer Osteochondrose oder Spondylose sind als Kopfschmerzursache nicht belegt
- CT- und MR-Angiographie
  - Nachweis eines nicht-rupturierten Aneurysmas und anderer Gefäßmissbildungen
- extra- und transkranielle Ultraschalluntersuchung der hirnversorgenden Arterien
  - bei Hinweisen auf zerebrale Ischämie
- Laboruntersuchungen
  - routinemäßig nicht erforderlich
  - bei Kopfschmerz in Zusammenhang mit metabolischen Störungen
  - bei Verdacht auf Riesenzellarteriitis
  - bei diagnostisch unklaren Kopfschmerzen
- weitere diagnostische Maßnahmen
  - Liquordiagnostik
    - o Meningitis
    - o Verdacht auf Subarachnoidalblutung, sofern CCT unauffällig
    - o idiopathische intrakranielle Drucksteigerung (Pseudotumor cerebri)
  - intraarterielle Angiographie
    - o Aneurysmanachweis bei gesicherter Subarachnoidalblutung
  - SPECT, PET
    - o evtl.: bei persistierender Migräneaura

2.2   ÄrztInnen-PatientInnen-Kommunikation und Schmerzdarstellungen als Themen der Gesprächsforschung

2.2.1   Allgemeiner Forschungsüberblick zur ÄrztInnen-PatientInnen-Kommunikation

Die wissenschaftliche Auseinandersetzung mit ÄrztInnen-PatientInnen-Kommunikation und im Speziellen Schmerzdarstellungen findet im Rahmen einer ganzen Reihe von Disziplinen und mit verschiedenen methodischen Zugängen und Interessensschwerpunkten statt. Zu nennen sind neben medizinischen Arbeiten v.a. psychologische und soziologische Studien, die sich der Thematik aus ihrer je eigenen Perspektive nähern. Die große Menge an einschlägiger Literatur aus diesen Disziplinen kann im vorliegenden Überblick nicht berücksichtigt werden. Vielmehr soll der Fokus auf einschlägigen Arbeiten aus dem Bereich der Gesprächsforschung[7] liegen. Damit ist der Überblick auf jene Untersuchungen beschränkt, die

---

[7]   Der Terminus „Gesprächsforschung" wird hier im Sinne der Verwendungsweise auf dem Internetportal www.gespraechsforschung.de [30.9.2010] gebraucht: Er stellt einen Überbegriff für verschiedene Disziplinen dar, die authentische mündliche Kommunikation zum Gegenstand haben. Dazu zählen u.a.

authentische mündliche Interaktionen zwischen ÄrztInnen und PatientInnen in den Blick nehmen. Was den speziellen Untersuchungsfokus der *Schmerzdarstellungen* betrifft, so liegt die spezifische Herangehensweise gesprächsforscherischer Arbeiten meist darin, derartige Darstellungen *in ihrem jeweiligen Kontext* zu betrachten und nicht als isolierte bzw. isolierbare sprachliche Formen.

Zunächst einmal soll an dieser Stelle – mit den oben angeführten Einschränkungen – ein knapper Überblick über die bisherige Forschung zur ÄrztInnen-PatientInnen-Kommunikation gegeben werden. Auf die Darstellung konkreter Ergebnisse dieser Forschung muss hier jedoch verzichtet werden. Dazu sei auf einschlägige Sammelbände und Überblicksarbeiten zum Thema verwiesen, v.a. Atkinson/Heath (Hg.) (1981); Köhle/Raspe (Hg.) (1982); Fisher/Todd (Hg.) (1983); Ehlich et al. (Hg.) (1990); Becker-Mrotzek (1992); Löning/Rehbein (Hg.) (1993); Sarangi/Roberts (Hg.) (1999); Hydén/Mishler (1999); Löning (2001); Neises/Ditz/Spranz-Fogasy (Hg.) (2005); Heritage/Maynard (Hg.) (2006); Nowak (2007); Menz et al. (2008); Menz (2011); Menz/Sator (2011); Sator/Spranz-Fogasy (2011). Der hier versuchte systematisierende Überblick, der v.a. von den Darstellungen in Löning (2001), Nowak (2007) und Menz (2011) sowie den Ergebnissen einer „Metastudie und Forschungsdatenbank zum sprachlichen Handeln von ÄrztInnen in der Diskursforschung"[8] ausgeht, erhebt freilich keinerlei Anspruch auf Vollständigkeit und kann lediglich ausgewählte Studien exemplarisch anführen. Auch muss berücksichtigt werden, dass die für die Systematisierung vorgeschlagenen Merkmale in vielen Untersuchungen kombiniert auftreten, so wie es sich z.B. in der vorliegenden Arbeit um Anamnesegespräche und gleichzeitig Ambulanzgespräche handelt. Trotz dieser Einschränkungen erscheint mir angesichts der Fülle existierender gesprächsforscherischer Arbeiten zur ÄrztInnen-PatientInnen-Kommunikation ein *systematischer* Überblick notwendig.

Die vorhandenen Arbeiten lassen sich grob nach verschiedenen Dimensionen einteilen:

1) nach der methodischen Herangehensweise und Perspektivierung der Arbeiten,

2) nach der Art des untersuchten interaktiven Geschehens und der daran Beteiligten und

3) nach dem Untersuchungsgegenstand.

Was die methodische Herangehensweise und Perspektivierung der Arbeiten betrifft, lassen sich zunächst einmal eher *quantitativ* ausgelegte Arbeiten von eher *qualitativen* unterscheiden. Vor allem am Beginn der Beschäftigung mit ÄrztInnen-PatientInnen-Interaktion standen einfache quantitative Auswertungen von einzelnen isolierten Variablen wie z.B. der Anzahl der Unterbrechungen oder der Redezeit (Korsch/Gozzi/Francis 1968; Korsch/Negrete 1972; Nordmeyer et al. 1981; Nordmeyer 1982). In der weiteren Entwicklung dieses Forschungsstranges übernahm das qualitative Paradigma die führende Rolle (vgl.

---

die Konversationsanalyse, die Gesprächsanalyse, die interaktionale Linguistik, die Funktionale Pragmatik, die (kritische) Diskursanalyse, die Sprechwissenschaft und die Gesprochene-Sprache-Forschung.

8 Das Projekt wurde vom Jubiläumsfonds der Österreichischen Nationalbank (ÖNB) gefördert und in einer Kooperation des Instituts für Sprachwissenschaft der Universität Wien (Leitung: Ao. Univ.-Prof. Mag. Dr. Florian Menz, Mitarbeiterinnen: Mag. Sabine Nezhiba, Mag. Anita Rappl) und des Ludwig-Boltzmann-Instituts für Medizin- und Gesundheitssoziologie Wien (Kooperationspartner: Mag. Dr. Peter Nowak) durchgeführt. Vgl. dazu die Homepage des Projekts http://www.univie.ac.at/linguistics/-personal/florian/Metastudie/ [30.9.2010].

Menz 2011, 339f). In jüngerer Zeit zeigt sich allerdings eine Tendenz zur Kombination qualitativer Analysen mit quantifizierenden Verfahren:

> „[W]ithin discourse analysis, there appears to be a noticeable trend towards combining genuinely qualitative analysis with quantification of observations (see, for example, a recent collection by Heritage and Maynard, 2006b; see also, for example, Haakana, 2002; Menz and Al-Roubaie, 2008; Stivers 2001). Such combinations of different empirical methods (Wodak, 1997) is conducive to giving sociolinguistic studies more prominence within the field of medical science and to bringing it in closer contact with well-established medical research." (Menz 2011, 339)

In Hinblick auf die methodische Herangehensweise und Perspektivierung lassen sich die einschlägigen gesprächsforscherischen Arbeiten weiterhin nach den unterschiedlichen *theoretischen Ansätzen bzw. Forschungsdiskursen* differenzieren, im Rahmen derer sie sich verorten (Menz et al. 2008; Nowak 2007). Nowak (2007) listet in seiner Metaanalyse zur Gesprächsforschung über ÄrztInnen-PatientInnen-Interaktion im deutschsprachigen Raum die folgenden theoretischen Ansätze bzw. Forschungsdiskurse auf, die in den ‚keywords‘ der einzelnen Publikationen angegeben sind: Diskursanalyse, institutionelle Kommunikation, Konversationsanalyse, Experten-Laien-Kommunikation/Wissenstypen, asymmetrische Kommunikation, Gender, Handlungstheorie, Rahmenanalyse (frame analysis), Ethnomethodologie und Objektive Hermeneutik (nach Häufigkeit geordnet). Diese Liste ist sicherlich noch um einen weiteren Forschungsdiskurs zu ergänzen, der durch die rasante Entwicklung technischer Möglichkeiten zunehmend an Bedeutung gewinnt, nämlich die multimodale Betrachtung von ÄrztInnen-PatientInnen-Kommunikation (vgl. v.a. Heath 1986, 1989, 2002 und 2006; Stiles/Putnam 1989; Stivers 2001; Robinson 1998; Gülich/Couper-Kuhlen 2007; Stukenbrock 2008 und in Vorb.).

Schließlich lässt sich mit Blick auf die methodische Herangehensweise und Perspektivierung der Forschungsarbeiten noch zwischen primär als *Grundlagenforschung* einzustufenden Arbeiten und stärker *problem- und anwendungsorientierten* Arbeiten unterscheiden. Hier ist in letzter Zeit ein Trend in Richtung – zumindest *auch* – anwendungsorientierter Arbeiten, die speziell an den tatsächlich auftretenden kommunikativen Problemen und möglichen Verbesserungen interessiert sind, zu beobachten (vgl. Menz 2011, 338f).[9]

Will man die vorhandenen Forschungsarbeiten nach der *Art des interaktiven Geschehens und seiner Beteiligten* typologisieren, so lässt sich dies Löning (2001) und Nowak (2007) zufolge nach den folgenden Gesichtspunkten tun: nach dem Ort, dem medizinischen Fach bzw. dem Krankheitstyp, nach der Patientengruppe und nach dem primären Handlungsziel der Gespräche. In Hinblick auf den *Ort* der Gespräche lässt sich grob zwischen Gesprächen im Krankenhaus (Station und Ambulanz) und Gesprächen in niedergelassenen Praxen (hausärztliche und fachärztliche Praxen) unterscheiden. In der deutschsprachigen Forschung überwiegen die Untersuchungen im Krankenhaus-Setting deutlich gegenüber dem niedergelassenen Bereich (Nowak 2007). In Bezug auf die Zuordnung zu den untersuchten *medizinischen Fächern* stellt Nowak (2007) in der deutschsprachigen Literatur eine Dominanz der Internen Medizin, der Psychosomatik und der Allgemeinmedizin (in dieser Reihenfolge) fest. Viele einschlägige Untersuchungen fokussieren dabei auf spezifische *Krank-*

---

[9]   Vgl. z.B. Menz/Nowak (1992); Gülich/Schöndienst (1999); Sachweh (1999); Schöndienst (2002); Sarangi (2002); Lalouschek (2004); Maynard/Heritage (2005); Neises/Ditz/Spranz-Fogasy (Hg.) (2005); Surmann (2005); Schwabe (2006); Sachweh (2006) und (2008); Schwabe et al. (2008); Menz/Lalouschek/Gstettner (2008) und Sator/Gstettner/Hladschik-Kermer (2008).

heitsbilder. Anfallserkrankungen stehen beispielsweise im Zentrum des Projekts „Linguistische Differenzialtypologie epileptischer und anderer anfallsartiger Störungen – diagnostische und therapeutische Aspekte", das im Schnittpunkt zwischen Konversationsanalyse und Epileptologie angesiedelt ist.[10] Dem Krankheitsbild der Herz-Kreislauf-Erkrankungen widmet sich das Projekt „Geschlechtsspezifische Unterschiede bei der Beschreibung von akutem Brustschmerz: Eine medizinisch-linguistische transdisziplinäre Studie".[11] Ebenfalls anhand eines Korpus zu Herz-Kreislauf-Erkrankungen – sowie eines Korpus zu Anfallserkrankungen aus dem o.g. Projekt – wurden außerdem spezifische Verfahren der ExpertInnen-LaiInnen-Kommunikation untersucht.[12] Einem weiteren Krankheitsbild widmet sich eine ForscherInnengruppe rund um das Thema „Krankengeschichten von Patientinnen mit chronischen Gesichtsschmerzen".[13] Gespräche mit PatientInnen mit Schmerzerkrankungen auf einer psychosomatischen Abteilung mit neurologischem Schwerpunkt bilden den Untersuchungsgegenstand eines linguistisch-psychosomatischen Projekts.[14] Eigene Schwerpunkte bilden auch Gespräche mit PatientInnen mit Krebserkrankungen sowie Gespräche mit chronisch Kranken (vgl. dazu jeweils Löning 2001 und die dort zitierte Literatur). In Hinblick auf die *untersuchten PatientInnengruppen* nimmt Löning (2001) in ihrem Überblick vier besondere PatientInnengruppen heraus: ProblempatientInnen, alte PatientInnen, weibliche Patientinnen und ausländische PatientInnen (vgl. dazu jeweils Löning 2001 und die dort zitierte Literatur). Auch nach dem *primären Handlungsziel* der Gespräche lassen sich spezifische Gesprächstypen unterscheiden (Nowak 2007): Visiten, Anamnesen, Erstgespräche, Aufklärungsgespräche, Beratungen, Interviews, Sprechstundengespräche, Folgegespräche, Ambulanzgespräche und andere Gesprächstypen, wobei ein deutlicher Schwerpunkt auf den ersten beiden Gesprächstypen liegt.

Schließlich lässt sich die vorhandene Forschungsliteratur nach dem jeweiligen *Untersuchungsgegenstand* systematisieren.

Nowak (2007) differenziert diesbezüglich zunächst verschiedene *Gesprächskomponenten*, die in den Arbeiten behandelt werden: die Gesprächseröffnung, die Eröffnungsinitiative der Ärztin/des Arztes, Fragen der Ärztin/des Arztes, Zuhören der Ärztin/des Arztes, Orientierungen durch die Ärztin/den Arzt, Informationen durch die Ärztin/den Arzt, gemeinsame Planung bzw. Entscheidungsfindung, das Gesprächsende und die körperliche Untersuchung. In der deutschsprachigen Forschung dominieren dabei deutlich die Themen „ärztliches Zu-

---

[10]   Eine Kooperation zwischen der Universität Bielefeld, Fakultät für Linguistik und Literaturwissenschaft unter der Leitung von Univ.-Prof. Dr. Elisabeth Gülich und dem Epilepsie-Zentrum Bethel unter der Leitung von OA Dr. Martin Schöndienst und Prof. Dr. Peter Wolf. Für zusammenfassende Projektdarstellungen vgl. z.B. Gülich/Schöndienst (1999); Gülich/Schöndienst (2000); Surmann (2005) sowie die Homepage des Projekts: http://www.uni-bielefeld.de/lili/projekte/epiling [30.9.2010].

[11]   Eine Zusammenarbeit zwischen der 2. Med. Abt. KA Rudolfstiftung unter der Leitung von Univ.-Doz. OA Dr. Claudia Stöllberger und dem Institut für Sprachwissenschaft, Universität Wien unter der Leitung von Univ.-Prof. Dr. Florian Menz. Vgl. dazu Menz et al. (2002); Vodopiutz et al. (2002); Menz/Lalouschek (2005); Menz/Lalouschek (2006).

[12]   Vgl. dazu Brünner/Gülich (2002).

[13]   Eine Kooperation zwischen der Universität Freiburg, Deutsches Seminar (Prof. Dr. Karin Birkner und Dr. Fabian Overlach) und der Universitäts-Zahnklinik (Dr. Jens C. Türp). Vgl. dazu Birkner/Rönfeld/Türp (1999); Kreissl et al. (2004) sowie Overlach (2008).

[14]   Dr. Mechthilde Kütemeyer (St. Agatha-Krankenhaus in Köln) in Zusammenarbeit mit Prof. Dr. Elisabeth Gülich. Vgl. dazu Kütemeyer (2002); Kütemeyer (2003).

hören", „ärztliche Fragen" und „vom Arzt gegebene Informationen" (in dieser Reihenfolge) (ebd.).

Des Weiteren erfasst Nowak (2007) die in den Arbeiten untersuchten *interaktiven Verfahren* nach der Häufigkeit ihrer Bearbeitung (in dieser Reihenfolge): Initiativen, Fragen, Narration, Fachjargon, Thematisierung von Emotionen, Unterbrechungen, Geben von Informationen, Metaphern, Initiativen (sic!), Konfliktaustragung, Relevanzsetzungen, Reformulierungen, metadiskursive Kommentare, Entscheidungsdialoge, Gesprächssteuerung, Verstehensüberprüfung, Sprecherwechsel und Formulierungsmuster. Exemplarisch sollen dazu einige ausgewählte Studien angeführt werden: Ärztliches Fragen wird u.a. von Quasthoff (1982), Rehbein (1993), ten Have (1993), Rehbein (1994c) und Lalouschek (1999) behandelt. Narrative Rekonstruktionen stehen z.B. bei Koerfer/Köhle/Obliers (2000), Gülich/Schöndienst/Surmann (2003b) und Gülich (2005a) im Zentrum; speziell die Bedeutung des Erzählens für die Krankheitsverarbeitung behandeln u.a. Lucius-Hoene/Deppermann (2004) und aus psychologischer und psychotherapeutischer Sicht z.B. Lucius-Hoene (2001), Boothe (2001) und Bury (2001), Techniken der Inszenierung bzw. der szenischen Darstellung z.B. Gülich/Schöndienst/Surmann (2003b) und Streeck (2000). Die Darstellung von emotionaler Beteiligung wurde u.a. von Fiehler (1990a) und speziell in Bezug auf die Emotion Angst von einer Kooperationsgruppe am Zentrum für interdisziplinäre Forschung in Bielefeld untersucht.[15] Der Themenbereich der Metaphorik wird z.B. von Brünner/Gülich (2002), Surmann (2002) und (2005), Konitzer et al. (2002) und Baumgartinger et al. (2002) behandelt. Relevanzsetzungen werden u.a. bei Menz et al. (2002), Sator (2003) und Sator/Gstettner/Hladschik-Kermer (2008) untersucht. Reformulierungsaktivitäten werden z.B. von Gülich/Schöndienst (1999) und Wolf/Schöndienst/Gülich (2000) in den Blick genommen.

Spezielle Untersuchungsgegenstände bilden außerdem *klassische soziolinguistische Variablen* wie *Geschlecht bzw. Gender* (vgl. z.B. Todd 1984; West 1992; West 1996; Menz et al. 2002; Menz/Al-Roubaie 2008; Blasch/Menz/Wetschanow 2010), *ethnische bzw. kulturelle Zugehörigkeit* (vgl. z.B. Rehbein (Hg.) 1985; Rehbein 1985; Rehbein 1986; Rehbein 1994a; Meyer 1998; Meyer et al. 2003; Meyer 2003; Meyer 2004; Roberts/Sarangi/Moss 2004; Bührig/Meyer 2004; Angelelli 2004; Meyer/Kroffke 2005; Roberts et al. 2008), *soziale Schicht* (vgl. z.B. Hein 1985) und *Rolle* (als Ärztin/Arzt bzw. Patientin/Patient) (vgl. z.B. Lalouschek/Menz/Wodak 1990). Viele dieser Arbeiten, v.a. die (kritisch-)diskursanalytisch ausgerichteten, beleuchten ÄrztInnen-PatientInnen-Kommunikation dabei speziell als eine Form von institutioneller Kommunikation und heben darauf ab, die Herstellung und Aufrechterhaltung von hierarchischen Unterschieden und Asymmetrien zwischen Frauen und Männern, Angehörigen verschiedener Kulturen und Sprachen, Angehörigen verschiedener sozialer Schichten und zwischen ÄrztInnen und PatientInnen sichtbar zu machen.

Viele Arbeiten stellen jeweils das *kommunikative Verhalten* entweder der *ÄrztInnen* oder der *PatientInnen* in den Mittelpunkt. Während in den früheren Arbeiten vorwiegend das ärztliche Interaktionsverhalten kritisch in den Blick genommen wurde, geht die Entwicklung

---

[15] „Kommunikative Darstellung und klinische Repräsentation von Angst – Exemplarische Untersuchungen zur Bedeutung von Affekten bei Patienten mit Anfallskrankheiten und/oder Angsterkrankungen" am Zentrum für interdisziplinäre Forschung in Bielefeld unter der wissenschaftlichen Leitung von Prof. Dr. Jörg Bergmann, Prof. Dr. Elisabeth Gülich (beide Universität Bielefeld), Dr. Martin Schöndienst und Dr. Friedrich Wörmann (beide Epilepsie-Zentrum Bethel). Vgl. dazu die Kurzbeschreibung unter http://www.uni-bielefeld.de/ZIF/KG/2004Angst/ [30.9.2010].

in jüngerer Zeit dahin, verstärkt die PatientInnen und ihr kommunikatives Verhalten in den Blick zu rücken („spotlight on the patient", Drew 2001).

Nach diesem systematisierenden Überblick über die vorhandene Forschungsliteratur zum Thema der ÄrztInnen-PatientInnen-Kommunikation gilt es, die vorliegende Arbeit innerhalb dieser Forschungslandschaft einzuordnen. Was die methodische Herangehensweise und Perspektivierung betrifft, ist die vorliegende Arbeit eindeutig dem qualitativen Paradigma zuzuordnen. In Hinblick auf den theoretischen Ansatz lässt sie sich nach der Einteilung von Nowak (2007) innerhalb der Forschungsdiskurse von Konversationsanalyse und Ethnomethodologie (siehe Kap. 4) sowie der Handlungstheorie (nach Kallmeyer, siehe Kap. 7.1.2) verorten. Sie versteht sich als Beitrag zur linguistischen Grundlagenforschung, der jedoch den Ausgangspunkt für weitere problem- und anwendungsorientierte Arbeiten zum Thema bildet (vgl. Sator 2010). Bezüglich der Art des interaktiven Geschehens und seiner Beteiligten lassen sich die hier untersuchten Gespräche folgendermaßen charakterisieren: Es handelt sich um Gespräche in einer Ambulanz im Krankenhaus, die allerdings sicherlich nicht direkt mit anderen in der Literatur beschriebenen Ambulanzgesprächen (z.B. in Lalouschek/Menz/Wodak 1990 oder Menz et al. 2002) vergleichbar sind, denn es handelt sich um eine Spezialambulanz einer Universitätsklinik, die deutlich andere – in gewisser Weise „luxuriösere" – zeitliche, organisatorische und personelle Rahmenbedingungen aufweist (siehe dazu ausführlicher Kap. 3). Die Gespräche sind dem medizinischen Fach der Neurologie zuzuordnen, das Krankheitsbild ist klar auf Kopfschmerzen beschränkt. Das hier eingehender untersuchte Teilkorpus besteht ausschließlich aus Gesprächen mit weiblichen Patientinnen (siehe Kap. 3), insofern fokussiert die vorliegende Arbeit auf eine besondere PatientInnengruppe. Nach dem primären Handlungsziel (Nowak 2007) lassen sich die Gespräche als Anamnesen bzw. Erstgespräche und gleichzeitig Ambulanzgespräche charakterisieren. Mit dem Fokus auf Schmerzdifferenzierung ordnet sich die Arbeit in die Reihe jener Untersuchungen ein, die aus mikroanalytischer Perspektive ein spezifisches kommunikatives Verfahren bzw. eine Gesprächspraktik eingehend beforschen. Damit nimmt die vorliegende Arbeit in Bezug auf das untersuchte medizinische Fach (Neurologie) und den Krankheitstyp (Kopfschmerzen), das primäre Handlungsziel der untersuchten Gespräche (Ambulanzgespräche) und das untersuchte kommunikative Verfahren (Schmerzdifferenzierung) Bereiche der ÄrztInnen-PatientInnen-Kommunikation in den Blick, die aus gesprächsforscherischer Sicht bisher wenig bzw. gar nicht untersucht worden sind, und schließt damit Lücken in der Forschung.

2.2.2 Überblick über einige allgemeine Charakteristika des ÄrztInnen-PatientInnen-Gesprächs

Nach diesem eher abstrakt gehaltenen Forschungsüberblick sollen nun einige zentrale allgemeine Ergebnisse der einschlägigen Forschung in Hinblick auf die Charakteristik des ÄrztInnen-PatientInnen-Gesprächs dargestellt werden. Allgemein sind diese insofern, als an dieser Stelle nicht zwischen den verschiedenen Gesprächstypen, die oben differenziert wurden, unterschieden wird.

Da die Institution Krankenhaus den Rahmen der in der vorliegenden Arbeit untersuchten Gespräche darstellt, orientiert sich die folgende Darstellung in erster Linie am ÄrztInnen-PatientInnen-Gespräch im Krankenhaus.

Prinzipiell ist jede ÄrztInnen-PatientInnen-Kommunikation als eine Form von institutioneller Kommunikation zu analysieren. Dies bedeutet v.a., dass ÄrztInnen-PatientInnen-

Kommunikation stets spezifische *Zwecke* verfolgt (Ehlich/Rehbein 1980) und *zielgerichtet* ist: Wesentliche Ziele ärztlicher Kommunikation bestehen u.a. darin, das Leiden der PatientInnen und seine Ursachen zu identifizieren und es dem medizinischen Fachwissen entsprechend zu kategorisieren (also eine korrekte Diagnose zu stellen) sowie geeignete Maßnahmen zur Linderung oder im besten Falle zur vollständigen Behebung des Leidens (also eine adäquate Therapie) zu finden (z.B. Löning 2001). Aus diesen spezifischen Zwecken und Zielen und aus der Notwendigkeit, diese innerhalb eines vorgegebenen institutionellen Rahmens zu erreichen, ergibt sich eine *medizinische Agenda*, die vorgibt, was im ärztlichen Gespräch behandelt werden muss, und z.T. auch, wie thematische Bereiche zu behandeln sind (z.B. in welcher Reihenfolge und mit welchen Prioritäten; vgl. u.a. Byrne/Long 1976; Roberts 2000; zum Thema einer „hidden agenda" und dem Entstehen von Asymmetrie durch divergierenden Zugang zu dieser Agenda vgl. Fisher 1993 oder Heritage 1997).

Die institutionelle Konstituiertheit ärztlicher Gespräche mündet in *drei zentrale Funktionen* von ÄrztInnen-PatientInnen-Kommunikation: Information, Ökonomie und Interaktion (Menz/Lalouschek/Gstettner 2008: 14f): Es gilt, die zur Erreichung der Ziele ärztlicher Kommunikation erforderlichen Informationen auszutauschen, dies innerhalb der vorgegebenen institutionellen Rahmenbedingungen (z.B. in Hinblick auf zeitliche, räumliche und personelle Ressourcen) zu organisieren und schließlich eine tragfähige Beziehung zwischen Ärztin/Arzt und Patientin/Patient interaktiv herzustellen (ebd.).

Eine weitere Konsequenz aus der institutionellen Konstituiertheit ärztlicher Gespräche ist, dass die Beteiligten im Gespräch *verschiedene Rollen* einnehmen (Siegrist 1988; Parsons 1999): Die Ärztin/der Arzt handelt als AgentIn der Institution, die Patientin/der Patient als KlientIn. Diese Rollen sind mit spezifischen Erwartungen, Rechten und Pflichten verbunden (vgl. auch Menz 1991b). So ergeben sich z.B. aus den oben dargestellten drei Funktionen des ärztlichen Gesprächs in Hinblick auf die ärztliche Rolle *drei Felder notwendiger ärztlicher Kompetenz* (Menz/Lalouschek/Gstettner 2008: 14f): Die Ärztin/der Arzt muss über Fachkompetenz, Organisationskompetenz sowie kommunikative und soziale Kompetenz verfügen, wobei der kommunikativen und sozialen Kompetenz in der Praxis meist deutlich weniger Bedeutung beigemessen wird (Menz/Lalouschek/Gstettner 2008). Diese Vernachlässigung wirkt sich allerdings sowohl in Hinblick auf die Informationsfunktion als auch auf die Beziehung zwischen Ärztin/Arzt und Patientin/Patient und infolgedessen auch auf die Bereitschaft der PatientInnen zur Mitarbeit („Compliance") negativ aus (vgl. z.B. Heritage/Maynard 2006). Die unterschiedlichen Rollen von Ärztin/Arzt und Patientin/Patient lassen sich auch als *ExpertInnen-LaiInnen-Verhältnis* fassen (Frankel 2001; Drew 2001; ten Have 2001; Brünner/Gülich 2002; Brünner 2005): ÄrztInnen gelten als ExpertInnen für medizinisches Fachwissen, PatientInnen als ExpertInnen für das subjektive Erleben ihres Leidens, aber als LaiInnen in Hinblick auf das medizinische Fachwissen. Das ExpertInnen-LaiInnen-Verhältnis gründet also auf einem *unterschiedlichen Zugang zu Wissen*. Nach Ehlich/Rehbein (1980) haben die AktantInnen in einer Institution ein je spezifisches Wissen („Aktantenwissen"): ÄrztInnen verfügen neben spezifischem Fachwissen in Hinblick auf Erkrankungen und die Möglichkeiten ihrer Behandlung über ein Musterwissen in Hinblick auf die Abläufe in der Institution. PatientInnen besitzen außer ihrem Wissen über ihre krankheitsspezifischen Erfahrungen je nach Erfahrenheit mit medizinischen Institutionen auch ein gewisses Wissen über den Ablauf des Gesprächs und institutionelle Rahmenbedingungen – dies jedoch in einem deutlich geringeren Ausmaß als die ÄrztInnen als VertreterInnen der Institution. Damit wird auch evident, dass es sich bei ÄrztInnen-PatientInnen-Kommunikation um asymmetrische und von hierarchischen Unterschieden geprägte Kommunikation handelt.[16] Als Konsequenz aus diesen unterschiedlichen Zugängen zu Wissen ergibt sich eine *spezifische Aufgabenverteilung* im ÄrztInnen-PatientInnen-Gespräch: Nach dem „Prinzip der Zuständigkeit" (Quasthoff 1990) sind ÄrztInnen für medizinisches diagnostisches und therapeutisches Wissen („doctor's events", Labov/Fanshel 1977) zuständig, PatientInnen für ihr subjektives Erleben, ihre Vorgeschichte etc. („patient's events", ebd.). Das „Prinzip der Verantwortung" (Quasthoff 1990) führt aber dazu, dass ÄrztInnen als Verantwortliche für die Gesprächsführung mit verschiedenen Methoden das medizinisch-institutionelle Relevanzsystem gegenüber den Relevanzen der PatientInnen durchsetzen: „Dieses ärztliche Relevanzsystem bestimmt dann eben auch, welche ‚patient's events' einschlägig sind und welche nicht." (Quasthoff 1990: 77) Dass ÄrztInnen und PatientInnen *divergierende Relevanzen* im Gespräch verfolgen, ist ein zentrales Ergebnis v.a. diskursanalytisch orientierter Forschung zur ÄrztInnen-PatientInnen-Kommunikation: Für die ÄrztInnen sind in erster Linie somatische und institutionelle Aspekte der Krankheit von Interesse, für die PatientInnen hingegen steht die subjektive Bedeutung der Krankheit im Vordergrund (vgl. Nowak/Wimmer 1987: 23; Sator 2003; Sator/Gstettner/Hladschik-Kermer 2008). Dieses Aufeinandertreffen unterschiedlicher Relevanzsysteme im ÄrztInnen-PatientInnen-Gespräch fasst Mishler (1984) metaphorisch als zwei unterschiedliche Stimmen im medizinischen Diskurs: Im ÄrztInnen-PatientInnen-Gespräch trifft die von PatientInnen eingebrachte *„voice of the lifeworld"* auf die von ÄrztInnen übernommene *„voice of medicine"*.

> „(T)he voice of the lifeworld refers to the patient's contextually-grounded experiences of events and problems in her life. These are reports and descriptions of the world of everyday life expressed from the perspective of a 'natural attitude'. The timing of events and their significance are dependent on the patient's biographical situation and position in the social world. In contrast, the voice of medicine reflects a technical interest and expresses a 'scientific attitude'. The meaning of events is provided through abstract rules that serve to decontextualize events, to remove them from particular personal and social contexts." (Mishler 1984: 104)

> „(D)iscourse is revealed as a dialectic between the voices of the lifeworld and of medicine; it involves conflict and struggle between two different domains of meaning." (ebd.: 121)

Der beschriebene Konflikt wurde in der Literatur auch als *„frame conflict"* (Todd 1983) beschrieben.

> „Darunter ist der Konflikt zu verstehen, der zwischen Arzt und Patient besteht, weil die beiden Gesprächspartner die Interaktion aus einem unterschiedlichen ‚Rahmen' verstehen und erleben. Der Arzt versieht in erster Linie eine Routinearbeit und ist an medizinischer Sachinformation interessiert, während der Patient existenziell betroffen ist und die Situation aus seiner alltäglichen Erfahrung erlebt. Für die beiden Interaktanten sind also unterschiedliche Dinge im Gespräch von großer Relevanz." (Nowak/Wimmer 1987: 23f)

Dieser „frame conflict" führt häufig dazu, dass das sogenannte „chief complaint" oder „presenting concern" nicht oder zu wenig berücksichtigt wird. Dabei handelt es sich um das zentrale Anliegen, das die Patientin aktuell zur Ärztin/zum Arzt geführt hat (vgl. dazu v.a. Heritage/Robinson 2006b; Heritage/Robinson 2006a; Robinson 2006; Menz/Lalouschek/Gstettner 2008 und Lalouschek 2007). Als zusätzlich erschwerender Faktor kommt die Form

---

[16]   Die Herstellung und das Aufrechterhalten von Machtverhältnissen zwischen ÄrztInnen und PatientInnen stehen im Zentrum vieler Untersuchungen (z.B. Fisher/Todd (Hg.) 1983; West 1984; Fisher 1986; Frankel 1990; ten Have 1991).

der Anliegensformulierung der PatientInnen hinzu: Es zeigt sich nämlich, dass PatientInnen
– z.B. bei Erstgesprächen, in denen ihnen die ÄrztInnen und die Institution neu sind, oder
bei speziellen, potentiell problematischen Anliegen wie z.B. dem Absetzen eines Medikaments – dazu tendieren, ihr Anliegen nur indirekt zu formulieren (z.B. durch sogenannte
„Relevanzmarkierungen", vgl. dazu Sator/Gstettner/Hladschik-Kermer 2008). Damit wird es
aber für ÄrztInnen schlecht erkennbar.

Eine weitere Konsequenz aus den divergierenden Relevanzsystemen von ÄrztInnen als
VertreterInnen der Institution und PatientInnen ist, dass im ÄrztInnen-PatientInnen-Gespräch ein *Transformationsprozess* stattfinden muss. Darunter ist ein Prozess zu verstehen,
in dem das patientInnenseitige subjektive Erleben und die subjektive Strukturierung von
Krankheitszusammenhängen in innerhalb des (schul-)medizinischen Systems handhabbare
und damit behandelbare Symptome bzw. Syndrome übersetzt werden (vgl. dazu v.a. Cicourel 1995; Menz 1991b und Lalouschek 2005a). Diesen Prozess der Einpassung in die institutionelle Struktur, die schulmedizinischen Relevanzen und Kategorisierungssysteme und
deren Terminologie bezeichnet Rehbein (1986: 297ff) als „Institutionalisierung von Krankheit". Ein solcher „Übersetzungsprozess" läuft einerseits im ärztlichen Gespräch durch Verfahren der Einpassung ab, andererseits durch das, was von der mündlichen Interaktion
schriftlich festgehalten wird (z.B. in Form von Krankengeschichten, ärztlichen Briefen etc.)
(vgl. Lalouschek 2010). In der mündlichen Interaktion wird dieser Prozess v.a. mit Hilfe der
sogenannten „Fragmentierung" vollzogen (vgl. Mishler 1984):

> „Um eine fachlich korrekte Diagnose stellen zu können, müssen die vorwiegend umgangs-
> sprachlichen, von ihrer Bedeutung her ganzheitlichen individuellen Beschwerdeschilderun-
> gen der PatientInnen in die institutionell vorhandene Begrifflichkeit, also in Symptome,
> übersetzt werden. D.h., über den Einsatz professioneller sprachlicher Handlungen unterzie-
> hen die ÄrztInnen die Äußerungen der PatientInnen einem Prozeß der Fragmentierung: sie
> zerteilen die Darstellungen, selektieren jene ‚Beschwerden' heraus, für die eine Symptomatik
> existiert, und reduzieren so den gesamtheitlichen Bedeutungsumfang der jeweiligen Äu-
> ßerungen auf die biomedizinisch relevante Bedeutung des selektierten Begriffs." (Lalouschek
> 1995: 28)

Mit diesem Verfahren gehen jedoch, wie Studien zeigen, immer wieder auch im engeren
Sinne medizinisch relevante Informationen verloren (vgl. z.B. Menz 1991a).

Aus den dargestellten Zusammenhängen ergeben sich nun *in Hinblick auf die konkrete
ärztliche Gesprächsführung spezifische Charakteristika* (Lalouschek/Menz/Wodak 1990;
Menz 1991a): Untersuchungen haben gezeigt, dass ÄrztInnen dazu tendieren, rein quantitativ länger zu reden als PatientInnen. ÄrztInnen übernehmen Initiativen, während PatientInnen in erster Linie reagieren. ÄrztInnen kontrollieren Eröffnung und Beendigung der Gespräche, den thematischen und zeitlichen Verlauf sowie die Gesprächsorganisation. Das
gängige Mittel, um diese Kontrolle auszuüben, stellt der Einsatz des Frage-Antwort-Musters
dar. Dabei orientieren sich die ärztlichen Fragen an der medizinischen Agenda wie an einem
„unsichtbaren Formular" (Lalouschek 2005a: 100): Es zeigt sich, dass „die Redebeiträge der
ÄrztInnen nur sekundär am Verlauf des aktuellen Gesprächs orientiert" sind (ebd.). Die
ÄrztInnen stellen zumeist geschlossene Fragen und engen so den Antwortspielraum der
PatientInnen ein. ÄrztInnen tendieren weiterhin dazu, PatientInnen bei längeren Darstellungen zu unterbrechen. Die ÄrztInnen orientieren die PatientInnen meist nicht hinrei-
chend über die konkreten institutionellen Bedingungen und den sich daraus ergebenden
Gesprächsablauf. Häufig zu beobachten ist auch ein sogenanntes „prophylaktisches Notfall-

verhalten" (Rhode 1974; Menz 1991b), d.h., das ärztliche kommunikative Handeln in Routi-
negesprächen ähnelt dem, das sinnvollerweise in Notfallsituationen zum Einsatz kommt.

2.2.3 Untersuchungsfokus Schmerzdarstellungen

Angesichts der immer wieder konstatierten Tatsache, dass das Phänomen Schmerz nicht nur
ein biologisch-medizinisches und psychologisches, sondern ganz zentral auch ein soziales
und interaktives bzw. kommunikatives ist (vgl. u.a. Ehlich 1985), und angesichts dessen, dass
Schmerz in vielen ÄrztInnen-PatientInnen-Interaktionen eine wichtige Rolle spielt, ist es
erstaunlich, dass die Gesprächsforschung zur ÄrztInnen-PatientInnen-Kommunikation der
Kommunikation von Schmerz bisher nur wenig Aufmerksamkeit geschenkt hat. Eine Auswahl der einschlägigen Untersuchungen soll im Folgenden zusammengefasst werden.

Eine wegweisende Arbeit zur „Sprache des Schmerzes" stammt von Ehlich (1985) (vgl.
auch den Nachdruck Ehlich 2007b sowie Ehlich 2007a). Er skizziert Schmerz zunächst einmal als ein solipsistisches Phänomen und verweist auf das „Problem, daß Schmerz zwar
sinnlich wahrgenommen wird, daß er dem anderen gerade sinnlich jedoch nicht zugänglich
ist" (Ehlich 2007a: 264). Aus linguistischer Perspektive ist Schmerz in erster Linie ein interaktives Phänomen (Ehlich 2007b: 246), das jedoch mit einem grundlegenden Problem einhergeht, nämlich der „Wortlosigkeit des Schmerzes": Schmerz ist nur schwer in Worte zu
fassen und so dem Anderen kommunizierbar (Ehlich 2007a: 266).

Ehlich (2007b) unterscheidet drei Typen des Schmerzausdrucks: 1) Schreien und Stöh-
nen, 2) Schmerz-Interjektionen (z.B. „Au!") und 3) Schmerzbeschreibungen. In der Alltags-
kommunikation lösen 1) und 2) normalerweise ein sprachliches Muster des Mitgefühls
(„sympathein") aus, während dies bei Schmerzbeschreibungen nicht notwendigerweise der
Fall ist. In Hinblick auf Schmerzbeschreibungen differenziert Ehlich noch zwischen
Schmerzerzählungen und Schmerzbeschreibungen im engen linguistischen Sinne: „The linguistic form of *description* is even farther away from the type of crying than the *narrative*,
because the latter has ‚slots' for the hearer's emotive involvement" (ebd.: 251). In der ÄrztInnen-PatientInnen-Kommunikation sieht Ehlich (2007a: 278) die Ärztin/den Arzt in einem
professionellen Dilemma:

> „Eben hier ergeben sich aber für das professionelle Handeln des Arztes erhebliche Schwie-
> rigkeiten. Denn er partizipiert selbstverständlich an den kommunikativen Fähigkeiten kom-
> petenter Gesprächspartner. Sowohl Schreie und Stöhnen wie expeditive Prozeduren wie die
> für die Solidaritätsbekundungen des Hörers vorgesehenen slots in der Erzählform verlangen
> von ihm die Realisierung der alltäglichen Solidarität, auf die vorsprachliches und sprachli-
> ches Handeln im Zusammenhang mit der Schmerzempfindung und ihrer Äußerung abzie-
> len. Just dies aber ist nicht die Reaktion, die von ihm als professionellem Heiler gefragt ist.
> Seine Professionalität verlangt vielmehr von ihm, daß er alle diese Schmerzäußerungen le-
> diglich unter symptomatischen Gesichtspunkten behandelt, daß er sie mental also all jener
> Direktheit enthebt, die für sie prozedural und kommunikativ charakteristisch ist. Dies be-
> deutet eine erhebliche kommunikative Last für den professionell handelnden Arzt. Er muß
> das Unsolidarische tun, gerade um zur Heilung beitragen zu können."

Aus einer anderen, genuin konversationsanalytischen Perspektive heraus beschäftigt sich
Heath (1989; 1991) mit dem Phänomen Schmerz. Ihn interessiert in seinen Arbeiten v.a. die
interaktive Organisation von Schmerz: Er analysiert Schmerz als ein lokal organisiertes und
sequentiell emergentes Geschehen im Gespräch, das in Aktivitätszusammenhänge und die
Bearbeitung interaktiver Aufgaben eingebettet ist (Heath 1989). Dabei zeigt sich, dass die

Grenzen zwischen dem Ausdruck von Schmerz (vgl. bei Ehlich die Typen 1 und 2 des Schmerzausdrucks) und der Beschreibung von Schmerz verschwimmen (ebd.). Heath (1989: 124f) formuliert als Resümee seiner Analysen:

> „(T)he expression of pain and suffering may not only be thoroughly embedded in the contextual organisation of social interaction; but [...] the actual experience of unpleasant physical sensations may be reflexively embedded in the local structure of participation and the articulation of specific social actions and activities."

Aus einer ähnlichen Perspektive beschäftigt sich Stukenbrock (2008) anhand eines Korpus von interdisziplinären Schmerzkonferenzen mit den körperlichen Ausdrucksressourcen (wie Blick und Zeigegesten) bei der Kommunikation von Schmerz. Sie verweist auf eine spezifische Schwierigkeit bei dem in der Schmerzkommunikation konstitutiven *Zeigen am eigenen Körper*, die sich daraus ergibt, dass der Körper der PatientInnen gleichzeitig Zeigesubjekt und Zeigeobjekt ist und damit einen „semiotischen Doppelraum" darstellt (ebd.). Daraus erwächst für die zeigenden PatientInnen das Problem, die Ausrichtung des eigenen Körpers mit zwei Zielen zu koordinieren: einerseits der adäquaten Präsentation des schmerzenden Körperteils und andererseits einer Orientierung auf das medizinische „Publikum" (ebd.). Ausgehend von Heaths Konzept des „demonstrative suffering" (Heath 2002) illustriert Stukenbrock (in Vorb.) anhand desselben Korpus außerdem, wie PatientInnen ihre Schmerzen körperlich-visuell „auf die Bühne bringen" (Selbstinszenierung) und wie umgekehrt die Schmerzen der PatientInnen von ÄrztInnen oder Angehörigen interaktiv für Dritte visualisiert werden (Fremdinszenierung). Das Zusammenspiel verschiedener kommunikativer Ressourcen der Schmerzdarstellung und im Speziellen den Gebrauch und die Funktion von Gesten in der Schmerzkommunikation fokussieren beispielsweise auch Hydén/Peolsson (2002) anhand von schwedischen Daten.

Im deutschsprachigen Raum widmete sich weiterhin eine Gruppe in Freiburg der Untersuchung ärztlicher Erstgespräche mit PatientInnen mit chronischen Gesichtsschmerzen (siehe Fußnote 13). Im Vergleich mit ebenfalls durchgeführten nicht-medizinischen Interviews konnte gezeigt werden, dass das Interview mit einem medizinischen Laien (Linguisten) ein Mehr an Informationen in Bezug auf verschiedene Bereiche der Anamnese ergab (Kreissl et al. 2004). Besonders deutlich war dies bei den Bereichen „Beschwerdeanamnese", „Beeinträchtigung/Leidensdruck" und „biopsychosoziale Anamnese": Dort erhielt der nicht-medizinische Gesprächspartner 4- bis 10-mal mehr Stichpunkte als die Ärztin/der Arzt im Anamnesegespräch (ebd.).

Einen eigenen Schwerpunkt der Freiburger Forschungsgruppe bildete auch das Thema „Subjektive Krankheitstheorien" (Birkner 2006). Birkner zeigte in ihrer Arbeit, dass subjektive Krankheitstheorien unterschiedlich gefestigte, im Gesprächsverlauf veränderliche, kontextsensitive, interaktiv konstituierte und von institutionellen Vorerfahrungen der PatientInnen geprägte Gebilde darstellen, die sich z.T. bereits früh im Gespräch (implizit) andeuten (ebd.). Der ebenfalls aus der Freiburger Forschungsgruppe stammende Fabian Overlach untersuchte in seiner Arbeit (Overlach 2008) ein gemischtes Korpus aus schriftsprachlichen Schmerzäußerungen und mündlichen Schmerzbeschreibungen in Gesprächen mit verschiedenen Allgemein-, Fach- und ZahnärztInnen sowohl bei akuten als auch bei chronischen Schmerzen. In einer grammatisch-semantischen Analyse untersuchte er isolierte Schmerzsätze und nahm darüber hinaus in einer gesprächsanalytischen Untersuchung Schmerzdarstellungen in ihrer kontextuellen Einbindung im Gespräch in den Blick. Dabei zeigte sich, dass in 75 % der untersuchten ärztlichen Gespräche PatientInnen ihre Schmerzen in Form von „Schmerz als Besitz"-Konstruktionen (also z.B. „Ich habe Schmerzen") beschreiben, und

zwar v.a. im Zuge der Einführung der Schmerzen (ebd.). Im Rahmen der weiteren Darstellung verwenden sie v.a. Kopulakonstruktionen mit „das" oder „es" als Subjekt, sodass die
Schmerzen also im Gesprächsverlauf auf der sprachlichen Oberfläche zurücktreten. Overlach
konnte weiterhin zwei Darstellungsverfahren identifizieren, auf die PatientInnen im Zuge
der Schmerzdarstellung zurückgreifen: Zum einen stellen PatientInnen ihre Schmerzen in
logisch-relationierenden Strukturen dar, d.h. eingebettet in Ursache-Wirkungs-Zusam-
menhänge, zum anderen vermitteln sie sie, indem sie Ausschnitte aus der Krankengeschichte
additiv präsentieren (ebd.). Darüber hinaus untersuchte Overlach Veranschaulichungsverfahren (nach Brünner/Gülich 2002), und zwar im Besonderen Vergleiche und
Szenarien bzw. Beispielerzählungen. Er konnte feststellen, dass diese Darstellungsmuster z.T.
stark verfestigt sind: PatientInnen greifen (z.T. wortident) immer wieder auf dieselben Muster zurück und zwar sowohl im Gespräch mit der Ärztin/dem Arzt als auch in den nicht-
medizinischen Interviews. Overlach konnte auch zeigen, dass es PatientInnen z.T. erhebliche
Schwierigkeiten bereitet, ihre Schmerzen mittels der üblicherweise geforderten Adjektive
(wie z.B. „pochend", „ziehend", „drückend" etc.) zu beschreiben (ebd.).

Um chronische Schmerzen geht es in einem Heft der Zeitschrift „Psychotherapie & Sozialwissenschaft" (Gülich/Schöndienst/Surmann (Hg.) 2003). Anhand eines Gesprächs-
transkripts mit einer Patientin mit chronischen Schmerzen wird „der erzählte Schmerz" aus
einerseits gesprächsanalytischer und andererseits klinischer Perspektive in den Blick genommen. Gülich/Schöndienst/Surmann (2003b) fokussieren dabei speziell auf die narrative
Rekonstruktion von Schmerz und zeigen, „wie sich eine Tendenz zu lebensgeschichtlichem
Erzählen von Anfang an bemerkbar macht und sich allmählich von der Schmerzbeschreibung ablöst" (ebd.: 220). Kind (2003) stellt Argumentationsstrategien ins Zentrum seines
Beitrags und zeigt, dass sich daraus Rückschlüsse auf die Einstellungen der Patientin zu ihrer
Krankheit ziehen lassen, was für die Therapieentscheidung relevant sein kann. Deppermann
(2003) zeigt auf, wie die Schmerzkonzepte von Patientin und Ärztin divergieren: Während
die Ärztin die Schmerzen „als isolierbare Größen psychischen Empfindungserlebens explo-
riert", stellt die Patientin ihre Schmerzen dar „als kontextbezogen-praxisrelevante Phänomene, die sich in beobachtbaren Konsequenzen zeigen" (ebd.: 165). Deppermann zeigt weiterhin, wie diese diskrepanten Schmerzkonzepte zu Verständigungsproblemen führen, die
z.T. unbemerkt bleiben.

Eine ForscherInnengruppe in Wien beschäftigte sich mit geschlechtstypischen Unterschieden bei der Darstellung von akutem Brustschmerz.[17] Von insgesamt 102 aufgenomme-
nen Interviews mit PatientInnen, die wegen Thoraxschmerzen stationär aufgenommen wurden, wurden 24 ausgewählt und diskursanalytisch untersucht. Es ergaben sich deutliche
geschlechtstypische Unterschiede und zwar konkret in Hinblick auf die Selbstdarstellung der
PatientInnen hinsichtlich ihres Umgangs mit den Schmerzen, die Relevanzeinstufung des
Schmerzerlebens sowie die Konkretheit der Schmerzdarstellungen und in Bezug darauf,
welche andere Themen in diesem Zusammenhang relevant gesetzt wurden (vgl. Menz et al.
2002; Menz/Lalouschek 2005): Frauen stellen sich v.a. als Schmerz ertragend dar, stufen ihre
Krankheit eher herab, ihre Schmerzdarstellungen sind eher diffus und wenig symptomatisch
und sie setzen v.a. ihr psychosoziales Umfeld als Thema relevant. Männer hingegen stellen
sich eher als Schmerz bewältigend dar, stufen ihre Erkrankung hoch, ihre Schmerzbeschreibungen sind konkret und symptomatisch, und sie setzen ihren Wunsch nach Ursa-

---

[17]   Eine Zusammenarbeit zwischen der 2. Med. Abt. KA Rudolfstiftung unter der Leitung von Univ.-Doz.
       OA Dr. Claudia Stöllberger und dem Institut für Sprachwissenschaft, Universität Wien unter der Lei-
       tung von Univ.-Prof. Dr. Florian Menz.

chenklärung relevant (ebd.). Die ForscherInnen folgern daraus, dass die Gesprächsmuster von männlichen Patienten den Erwartungen der – meist männlichen – Ärzte besser entsprechen als jene von Frauen (ebd.).

Auf diesen Ergebnissen aufbauend weitete das Wiener Team seine Untersuchungen auf andere Schmerzarten aus und untersuchte mit Hilfe diskurs- und gesprächsanalytischer Methodik Ton- und Videoaufnahmen von 67 Gesprächen zwischen ÄrztInnen und PatientInnen auf einer Ambulanz für Physikalische Medizin und Rehabilitation und einer neurologischen Spezialambulanz für Kopfschmerzen sowie nicht-medizinische Interviews mit ausgewählten PatientInnen.[18] Diesem Projekt entstammt auch die vorliegende Arbeit. Anhand unterschiedlicher Teilkorpora gelangte die Forschungsgruppe zu folgenden Ergebnissen:

Zum einen ergaben sich Unterschiede zwischen den Gesprächstypen „ärztliches Gespräch" und „Interview mit der Linguistin" (vgl. Blasch/Menz/Wetschanow 2010): Im Interview mit der Linguistin sprechen PatientInnen über subjektive Krankheitstheorien und mögliche Ursachen für ihre Schmerzen, über Beeinträchtigungen und das Schmerzmanagement im Allgemeinen („kontextualisierende Schmerzdarstellung"). Im ärztlichen Gespräch hingegen spezifizieren sie ihre Schmerzen genau, sprechen über Begleitsymptome und die Medikation („symptomorientierte Schmerzdarstellung").

Zum anderen konnten aufgrund der Ähnlichkeit mit den Ergebnissen aus der Untersuchung von Brustschmerzdarstellungen (vgl. Vodopiutz et al. 2002; Menz/Lalouschek 2005) tentative Aussagen zu gendertypischen Unterschieden gemacht werden. Eindeutige Aussagen waren in diesem Punkt allerdings nicht möglich, da in diesem Korpus die Krankheitsbilder entlang der Genderachse verteilt waren (vgl. Blasch/Menz/Wetschanow 2010). Mit dieser Einschränkung stellen die AutorInnen fest, dass Männer in erster Linie somatische und/oder medikamentöse Aspekte thematisieren und dass sich bei ihnen kaum Unterschiede zwischen der Darstellung der Schmerzen in den Interviews und jener im ärztlichen Gespräch finden (ebd.). Frauen hingegen thematisieren v.a. ihre Beeinträchtigungen und psychosoziale Aspekte und beschreiben in den Interviews weitaus umfangreicher und differenzierter als in den ärztlichen Gesprächen (ebd.).

Einen weiteren Schwerpunkt stellte die Untersuchung der Anliegen der PatientInnen in den ärztlichen Gesprächen dar (vgl. Lalouschek 2007). Während das Hauptanliegen von PatientInnen mit akutem oder noch nicht diagnostiziertem Schmerzgeschehen die genaue Schmerzdarstellung und -differenzierung sowie die Abklärung der Symptomatik und der Ursachen ist (vgl. Menz et al. 2002), zeigte sich, dass die nun untersuchten PatientInnen mit chronischen Schmerzen und langjährigen PatientInnenkarrieren sehr spezielle und komplexe Anliegen und Motivationen zum Besuch bei der Ärztin/beim Arzt haben (z.B. Fragen zu therapeutischen Maßnahmen, Sorgen über den aktuellen oder weiteren Krankheitsverlauf und das Krankheitsmanagement) und dass ihre Anliegen oft nicht unmittelbar mit Schmerzdarstellung und -diagnostik zu tun haben (Lalouschek 2007). Dies führt jedoch zu einem Passungsproblem, da eine ausführliche Schmerzdarstellung und -diagnostik von medizinischer Seite her notwendig ist. Die Anliegen von PatientInnen mit chronischen Schmerzen und langjährigen PatientInnenkarrieren korrelieren also weniger gut mit dem medizinischen Fokus der Erstgespräche auf Anamnese und Diagnose, als das bei PatientInnen mit akutem Schmerz der Fall ist (ebd.).

---

[18] Das FWF-geförderte Forschungsprojekt „Schmerzdarstellung und Krankheitserzählungen" wurde von 2005 bis 2007 am Institut für Sprachwissenschaft der Universität Wien unter der Leitung von Prof. Dr. Florian Menz durchgeführt (Projektnummer: P17816). Siehe dazu http://www.univie.ac.at/linguistics/-Schmerzprojekt/ [30.9.2010].

Schließlich wurden anhand des erhobenen Korpus noch Möglichkeiten einer medizin-semiotischen Analyse der Schmerzdarstellungen durch die Patientinnen diskutiert (Reisigl 2010). Unter Rückgriff auf das Zeichenmodell von Charles Sanders Peirce skizziert Reisigl (ebd.), wie Schmerzen als indexikalische Legizeichen für eine bestimmte Krankheit, als rhematisch-indexikalische Sinzeichen, als potentielle Qualizeichen und als indexikalische Symbole analysiert werden können.

3   Datenkorpus

Bei dem in dieser Arbeit untersuchten Datenmaterial handelt es sich um einen Teil des Korpus, das im Rahmen des FWF-Projekts „Schmerzdarstellung und Krankheitserzählungen" im Jahr 2005 erhoben wurde.[19] In diesem Rahmen wurden Gespräche zwischen ÄrztInnen und PatientInnen auf Tonträger (Hi-MD) und – bis auf wenige Ausnahmen – auch auf Videoband aufgezeichnet.

Das dieser Arbeit zugrunde liegende Korpus besteht aus ÄrztInnen-PatientInnen-Gesprächen, die an der Kopfschmerzambulanz der Universitätsklinik für Neurologie des Allgemeinen Krankenhauses Wien geführt wurden. Die Kopfschmerzambulanz ist eine Spezialambulanz für PatientInnen mit Kopfschmerzen, „die vom Facharzt für Neurologie nicht eindeutig zugeordnet werden können oder die auf die Behandlung beim Facharzt für Neurologie nicht ausreichend ansprechen" (http://www.meduniwien.ac.at/Neurologie/KS/index.htm [30.9.2010]). Damit stellt die Ambulanz ein relativ hochschwelliges Angebot dar, dem zwei institutionelle Stellen vorgeschaltet sind: PatientInnen mit Kopfschmerzen, die nicht umgehend ärztliche Hilfe erfordern, sind zunächst einmal angehalten, ihre praktische Ärztin/ihren praktischen Arzt aufzusuchen. Wenn diese/r keine zweifelsfreie Diagnose stellen kann bzw. wenn keine zufriedenstellende Therapie gefunden wird, wird die praktische Ärztin/der praktische Arzt die PatientInnen an eine Fachärztin/einen Facharzt für Neurologie überweisen. Erst wenn auch dort keine ausreichende Diagnose bzw. Therapie möglich ist, können PatientInnen mit einer entsprechenden Überweisung das Angebot der Kopfschmerzambulanz nutzen (vgl. http://www.meduniwien.ac.at/Neurologie/KS/index.htm [30.9.2010]). So soll garantiert werden, dass tatsächlich nur „komplizierte Fälle" dieses Spezialangebot in Anspruch nehmen. Diesen PatientInnen mit komplizierteren Kopfschmerzen wird dann allerdings eine im Vergleich zu anderen, weniger spezialisierten Ambulanzen relativ eingehende Betreuung zuteil. Der zeitliche Rahmen für die Erstgespräche ist mit einer durchschnittlichen Dauer von ca. 32 Minuten (in den 21 untersuchten Gesprächen) relativ großzügig bemessen, manche Erstgespräche dauern aber auch bis zu einer Stunde (für das Anamneseschema der Kopfschmerzambulanz siehe Kap. 2.1.6). Die gesprächsführenden ÄrztInnen sind alle ausgewiesene ExpertInnen für Kopfschmerzerkrankungen. Die PatientInnen werden nach dem Erstgespräch in dem jeweiligen Fall entsprechenden Abständen zu Kontrollgesprächen gebeten und ggf. für weiterführende Untersuchungen an einschlägige Einrichtungen verwiesen. Therapeutisch werden neben medikamentösen auch nichtmedikamentöse Verfahren empfohlen, allen voran Biofeedback (eine Entspannungstechnik, bei der mit Hilfe eines Computers die Muskelspannung gemessen und an die PatientInnen rückgemeldet wird, sodass diese ihre Körperwahrnehmung und -kontrolle verbessern können). Je nach Krankheitsbild werden aber auch andere Entspannungstechniken, Heilgymnastik, Akupunktur oder verhaltenstherapeutische Maßnahmen empfohlen.

Auf dieser Kopfschmerzambulanz wurden im Rahmen des o.g. Projekts insgesamt 25 Gespräche aufgezeichnet. Davon wurden 21 Erstgespräche in die vorliegende Untersuchung einbezogen. Ausgeschlossen wurden zum einen 3 Kontrollgespräche, zumal der Fokus der Untersuchung auf Anamnesegesprächen liegt, und zum anderen ein Erstgespräch mit einem jugendlichen Patienten, um das Korpus einheitlich auf Gespräche mit erwachsenen Pati-

---

[19]   Vgl. zur Beschreibung des gesamten im Projekt bearbeiteten Datenmaterials Menz/Sator (2010).

entInnen zu beschränken. Von den verbleibenden Gesprächen sind 13 mit weiblichen Patientinnen und 8 mit männlichen Patienten. Von den 21 einbezogenen Erstgesprächen spielt in 9 Gesprächen Schmerzdifferenzierung (im engeren Sinne)[20] eine relevante Rolle, d.h., es fanden ausgebautere Differenzierungsaktivitäten statt. Diese 9 Gespräche bildeten dann das eigentliche Analysekorpus.[21] Tabelle 1 gibt einen Überblick über allgemeine Informationen wie Alter und Geschlecht der PatientInnen, medizinisch relevante Informationen wie die gestellte(n) Kopfschmerzdiagnose(n), die Kopfschmerzdauer in Jahren und die durchschnittliche Zahl der Tage im Monat, an denen die PatientInnen unter Kopfschmerzen leiden, sowie Daten zum Gespräch (gesprächsführende/r Ärztin/Arzt und Gesprächsdauer).

Bei den ÄrztInnen-PatientInnen-Gesprächen waren stets zwei Forscherinnen anwesend, die sich die folgenden Aufgaben teilten: Teilnehmende Beobachtung inkl. Erstellung von Feldnotizen, Überwachung der Videoaufnahme sowie der Tonaufnahme, Erhebung von Sozialdaten aller PatientInnen nach dem ärztlichen Gespräch und Aufklärung der PatientInnen über die Studie. Dieses Design erwies sich als überaus geeignet, um aus dem hochtaktischen Klinikalltag reichhaltiges und gleichzeitig qualitativ hochwertiges Datenmaterial zu gewinnen.

Bis auf wenige Ausnahmen liegen dem ForscherInnenteam die Befundmappen inkl. Krankengeschichten aller einbezogener PatientInnen in Kopie vor. Zusätzlich habe ich mit allen 5 beteiligten gesprächsführenden ÄrztInnen (4 männliche und 1 weibliche) Leitfaden-Interviews geführt.

Alle PatientInnen haben ihr Einverständnis zur Aufzeichnung und wissenschaftlichen Verwertung der Gespräche gegeben. Alle personenbezogenen Daten, die Rückschlüsse auf die Identität der Beteiligten zulassen, wurden in der vorliegenden Arbeit pseudonymisiert.

---

[20]   Siehe dazu Kap. 8.1.3.
[21]   Siehe für eine genaue Beschreibung der Gesprächsauswahl Kap. 4.2.

Tabelle 1: Übersicht über das Datenmaterial

Kürzel Pat.	Geschl.	KS-Diagnose 1	KS-Diagnose 2	KS-Diagnose 3	KS seit Jahren	KS-Tage /Monat	Kürzel Ä/A	Gesprächs-dauer in Min.
CAW_KA	w	Migräne ohne Aura			10	?	AM	29
FTW_KA	w	unklar, ob Migräne oder Spannungskopfschmerz			?	6	AM	12
IGW_KA	w	Migräne			45	7	AM	51
LCW_KA	w	chronischer Spannungskopfschmerz	Kopfschmerz zurückzuführen auf übermäßigen Medikamentengebrauch		28	28	CM	45
LNW_KA	w	Migräne ohne Aura			2	?	AM	26
NLW2_KA	w	Migräne	Syndrom einer hypermobilen Dysfunktion der Halswirbelsäule		10	2	BM	29
NNW_KA	w	Migräne ohne Aura	häufiger episodischer Spannungskopfschmerz	evtl. Migräne mit Aura	?	14	AM	38
OEW_KA	w	migräniformer Kopfschmerz			0,5	1,5	CM	25
QFW_KA	w	unklar			8	14	BM	35
BCM_KA	m	Clusterkopfschmerz			0,5	30	AM	12
BOM_KA	m	akuter posttraumatischer Kopfschmerz			1	30	CM	39
BZW_KA	w	wahrscheinliche Migräne			1	?	EW	31
DLM_KA	m	wahrscheinlicher Clusterkopfschmerz			2	?	DM	37
ELM_KA	m	Clusterkopfschmerz			9	30	BM	18
HFM_KA	m	Verdacht auf primären schlafgebundenen Kopfschmerz			6	0	BM	28

Kürzel Pat.	Geschl.	KS-Diagnose 1	KS-Diagnose 2	KS-Diagnose 3	KS seit Jahren	KS-Tage /Monat	Kürzel Ä/A	Gesprächs- dauer in Min.
KHM_KA	m	Clusterkopfschmerz			3	?	AM	27
OJW_KA	w	chronischer Spannungskopfschmerz			6	30	DM	35
PTM_KA	m	Verdacht auf Migräne mit Aura	Verdacht auf Auren ohne Kopfschmerz (oder: Panikattacken oder epileptische Anfälle)		?	0,3	DM	57
STM_KA	m	Migräne ohne Aura	Kopfschmerz zurückzuführen auf übermäßigen Medikamentengebrauch		30	?	DM	36
TCW2_KA	w	Migräne	Kopfschmerz zurückzuführen auf übermäßigen Medikamentengebrauch		32	10	EW	31
THW_KA	w	chronischer Spannungskopfschmerz	Kopfschmerz zurückzuführen auf übermäßigen Medikamentengebrauch		11	16	EW	39

Legende zu Tabelle 1

graue Markierung.......... kennzeichnet jene 9 Gespräche, in denen Schmerzdifferenzierung (im engeren Sinne) eine wichtige Rolle spielt

Kürzel Ä/A, z.B. „AM".... Der zweite Buchstabe des Kürzels für die/den gesprächsführende/n Ärztin/Arzt gibt jeweils das Geschlecht an (W für weiblich, M für männlich)

KS-Diagnose 1-3.............. alle von den gesprächsführenden ÄrztInnen in den Krankenakten vermerkten Kopfschmerzdiagnosen

?... Information von den gesprächsführenden ÄrztInnen des Erstgesprächs in den Krankenakten nicht vermerkt

4 Methode

4.1 Methodische Grundprinzipien

Die für die vorliegende Arbeit gewählte Methode lässt sich als linguistisch-ethnographische Gesprächsanalyse konversationsanalytischer Prägung bezeichnen. Im Folgenden sollen deshalb Grundzüge der Konversationsanalyse und der im deutschsprachigen Raum etablierten linguistischen Gesprächsanalyse sowie neuere Tendenzen des Einbezugs ethnographischer Informationen in die Gesprächsanalyse beschrieben werden. In der methodischen Orientierung folge ich vielfach den für die Weiterentwicklung der deutschsprachigen linguistischen Gesprächsanalyse sicherlich wegweisenden Beiträgen von Arnulf Deppermann, dessen wichtigster methodischer Hintergrund die Konversationsanalyse ist (v.a. Deppermann 2000, 2001a und 2001b).[22] Darüber hinausgehend sollen aber auch Konzepte aus anderen gesprächs- und diskurslinguistischen Forschungtraditionen, v.a. aus der (Kritischen) Diskursanalyse und der funktionalen Pragmatik, hinzugezogen werden. Dieses Vorgehen bedeutet nicht, Konzepte aus verschiedensten Forschungsrichtungen willkürlich zu kombinieren, sondern auf der Grundlage der gewählten Methode ergänzend und gezielt auf die für die gegebene Fragestellung geeignetsten Konzepte aus benachbarten Schulen der linguistischen Gesprächsforschung im Sinne eines „principled eclecticism" zurückzugreifen (vgl. Sarangi 2008 und Van Dijk 2001[23]).

Die Konversationsanalyse (im Folgenden „KA") hat ihre Wurzeln in der Soziologie der 1960er und 1970er Jahre, v.a. in der Ethnomethodologie (Garfinkel), der Interaktionsanalyse (v.a. Goffman), der Kognitiven Anthropologie, der Ethnographie des Sprechens sowie der Philosophie des späten Wittgenstein, und wurde dann zunehmend auch in der Linguistik rezipiert (vgl. Bergmann 1994: 4). Die wichtigsten VertreterInnen in der Entstehungszeit der KA sind Harvey Sacks (hierzu v.a. seine „Lectures", vgl. Sacks 1992), Emanuel Schegloff (v.a. 1968a) und Gail Jefferson (v.a. 1972).

Gegenstand der KA ist „naturally occurring interaction", d.h. authentische, nicht eigens für Forschungszwecke herbeigeführte Interaktion. Während in den Anfängen der KA primär alltägliche Gespräche (‚conversations') in den Blick genommen wurden, wird seit den 1970er Jahren auch verstärkt institutionell geprägte Kommunikation (z.B. Drew/Heritage (Hg.) 1992; Heritage 1997) und im Speziellen medizinische Kommunikation untersucht (u.a. Heath 1986 und 1989; ten Have 1990 und 1991; Gülich/Schöndienst 1999; Gülich/Schöndienst/Surmann (Hg.) 2002; Maynard/Heritage 2005; Robinson/Heritage 2005;

---

[22] Einführende Darstellungen zur Konversationsanalyse bieten u.a. Bergmann (1981); Bergmann (1988); Bergmann (1994); Psathas (1995); Hutchby/Wooffitt (1998); ten Have (1999) und Gülich/Mondada (2008). Eine Sammlung zentraler Primärliteratur stellt die Anthologie zur Konversationsanalyse von Drew/Heritage (Hg.) (2006) dar. Einführungen zur linguistischen Gesprächsanalyse bieten v.a. Henne/Rehbock (2001); Deppermann (2001a); Brinker/Sager (2006). Einen guten Überblick über aktuelle Entwicklungen in der Erforschung authentischer Interaktionen in einem weiteren disziplinären und methodischen Rahmen gibt das deutschsprachige Internetportal www.gespraechsforschung.de [30.9.2010].

[23] „Without being eclectic, good scholarship [...] should integrate the best work of many people, famous or not, from different disciplines, countries, cultures and directions of research" (van Dijk 2001: 99).

Heritage/Maynard (Hg.) 2006; Drew/Chatwin/Collins 2006; Heath 2006; Schwabe et al. 2008).

Ausgangspunkt der konversationsanalytischen Methode ist die Annahme, dass jede Äußerung und jedes nonverbale Verhalten soziales Handeln darstellt (vgl. Sacks 1992: Vol. 1; Maynard/Heritage 2005; Drew/Chatwin/Collins 2006). Auf dieser Annahme baut eine zentrale Forschungsperspektive der KA auf, die als „dialogisch-konstruktivistische Sichtweise" (Bergmann 1994: 4) bezeichnet werden kann: Wirklichkeit wird nicht als vorab gegeben angenommen, sondern man geht davon aus, dass TeilnehmerInnen *in und mit* ihrem interaktiven Handeln soziale Wirklichkeit herstellen. Soziale Realität wird im Sinne Garfinkels verstanden als eine „Vollzugswirklichkeit", die „von den Interagierenden ‚lokal' hervorgebracht und intersubjektiv ratifiziert wird" (ebd.: 6). Von den Beteiligten wird der wirklichkeitskonstruierende Charakter ihres eigenen kommunikativen Handelns jedoch nicht erkannt, die Wirklichkeit wird als vorgegeben erlebt (ebd.).

Von dieser Grundhaltung ausgehend lautet die zentrale Frage der KA: Wie, d.h. mittels welcher Verfahren und Methoden (sogenannter „Ethno-Methoden", vgl. Garfinkel 1967) stellen die TeilnehmerInnen einer Interaktion soziale Wirklichkeit her? Bergmann (1994: 3) formuliert dementsprechend als Ziel der KA,

> „durch eine strikt empirische Analyse ‚natürlicher' Interaktion die formalen Prinzipien und Mechanismen zu bestimmen, mittels derer die Teilnehmer an einem sozialen Geschehen ihr eigenes Handeln, das Handeln anderer und die aktuelle Handlungssituation in ihrem Tun sinnhaft strukturieren, koordinieren und ordnen".

Damit wird deutlich, dass sich die KA nicht in erster Linie für die Inhalte von kommunikativen Darstellungen interessiert, sondern vor allem für die Art und Weise, in der diese Inhalte dargestellt werden.

Im Fokus des konversationsanalytischen Interesses stehen dabei einerseits die *strukturelle Beschaffenheit* von Kommunikation mit den sie konstituierenden Elementen, andererseits die *prozessuale Organisation* von Kommunikation, wie z.B. in der Gesamtdarstellung von Brinker/Sager (2006: 19) deutlich wird. Diese Zweiteilung des konversationsanalytischen Untersuchungsfokus in Struktur und Prozess entspricht der von Schütz (1974: 50) vorgenommenen Unterscheidung zwischen „Handeln in seinem Vollziehen als Erzeugen von Handlungen (actio)" einerseits und „der bereits fertig konstituierten Handlung als durch Handeln Erzeugtem (actum)" andererseits (Brinker/Sager 2006: 20).

Des Weiteren richtet sich das konversationsanalytische Interesse sowohl auf *lokale* Aktivitäten im Gespräch als auch auf *globale* Aktivitäten. Diese Unterscheidung geht auf die Differenzierung zwischen der Organisation des Gesprächs „turn by turn" und „overall structure phenomena" zurück (Sacks 1992, Lecture 5,2).[24] Für Kallmeyer (1985) ist eine zentrale Aufgabe einer konversationsanalytischen Untersuchung von Handlungskonstitution im Gespräch die Explikation des Zusammenhangs von lokalen und globalen Aktivitäten, d.h.

> „zwischen Äußerungsstrukturen bzw. kleinräumigen Sequenzstrukturen und übergreifenden Gesprächsstrukturen. Im Verlauf des Gesprächs vollziehen die Beteiligten jeweils lokal begrenzte und den Bedingungen des unmittelbaren Kontextes unterworfene Äußerungen, diese sind aber Teil von übergreifenden Aktivitätskomplexen, sie sind in deren Rahmen zu

---

[24]   Vgl. dazu außerdem Kallmeyer/Schütze (1977) sowie Brinker/Sager (2006: 143ff), in deren Terminologie zwischen „Verfahren des lokalen Managements" und „Verfahren des regionalen Managements" zu unterscheiden ist.

interpretieren und werden zur Realisierung von übergreifenden, komplexbildenden Aktivitätsprogrammen eingesetzt." (ebd.: 81)

In Hinblick auf den Prozess der Herstellung sozialer Wirklichkeit geht die Konversationsanalyse nun von folgenden Grundannahmen aus:

Der erste Eckpunkt der konversationsanalytischen Herangehensweise wird bei Deppermann (2001a: 9) unter dem Stichwort „*Pragmatizität*" behandelt. Damit ist gemeint, dass die Beteiligten in und mit Kommunikation Aufgaben und Probleme lösen müssen, wobei diese jedoch nicht als im alltagssprachlichen Sinne „problematisch" zu bewerten sind bzw. sein müssen und von den InteraktantInnen auch nicht so wahrgenommen werden (vgl. Deppermann 2001a: 8f und 79ff). Gemeint sind vielmehr jene „kommunikativen Anforderungen", die „in und mit Kommunikation [...] realisiert werden müssen" (Hausendorf 2001).[25] Anders ausgedrückt: Jedes kommunikative Handeln erfüllt stets eine bestimmte Funktion im Rahmen der Bearbeitung spezifischer interaktiver Aufgaben und Probleme (vgl. Schegloff 1996b). Diese Funktionen gilt es in konversationsanalytischen Untersuchungen zu explizieren. Dabei ist „den Interaktanten [...] so lange wie möglich zu unterstellen, dass sie methodisch und mit guten Gründen handeln", und „bei Lücken und Brüchen wird nach Gesprächsmerkmalen gesucht, die sie verständlich machen können" (Deppermann 2001a: 83). In diesem Zusammenhang ist zu betonen, dass es sich bei der Konversationsanalyse um eine *Funktionsanalyse* und nicht um eine *Intentionsanalyse* handelt (vgl. auch Deppermann 2001a: 83): Es geht also nicht darum zu rekonstruieren, was die Beteiligten mit ihrem kommunikativen Handeln bewusst oder unbewusst intendiert haben (auch wenn die Ausdrucksweise konversationsanalytischer Beschreibung, beispielsweise eine Formulierung wie „die Patientin orientiert sich an der kommunikativen Aufgabe der Schmerzdifferenzierung", dies bisweilen nahelegt).

> „Als Gesprächsanalytiker sollten wir uns aber nicht auf die Suche nach inneren Zuständen der Betreffenden machen, da wir Sprechern nicht ‚in den Kopf schauen' können und da vor allem nicht die Intentionen der Beteiligten, sondern die Konsequenzen der Gesprächspraktiken für den Interaktionsprozeß ausschlaggebend sind (Coulter 1989; Heritage 1990/91)." (Deppermann 2001a: 83)

Ziel der Konversationsanalyse ist demnach *nicht* die Rekonstruktion von *innerpsychischen* Realitäten, *sondern* die Rekonstruktion von *kommunikativen* Realitäten.

Eine weitere konversationsanalytische Grundannahme besagt, dass Interaktion stets *methodisch* (vgl. Schegloff 1996a und Deppermann 2001a: 8, der von „*Methodizität*" spricht) und *geordnet* („Order at all points"-Maxime, vgl. Sacks 1984) erfolgt: „No scale of detail, however fine, is exempt from interactional organisation, and hence must be presumed to be orderly" (Zimmerman 1988). Die zentrale Frage, die sich sowohl den GesprächsteilnehmerInnen in der Situation als auch den GesprächsanalytikerInnen im Rahmen ihrer jeweiligen Interpretationsanstrengungen post hoc stellt, lautet demnach: „Why that now?" (Sacks 1972). Jeder Beitrag einer/s Gesprächsbeteiligten wird also als eine methodische Lösung für ein gegebenes Problem angesehen. Für die GesprächsanalytikerInnen gilt es zu rekonstruieren, für welches Problem der produzierte Beitrag eine Lösung bzw. einen Lösungsversuch darstellt (vgl. auch Deppermann 2001a: 80f).

---

[25] Vgl. zum Konzept der Gesprächsaufgabe v.a. Kallmeyer/Schütze (1976) und (1977) sowie Kallmeyer (1977) und (1985).

Kommunikation erfolgt, so eine weitere Grundannahme der KA, als *sequentiell organisierter Prozess* (*„Prozessualität"*, vgl. Deppermann 2001a: 8). Die zeitliche Organisation von Gesprächsaktivitäten wird also als Grundeigenschaft von Gesprächen angenommen (vgl. auch Hausendorf (Hg.) 2007): Das Gespräch konstituiert sich Schritt für Schritt (vgl. Deppermann 2001a: 75) und die Beiträge einer/s Beteiligten sind abhängig von allem vorausgehenden kommunikativen Handeln im Gespräch (Schegloff 1984). Ziel der KA ist es, die Verknüpfung solcher Handlungssequenzen zu rekonstruieren (Drew/Chatwin/Collins 2006: 29). Die Untersuchung der Organisation des Sprecherwechsels spielt hierbei eine besondere Rolle. Ein zentraler Mechanismus des Sprecherwechsels wird über die Konzepte der „adjacency pairs" und der „konditionellen Relevanz" erklärt (vgl. v.a. Schegloff 1968b; Schegloff/Sacks 1973; Sacks/Schegloff/Jefferson 1978). Unter „adjacency pairs" sind zumeist benachbarte Beiträge von verschiedenen SprecherInnen zu verstehen, die insofern ein Paar bilden, als die erste Äußerung („first pair part") die zweite („second pair part") bedingt bzw. erwartbar („konditionell relevant") macht. Wird der „second pair part" aus irgendwelchen Gründen nicht realisiert, ist er „noticeably absent" und die Sprecherin/der Sprecher des „first pair part" kann seine Realisierung einfordern. Klassische Beispiele für „adjacency pairs" sind Gruß und Gegengruß oder Frage und Antwort.

Die Beiträge der Beteiligten sind „wechselseitig aufeinander bezogen" (Deppermann (2001a: 8). Dieses als *„Interaktivität"* bezeichnete Merkmal von Gesprächen verweist darauf, dass soziale Wirklichkeit im gemeinsamen, wechselseitig aufeinander bezogenen kommunikativen Tun hergestellt wird (ebd.).

Es wird weiter davon ausgegangen, dass jeder/m Beteiligten stets *mehrere Alternativen für ihr/sein lokales kommunikatives Handeln* offenstehen, die je unterschiedliche sequentielle Konsequenzen nach sich ziehen (vgl. z.B. Heritage 1997: 173). Jede/r Beteiligte trifft daher mit jedem Beitrag eine Wahl aus einem Pool von kommunikativen Handlungen, die an dieser Position möglich wären (vgl. auch Drew/Chatwin/Collins 2006: 32). In der Kontrastierung der tatsächlich gewählten Form mit möglichen Alternativen liegt für die GesprächsanalytikerInnen eine wichtige Analyseressource. Die KA geht davon aus, dass die möglichen Züge interaktiv nicht gleichwertig sind, sondern dass prinzipiell in bestimmten Positionen bestimmte Züge präferiert und andere dispräferiert sind (vgl. zum Konzept der Präferenzorganisation Pomerantz 1984; Atkinson/Heritage (Hg.) 1984; Sacks 1987; Bilmes 1988).

Eine weitere Grundannahme, die sich aus der oben angeführten Prämisse einer „Vollzugswirklichkeit" ergibt, ist, dass die Beteiligten *Sinn und Bedeutung* ihres kommunikativen Tuns fortlaufend *aushandeln* (Garfinkel/Sacks 1970). „Die in den kommunikativen Raum hinausverlagerten Sinnangebote stehen stets zur Disposition und müssen und können erst nach ihrer Äußerung kommunikativ situationsgerecht bearbeitet und bestimmt werden" (Brinker/Sager 2006: 134). Dabei zeigen sich die TeilnehmerInnen fortlaufend wechselseitig auf, wie sie ihre Äußerungen verstanden haben („display"-These, vgl. dazu v.a. Sacks/Schegloff/Jefferson 1974; Kallmeyer 1977; Clark 1996; Schegloff 1997) und in welchem Kontext sie ihr kommunikatives Handeln interpretiert wissen wollen (v.a. durch sogenannte „Kontextualisierungshinweise", vgl. Cook-Gumperz/Gumperz 1976 und Auer 1986). Der Umstand, dass sich die Beteiligten eines Gesprächs gegenseitig aufzeigen, wie sie Vorangegangenes verstanden haben, stellt für die GesprächsanalytikerInnen eine wesentliche Analyseressource dar („next-turn proof procedure", vgl. Sacks/Schegloff/Jefferson 1974: 729, außerdem Hutchby/Wooffitt 1998: 15): Die Interpretation eines Gesprächszugs durch die Forscherin/den Forscher lässt sich dadurch validieren, dass gezeigt werden kann, dass diese Interpretation mit der der Adressatin/des Adressaten jenes Gesprächszuges übereinstimmt.

Aus den dargestellten Annahmen ergeben sich für die konversationsanalytische Arbeit zweierlei Ansprüche:

Erstens: Die *Analyse von Interaktion soll „from within"* erfolgen (Garfinkel; vgl. Bergmann 1994: 8), d.h. es gilt, die „Ethno-Kategorien" der TeilnehmerInnen zu rekonstruieren und nicht vorab festgelegte Kategorien und Hypothesen der ForscherInnen zu reproduzieren.[26] Gefordert wird also, die Relevanzen der Beteiligten zu rekonstruieren anstatt jener der AnalytikerInnen (Schegloff 1991): „Es interessiert nicht, wie ein Analytiker Gesprächsaktivitäten aufgrund seiner Intuition oder theoretischen Ausrichtung versteht. Es geht vielmehr darum zu rekonstruieren, wie die Gesprächsteilnehmer selbst einander verstehen und an welchen Regeln oder Prinzipien sie sich dabei orientieren" (Deppermann 2000). In dieser Hinsicht grenzt Deppermann (2001a: 11) die KA von der „empirisch-analytischen" Sozialwissenschaft folgendermaßen ab:[27]

> „Andererseits setzt sich die Gesprächsanalyse von der sog. ‚empirisch-analytischen' Sozialwissenschaft ab, die unter ‚Empirie' standardisierte und quantifizierte Daten versteht, die statistischen Prozeduren unterworfen werden, um vorab festgelegte Hypothesen zu testen. Die Gesprächsanalyse verzichtet auf solche apriorischen Hypothesen. Sie wendet sich gegen die Standardisierung der Daten und gegen ihre Überführung in Skalenwerte, da dann die Alltagspraxis, die eigentlich zu untersuchen ist, von vornherein nach den Kategorien des Forschers verformt wäre, so daß keine Chance mehr besteht, die ihr eigentümlichen Strukturen zu entdecken."

Zweitens: *Einflüsse des weiteren Kontexts* der Interaktion, wie z.B. institutionelle Einflüsse, müssen *„from the data themselves"* ablesbar sein (vgl. Schegloff/Sacks 1973; Hausendorf 1992: 39). Prinzipiell geht die KA davon aus, dass kommunikatives Handeln zugleich „context-shaped" und „context-renewing" ist (Heritage 1984). Damit wird darauf hingewiesen, dass Beiträge auf einem gegebenen Kontext, der durch vorangegangene Äußerungen in der Interaktion etabliert wurde, aufbauen und gleichzeitig einen Kontext für weiteres kommunikatives Handeln schaffen. Die KA geht also davon aus, dass Kontext in und mit Interaktion (re-)konstruiert wird. Insofern ist gemäß der klassischen KA in der Analyse nur jener Kontext als relevant zu behandeln, der auch von den Interagierenden selbst als relevant behandelt wird. Das Kontextverständnis der KA „gründet also im Text" (Titscher et al. 1998: 125). „The assumption is that it is fundamentally through interaction that context is built, invoked and managed, and that it is through interaction that institutional imperatives originating from outside the interaction are evidenced and made real and enforceable for the participants" (Heritage 1997: 163). Dieser Kontextbegriff der klassischen KA wurde von VertreterInnen anderer Ansätze, aber auch innerhalb der KA immer wieder kritisiert (vgl. z.B. Cicourel 1992; Kotthoff 1996; Gruber 1996; Hausendorf 1997; Titscher et al. 1998; Deppermann 2001b): Die Vorstellung, voraussetzungs- und theorielos an die Analyse von Gesprächen heranzugehen, wurde als naiv gewertet, zumal ForscherInnen ihr Vorwissen, ihre Theorien und Hintergrundannahmen nicht ausschalten könnten, und der Anspruch, Einflussfaktoren wie z.B. Alter, Geschlecht, Rolle etc. an der Oberfläche der sprachlichen Erscheinungsformen nachweisen zu müssen, wurde als Illusion betrachtet. Diese nach wie vor häufig geäußerte Kritik verkennt jedoch m.E., dass es der KA nicht darum geht, jegliches Vorwissen, Hintergrundannahmen und das Wissen der ForscherInnen als Mitglieder einer

---

[26]   Solche vorab festgelegten Kategorien und Hypothesen werden von Maynard/Heritage (2005: 428) kritisch als „codes that lock aspects of interaction into a set of predefined categories" bezeichnet.

[27]   Deppermann verwendet die Begriffe „Gesprächsanalyse" und „Konversationsanalyse" synonym.

Gesellschaft auszuschalten, sondern dass sie vielmehr einfordert, dieses Wissen als Analyse-ressource zu nutzen, dabei jedoch im Material selbst nachzuweisen, inwieweit solche Kon-textfaktoren für die Beteiligten im Gespräch selbst tatsächlich relevant sind. Nach diesem Verständnis haben Hintergrundannahmen nicht

> „die Rolle fixer Prämissen, die interpretationskonstitutive Sachverhalte festschreiben. Sie fungieren vielmehr als *tentative Geltungen*, deren Vereinbarkeit mit dem sequenziellen Ver-lauf der Interaktion ausgewiesen werden muß (vgl. Schegloff 1991 und 1997) und die im Lichte inkompatibler Interaktionsereignisse revidiert werden müssen" (Deppermann 2001b: 51).

Hintergrundannahmen sind also „keine festen Größen, welche Interpretationen invariant zugrunde liegen" (ebd.). Zudem hat sich die klassische ethnomethodologische Konversa-tionsanalyse seit ihren Anfängen gerade in Hinblick auf den Umgang mit Kontextinformati-onen kontinuierlich weiterentwickelt. So plädieren viele VertreterInnen der linguistischen Gesprächsanalyse mittlerweile für den Einbezug und die systematische Nutzung weiterer Kontextinformationen (vgl. v.a. Moerman 1988; Schmitt 1992; Deppermann 2000, 2001a und 2001b).

Gerade im Forschungskontext der ÄrztInnen-PatientInnen-Kommunikation als einer Form institutioneller Kommunikation erscheint mir die Praxis des gezielten Einbezugs und ergänzenden Erhebens ethnographischer Informationen (z.B. in Form von Krankenakten oder durch Experteninterviews mit den gesprächsführenden ÄrztInnen u.a.m.), die in ande-ren Ansätzen wie beispielsweise der kritischen Diskursanalyse (vgl. v.a. Lalou-schek/Menz/Wodak 1990; Menz 1991b; Lalouschek 1995; Wodak et al. 1998; Wodak/Meyer (Hg.) 2001; Reisigl/Wodak 2001) seit jeher angewandt wurde und auch in die linguistische Gesprächsanalyse mittlerweile Eingang gefunden hat, als unverzichtbar. Die konversations-analytische Forderung, Einflüsse des weiteren Kontexts an der Oberfläche der Erscheinungs-formen, d.h. in den Verdeutlichungsleistungen der Beteiligten der Interaktion, nachzuwei-sen, wird mit dem Konzept einer solchen „ethnographischen Gesprächsanalyse"[28] (Depper-mann 2000) jedoch nicht obsolet.[29] Auch bei einer solchen Herangehensweise muss stets versucht werden, außerhalb des Gesprächs gewonnene oder im Alltagswissen der For-scherInnen vorhandene Informationen *so weit wie möglich* als Manifestationen im Gespräch selbst sichtbar zu machen. Dabei muss gezeigt werden, dass sich die Beteiligten, wenn auch nur implizit, an bestimmten Kontexten (Voraussetzungen, hierarchischen Verhältnissen, Rollen- und Aufgabenverteilungen etc.) orientieren und inwiefern diese Kontexte systemati-sche Konsequenzen für das Gespräch haben.

> „Even if we can show by analysis of the details of the interaction that some characterization of the context or the setting in which the talk is going on (such as ‚in the hospital') is relevant for the parties, that they are oriented to the setting so characterized, there remains another problem, and that is to show how the context or the setting (the local social structure), *in that aspect*, is procedurally consequential to the talk. How does the fact that the talk is being conducted in some setting (e.g. ‚the hospital') issue in any consequence for the shape, form, trajectory, content, or character of the interaction that the parties conduct? And *what is the*

---

[28]   Der Terminus stammt ursprünglich von Schwitalla (1986).

[29]   Vgl. dazu auch Deppermann (2000), der sich u.a. kritisch mit der in der konversationsanalytischen Methodologie bisher ungenügend bedachten Frage auseinandersetzt, *wie* und *unter Rückgriff auf wel-ches Wissen* GesprächsanalytikerInnen die „displays" der Beteiligten erkennen und interpretieren kön-nen.

mechanism by which the context-so-understood has determinate consequences for the talk?"
(Schegloff 1992a: 111)

Allerdings sollen eben auch jene Kontextinformationen, für die dieser Anspruch nicht erfüllbar ist, nicht aus der Analyse ausgeklammert, sondern vielmehr systematisch fruchtbar
gemacht werden.[30] Mit einem solchen ethnographisch-gesprächsanalytischen Zugang ist es
letztlich auch möglich, die Besonderheiten institutioneller medizinischer Kommunikation
stärker zu berücksichtigen als in der klassischen KA.[31]

4.2 Methodisches Vorgehen

Auf der Grundlage der beschriebenen methodischen Prinzipien soll im Folgenden das konkrete methodische Vorgehen skizziert werden. Die KA nimmt prinzipiell Abstand davon,
dieses in verallgemeinerter Form zu beschreiben, da als Konsequenz aus den konversationsanalytischen Grundprinzipien eine „gegenstandsadäquate Methodisierung" gefordert wird.
Das bedeutet, dass die methodische Vorgangsweise durch den Untersuchungsgegenstand
selbst bestimmt werden soll und weniger durch starre methodische Regeln (Bergmann 1994: 9).
Das methodische Vorgehen wird demnach nur am konkreten Fall beschrieben. Die linguistische Gesprächsanalyse bietet demgegenüber eine etwas konkretere Beschreibung des
methodischen Vorgehens an, die nun grob umrissen werden sollen. Auch hier halte ich mich
weitgehend an die systematisierenden Darstellungen von Deppermann (v.a. 2001a).

Wie die KA stellt auch die linguistische Gesprächsanalyse den Anspruch, dass in den zu
untersuchenden Daten das interaktive Geschehen „in der situativ-emergenten Gestalt, in der
es sich über die Zeit entfaltet hat", repräsentiert wird und nicht bereits durch statistische
Kategorien verformt ist (Bergmann 1994: 9). Das bedeutet in weiterer Konsequenz, dass
anstelle des vielfach üblichen „rekonstruierenden Konservierungsmodus" ein „direkt regist-
rierender Konservierungsmodus" notwendig ist (vgl. ebd.). Während bei Ersterem vergan-
genes Interaktionsgeschehen im Nachhinein durch Beschreibung rekonstruiert wird, bleibt
bei Letzterem die ursprüngliche Organisation der Interaktion durch die TeilnehmerInnen
erhalten. Es werden daher natürliche Interaktionen mittels moderner Multimediatechnik
(digitale Audio- und Videoaufzeichnung) aufgenommen. Durch dieses Vorgehen kann man
sich zum einen das interaktive Geschehen beliebig oft vergegenwärtigen, wodurch viele
Feinheiten erst erkennbar werden. Zum anderen ermöglicht es, bei der Analyse die verschiedenen Ebenen der Kommunikation einzubeziehen, also verbale Anteile, non-verbale vokale
Anteile (z.B. Stimme, Pausen, Räuspern, Weinen) sowie non-verbale non-vokale Anteile
(v.a. Gestik und Mimik, aber auch Blickrichtung, Proxemik, d.h. Territorial- und Distanz-
verhalten, und Kinesik, d.h. Körperbewegungen und körperliche Aktivitäten).

---

[30] Deppermann (2000: 117) diskutiert die Problematik unter dem Stichwort „Wissensparadox": „Man
      sollte über sehr viele Wissensressourcen verfügen, um sie für eine gute Analyse nutzbar machen zu
      können; zugleich sollte man aber die Geltung der betreffenden Wissensbestände nicht a priori fest-
      schreiben, sondern sie als Instrumente betrachten, deren Brauchbarkeit immer erst im Analyseprozess
      aufs Neue zu erweisen ist."

[31] Für eine systematische Aufarbeitung der Besonderheiten institutioneller medizinischer Kommunikati-
      on vgl. Arbeiten aus unterschiedlichen Richtungen der Gesprächsforschung, u.a.: Lalouschek/Menz/
      Wodak (1990); Drew/Heritage (Hg.) (1992); Sarangi/Roberts (Hg.) (1999); Menz/Lalouschek/Gstett-
      ner (2008).

Um die „erlebbare Flüchtigkeit" um die Vorteile einer Fixierung des Interaktionsge-
schehens zu ergänzen, wird im nächsten Schritt das aufgezeichnete Datenmaterial verschriftlicht (ebd.: 9f). Bei der linguistischen Transkription geht es um eine möglichst detailgetreue
Wiedergabe der aufgezeichneten Interaktionen. Das bedeutet, dass v.a. auch die Besonderheiten mündlicher Kommunikation wie Hesitationsphänomene, mundartliche und dialektale
Varianten etc. nicht zu bereinigen, sondern möglichst genau abzubilden sind (vgl. ebd.: 10).
Dabei ist aber zu bedenken, dass Transkriptionen immer auch schon interpretativ sind und
den ersten Schritt der Analyse darstellen. Diverse Transkriptionssysteme bieten spezielle
standardisierte Konventionen für die Verschriftlichung.[32]

Den nächsten Schritt zur Vorbereitung der eigentlichen Analysearbeit bildet nun die
Protokollierung der Gespräche. Dabei werden die Gespräche nach ihrem groben zeitlichen
und inhaltlichen Verlauf überblicksartig erfasst und erste Beobachtungen und sich ergeben-
de Forschungsfragen notiert.

Am Beginn der eigentlichen Analysearbeit[33] steht die ausführliche Sequenzanalyse ausgewählter Gesprächsausschnitte. Dabei wird der Gesprächsprozess Äußerung für Äußerung
nachgezeichnet, erklärt und interpretiert, wobei das Augenmerk darauf gerichtet ist, wie die
Beteiligten interaktiv und prozesshaft Bedeutung hervorbringen. Deppermann (2001a: 54ff)
fasst einige Gesichtspunkte zusammen, die bei der Sequenzanalyse abgearbeitet werden sollen: inhaltliche Paraphrase und Handlungsbeschreibung, Äußerungsgestaltung und Formu-
lierungsdynamik, Timing (v.a. in Bezug auf die Organisation des SprecherInnenwechsels),
bedeutungsgebender Kontext, Folgeerwartungen (d.h. Erwartungen an die Fortsetzung der
Kommunikation), interaktive Konsequenzen (wie geht es im Gespräch tatsächlich weiter?)
sowie Sequenzmuster und Makroprozesse (d.h. die Organisation von Aktivitätskomplexen
und übergreifende Interaktionszusammenhänge).

An die ausführliche Sequenzanalyse von Einzelfällen schließt sich die fallübergreifende
Analyse an (vgl. Deppermann 2001a: 94ff). Dabei werden „die Interpretationen und Hypothesen, die an einigen wenigen Gesprächsausschnitten entwickelt worden sind, geprüft und
ausgearbeitet" (ebd.). Um zu fallübergreifenden Aussagen zu gelangen, können die ForscherInnen in dieser Analysephase verschiedene Strategien nutzen (ebd.: 97ff): Sie können
sich auf die Suche nach „Kookurrenzen" machen, d.h. dem wiederholten gleichzeitigen Auftreten bestimmter Merkmale, sie können das Spektrum der auftauchenden Varianten von
Realisierungsformen erfassen und beschreiben, marginale Fälle und ähnliche Gesprächs-

---

[32]   Verbreitete Transkriptionssysteme im deutschsprachigen Raum sind v.a. das GAT (Gesprächsanalyti-
       sches Transkriptionssystem, vgl. dazu Selting et al. 1998 und Selting et al. 2009), das von Jochen Reh-
       bein und Konrad Ehlich entwickelte System HIAT (Halb-Interpretative Arbeitstranskription, vgl. dazu
       Ehlich/Rehbein 1976 sowie zum aktuellen Entwicklungsstand des Systems Rehbein et al. 2004) und die
       von Gail Jefferson entwickelten Transkriptionskonventionen (Jefferson 1984). Die verschiedenen Sys-
       teme haben ihrem je spezifischen Entstehungshintergrund entsprechend je eigene Trankskripti-
       onskonventionen entwickelt: Das System von Jefferson wurde vor dem Hintergrund der klassischen
       amerikanischen Konversationsanalyse entwickelt, das GAT vor dem Hintergrund einer die amerikani-
       sche KA aufgreifenden und diese weiterentwickelnden deutschsprachigen Gesprächsanalyse und
       HIAT im Zusammenhang mit der Entwicklung der Funktionalen Pragmatik. Für Grundlagen linguis-
       tischer Transkription allgemein und weiterführende Informationen vgl. z.B. Kowal/O'Conell (1995);
       Redder (2002) oder Dittmar (2004).

[33]   Auch wenn hier zwischen Vorbereitungsarbeiten zur Analyse und der eigentlichen Analyse differen-
       ziert wird, muss man sich bewusst sein, dass bereits die ersten Verarbeitungen des Datenmaterials in
       Form von Transkription und Protokollierung Formen analytischer Verarbeitung darstellen, zumal
       die Analysierenden bereits hier entscheiden müssen, was und wie transkribiert bzw. protokolliert wird.

praktiken als Kontrastfolie heranziehen und systematisch mit idealtypischen Fällen der interessierenden Praktik vergleichen, von den bisherigen Annahmen über eine Gesprächspraktik abweichende Fälle und ggf. Verdeutlichungen solcher Abweichungen durch die Beteiligten selbst explizieren, die strategische Nutzung einer Gesprächspraktik untersuchen, die Gesprächspraktik in unterschiedlichen Kontexten analysieren und schließlich anhand ausgewählter Fälle systematisch die gebildeten Hypothesen testen.

Nach dieser allgemeinen Darstellung soll im Folgenden das konkrete methodische Vorgehen bei der Datenauswahl und Analyse im Rahmen der vorliegenden Arbeit beschrieben werden.

Das Kriterium für die Auswahl aus dem vorliegenden Gesamtkorpus von 21 Erstgesprächen war das Vorkommen ausgebauter Differenzierungsaktivitäten. Dieses Kriterium trifft auf 9 der 21 Erstgespräche zu. Diese 9 Fälle bilden damit eine „Kollektion von Fällen" des zu untersuchenden Gesprächsphänomens (vgl. dazu Bergmann 1994: 12).

Auffälligerweise handelt es sich in allen diesen 9 Fällen um Gespräche mit weiblichen Patientinnen, von denen die meisten unter Migräne und/oder Spannungskopfschmerz leiden. Die Beobachtung, dass im vorliegenden Korpus ausgebaute Differenzierungsaktivitäten ausschließlich in Gesprächen mit weiblichen Patientinnen vorkommen, ist jedoch noch kein Nachweis dafür, dass dies tatsächlich mit dem Faktor „Geschlecht" erklärbar ist. Denn erstens ist das Datenkorpus für derartige Aussagen zu klein und zweitens ist – epidemiologisch und auch in dieser Stichprobe – mit der Variable „Geschlecht" die Variable „Kopfschmerztyp" hochgradig korreliert: Frauen leiden überwiegend an Migräne und Spannungskopfschmerzen, Männer am Cluster-Kopfschmerz (siehe Kap. 2.1). Eine mögliche Erklärung für den dargestellten Befund ist, dass gerade die „weibliche" Migräne – im Vergleich zum „männlichen" Cluster-Kopfschmerz – wesentlich breitere Möglichkeiten der Symptomatik aufweist und ein höheres Risiko für das gleichzeitige Auftreten anderer Schmerzarten mit sich bringt.[34] Andere linguistische Studien deuten aber darauf hin, dass tatsächlich auch der Faktor „Geschlecht" eine Rolle spielt: Wie z.B. Menz et al. (2002) anhand von akutem Brustschmerz zeigen, weisen die Krankheitsdarstellungen von Frauen im Allgemeinen einen höheren Differenzierungsgrad auf als jene von Männern.[35]

Den Leitlinien der gesprächsanalytischen Methode folgend, stand am Beginn der Arbeit mit dem Datenmaterial die Erstellung von Gesprächsprotokollen (z.T. angelehnt an ein in Deppermann 2001a vorgeschlagenes System), die sich u.a. auf die Feldnotizen stützten. Für alle einbezogenen Gespräche wurden dann linguistische Transkriptionen nach einer leicht adaptierten Variante des Systems HIAT (in der Version 2004, dargestellt in Rehbein et al. 2004) erstellt.[36] Die ÄrztInnen-PatientInnen-Gespräche wurden zunächst in einem Zeitver-

---

[34]   Persönliche Mitteilung von Prof. Dr. Christian Wöber, Leiter der Kopfschmerzambulanz an der Universitätsklinik für Neurologie, AKH Wien.

[35]   Blasch/Menz/Wetschanow (2010) treffen gestützt durch die Ergebnisse solcher Studien tentative Aussagen zu geschlechtstypischen Unterschieden im vorliegenden Korpus (siehe auch Kap. 2.2.3). Um den vermuteten Einfluss des Faktors „Geschlecht" auf die Darstellungen von KopfschmerzpatientInnen gesichert nachzuweisen, wäre ein größeres Korpus von Gesprächen mit PatientInnen mit jeweils geschlechts*un*typischen Krankheitsbildern (also Frauen mit Cluster-Kopfschmerz und Männer mit Migräne oder Spannungskopfschmerz) zu erheben. Eine solche Erhebung wäre allerdings eben aufgrund der skizzierten Häufigkeitsverteilung forschungspraktisch überaus aufwendig und zeitintensiv.

[36]   Die Transkriptionskonventionen sind im Anhang dargestellt.

hältnis von 1:25 grob verschriftlicht.[37] Die 9 Gespräche, in denen Schmerzdifferenzierung ein relevanter Faktor war und die somit in der hier vorliegenden Arbeit einer genauen Analyse unterzogen wurden, wurden dann noch im Zeitverhältnis 1:10 korrigiert bzw. fein transkribiert.

Als nächster Arbeitsschritt wurden von 6 der 9 relevanten ärztlichen Erstgespräche ausführliche Fallanalysen angefertigt.[38] Nach diesen Fallanalysen, bei denen weitgehend sequentiell vorgegangen wurde, war der Punkt der theoretischen Sättigung erreicht, sodass auf detaillierte Analysen der übrigen drei Gespräche verzichtet wurde. Bei der Erstellung der ausführlichen Fallanalysen wurde zunächst von drei sogenannten „clear cases" (vgl. Deppermann 2001a: 52) ausgegangen, d.h. klaren Fällen von Schmerzdifferenzierung, in denen sich die InteraktantInnen deutlich an der interaktiven Aufgabe der Schmerzdifferenzierung orientieren; in einem zweiten Schritt wurden dann drei weniger klare Fälle untersucht, in denen Schmerzdifferenzierung nicht im Vordergrund der Interaktion steht und die Orientierung darauf weniger deutlich ist. In diesen ausführlichen Fallanalysen sollten von der sequentiellen Struktur der Gespräche ausgehend für die TeilnehmerInnen selbst relevante Kategorien herausgefiltert und Problembereiche in den Gesprächen ausgemacht werden, ohne dabei schon vorgegebene Kategorien oder gar ein vorab festgelegtes Kategorienraster anzulegen (vgl. Deppermann 2001a).

Für die Untersuchung von Schmerzdifferenzierung wurde anschließend ausgehend von diesen sechs Fallanalysen eine Systematisierung der herausgefilterten Beschreibungskategorien ausgearbeitet. Die Beschreibungskategorien wurden dann in einem spiralförmigen Prozess aus Arbeit am Datenmaterial, Aufarbeiten von Befunden aus der einschlägigen Literatur und theoretischer Kategorienarbeit weiterentwickelt und so die Systematisierung kontinuierlich verfeinert. Schließlich wurden die Kategorien nochmals am Teilkorpus der neun Gespräche überprüft.

Dieses Vorgehen kann als ein mehrfaches Durchlaufen der Schritte Abduktion, Induktion, Deduktion und Retroduktion angesehen werden.[39] Aus Darstellungsgründen kann dieser Entstehungsprozess in der vorliegenden Arbeit nicht abgebildet werden. Stattdessen wird die Arbeit am Datenmaterial vielfach in Gestalt von Illustrationen der entwickelten Kategorien präsentiert, die selbstverständlich nicht den Entstehungsprozess wiedergeben.

Zusätzlich zu den eigentlichen Gesprächsdaten wurden gemäß den Ansprüchen einer ethnographischen Gesprächsanalyse (vgl. Deppermann 2000: 104) weitere Datenquellen in der Analysearbeit berücksichtigt: Zum einen wurden die während der mehrmonatigen teilnehmenden Beobachtung erworbenen Feldkenntnisse sowie das aus den Interviews mit den gesprächsführenden ÄrztInnen und aus informellen Gesprächen mit AktantInnen im Feld gewonnene Wissen als Hintergrundwissen in den Analyseprozess einbezogen. Zum anderen wurden zu einem fortgeschrittenen Zeitpunkt im Analyseprozess auch systematisch schriftliche Datenquellen in Form der Krankenakten der PatientInnen in die Auswertung einbezogen (siehe Kap. 7.3). Dies wurde durch das breit angelegte Design des dieser Arbeit zugrunde liegenden Projekts (siehe Kap. 1) ermöglicht, das eine systematische Erhebung dieser Datenquellen vorsah.

---

[37]   Die Transkriptionen wurden von Lisa Blasch, Verena Blaschitz, Maria Busch, Sabine Nezhiba, Luzia Plansky, Nathalie Raming, Sonja Tautermann und Maria Weissenböck erstellt.

[38]   Vgl. zu diesem Vorgehen z.B. Deppermann (2001a: 95).

[39]   Vgl. zu diesen Schritten Peirce (1993: 89ff), die Darstellung in Nagl (1992: 107ff) sowie Oeser (1979: 24ff). Meyer (2001: 27) schlägt „a constant movement back and forth between theory and empirical data" vor; Deppermann (2001a: 94) spricht von einem „*spiralförmigen Prozeß* der wechselseitigen Ausarbeitung von *Gegenstandskonstitution* [...] und *Gegenstandsanalyse* [...]".

5   Der Untersuchungsgegenstand Schmerzdifferenzierung

5.1   Ausgangspunkt

Im vorliegenden Datenmaterial zeigt sich, dass Kopfschmerzpatientinnen oftmals mit einem Komplex verschiedener Schmerzen die Ambulanz aufsuchen. So beschreiben Patientinnen häufig, dass sie unter verschiedenen Arten von Kopfschmerzen leiden, z.B. unter einer Migräne und einem Spannungskopfschmerz, oder dass sie verschiedene Formen und Ausprägungen eines Kopfschmerzes kennen, die sich beispielsweise in Lokalisation oder Auftretensbedingungen unterscheiden. Ein kurzes Beispiel aus dem Datenmaterial soll dies illustrieren.

Ausschnitt 4: FTW, 1-6

((ea)) Oiso, ich hob zweierlei Arten von Kopfschmerzen, und zwoa der eine Kopfschmerz • geht von der Halswirbelsäule aus, • der geht bis noch vor in die Augen, und is eher ein ((ea)) pochender Schmerz, • ((ea)) • und da zweite Kopfschmerz is • ein ringförmiger, ((ea)) ah der immer eintritt ah wenn ich mich sehr stark konzentrieren muss, ((ea)) beziehungsweise beei • ah Wetterumschwüngen, ((ea)) und vor ollem auch bei Föhn.

Während manche Patientinnen die Differenzierung ihrer Schmerzen selbst initiieren, ist eine Differenzierung in den initialen Darstellungen anderer Patientinnen lediglich implizit enthalten und wird dann – mehr oder weniger explizit und im Vordergrund der Interaktion – vom Arzt aufgegriffen und interaktiv weitergeführt.

Aus gesprächsanalytischer Sicht lässt sich die Unterscheidung und differentialdiagnostische Zuordnung und Kategorisierung verschiedener Schmerzen fassen als eine im ÄrztInnen-PatientInnen-Gespräch zu lösende interaktive Aufgabe, als – zumindest zunächst einmal – „unproblematisches Problem" (Bergmann 1981: 22) der Anamnese (siehe Kap. 4.1). Für eine gesprächsanalytische Untersuchung stellt sich nun die allgemeine Frage, wie die GesprächsteilnehmerInnen diese Aufgabe der Schmerzdifferenzierung bewältigen.

5.2   Gegenstandskonstitution

Zunächst sei an dieser Stelle eine Bestimmung des vieldeutigen Terminus „Schmerzdifferenzierung" gegeben, um den Untersuchungsgegenstand abzugrenzen: Unter „Schmerzdifferenzierung" verstehe ich die mehr oder weniger explizite, kommunikative Konstruktion alternativer Varianten in Bezug auf das Auftreten und Erleben von Schmerzen. Es geht also um die Unterscheidung *distinkter* Entitäten. Differenzierte Darstellungen einer einzigen solchen Variante im Bemühen um eine detaillierte und umfassende Beschreibung fallen nicht unter meine Definition von Schmerzdifferenzierung. Liefert also eine Patientin eine elaborierte Darstellung ihres Migränekopfschmerzes, indem sie ihn etwa hinsichtlich einer Reihe von Merkmalen wie etwa Qualität, Intensität, Lokalisation, Dauer und Auftretensbedingungen in allen Einzelheiten charakterisiert, so stellt dies noch keine Schmerzdifferenzierung im oben genannten Sinne dar – auch wenn man alltagssprachlich davon sprechen könnte, dass diese Patientin ihren Schmerz „differenziert darstellt", und diese Verwendungsweise des Terminus auch in gesprächsanalytischen Arbeiten gängig ist. Wenn tatsächlich verschiedene Varianten von Schmerzen unterschieden werden, soll im Folgenden von „Schmerzdifferenzierung im engeren Sinne" (siehe Kap. 8.1.3) die Rede sein. Diese terminologische Unterscheidung dient hier zur Gegenstandsbestimmung, in den Gesprächen selbst ist sie freilich nicht immer trennscharf. Eine genaue Systematisierung der verschiedenen Kategorien und Begrifflichkeiten zum Gegenstand „Schmerzdifferenzierung" ergibt sich erst aus den Analysen und wird in Kap. 10 dargestellt.

Für eine weitere Bestimmung des Untersuchungsgegenstandes soll nun skizziert werden, unter welchen Perspektiven dieser in der vorliegenden Arbeit in den Blick genommen wird. Die hier dargestellten Perspektivierungen sind das Resultat des oben skizzierten spiralförmigen Forschungsprozesses, bei dem Vorannahmen und Ergebnisse aus der Analyse des Datenmaterials abwechselnd und jeweils mit Bezug aufeinander verarbeitet werden. Die so entstandenen Perspektivierungen werden aus Darstellungsgründen hier miteinander verflochten (siehe zu einem solchen Vorgehen auch Kap. 4.2).

- Die Differenzierung von Schmerzen in den ärztlichen Erstgesprächen interessiert aus dem eingenommenen gesprächsanalytischen Blickwinkel – zumindest zunächst einmal – nicht als medizinisch-faktische Kategorisierung bestehender Symptome innerhalb diagnostischer Systematiken, sondern als eine *konversationelle Aktivität* der GesprächsteilnehmerInnen (siehe auch Kap. 4.1). Es geht also darum, was die InteraktantInnen gesprächsweise tun und wie sie es tun. Die medizinisch-faktische Kategorisierung gerät unter dieser Perspektivierung erst bei der Analyse von Transformationsprozessen (s.u.) und auch dabei stets als konversationelle Aktivität in den Blick (siehe Kap. 7.2 und 7.3).

- Das Untersuchungsinteresse am Thema Schmerzdifferenzierung leitet sich daraus ab, dass Schmerzdifferenzierung im vorliegenden Datenmaterial von den InteraktantInnen selbst – freilich in unterschiedlichem Ausmaß – relevant gesetzt wird bzw. dass die InteraktantInnen zeigen, dass sie sich zumindest in bestimmten Phasen des Gesprächs an der Aufgabe der Schmerzdifferenzierung orientieren. Somit kann und soll in der vorliegenden Arbeit Schmerzdifferenzierung als „*TeilnehmerInnen-Kategorie*" (Bergmann 1994) oder „*Ethnokategorie*" (vgl. Sacks 1992, v.a. Bd. I, I.6 und Deppermann 2001a: 36) der im Untersuchungsfeld Agierenden untersucht werden. Die Differenzierung verschiedener Schmerzen soll also nicht lediglich von außen aus einer BeobachterInnenperspektive als relevante Kategorie festgelegt werden, sondern es soll vorrangig darauf geachtet werden, wo die Beteiligten selbst deutlich machen, dass es gerade um die Differenzierung unterschiedlicher Schmerzen geht (im positiven wie im negativen Fall: also auch, wenn z.B. Patientinnen verdeutlichen, dass eine Differenzierung eben nicht möglich ist). Die Unterscheidung verschiedener Kopfschmerzen wird so als „Differenzierungsaktivität" der Gesprächsbeteiligten analysierbar (siehe Kap. 7.1.2). Dass Schmerzdifferenzierung für die im Zentrum der Untersuchung stehenden AktantInnen eine relevante Kategorie darstellt, lässt sich einerseits intern validieren, indem man, wie oben skizziert, Schmerzdifferenzierung in den einzelnen ÄrztInnen-PatientInnen-Gesprächen selbst als Ethnokategorie aufzeigt. Andererseits lässt sich die Relevanz der Kategorie Schmerzdifferenzierung für die AktantInnen anhand der durchgeführten Interviews mit den gesprächsführenden ÄrztInnen auch extern validieren. So formuliert einer der interviewten Ärzte spontan: *Aber es kann auch durchaus sein, dass jemand zwei oder drei verschiedene Schmerzformen hat, in annähernd gleicher Lokalisation, dann is es sicherlich a bissl komplex und schwierig, das auseinanderzuklamüsern [...]* (Arzt-Interview_KA_BM: 387ff).

- Wie bereits in Kap. 5.1 skizziert, lässt sich die Differenzierung verschiedener Schmerzen zum einen als eine im ärztlichen Erstgespräch für Patientin und Arzt entstehende „*Gesprächsaufgabe*" fassen, die neben anderen Aufgaben wie beispielsweise der Darstellung bisheriger Therapiemaßnahmen oder der Planung weiterer Therapieschritte bewältigt werden muss, sofern sie interaktiv relevant wird. Im vorliegenden Korpus von 21 Erstgesprächen wird Schmerzdifferenzierung in 9 Gesprächen interaktiv relevant, was Ergebnissen aus der medizinischen Forschung entspricht, wonach nur ein gewisser Prozentsatz von KopfschmerzpatientInnen mehrere Arten von Schmerzen kennt (siehe Kap. 2.1.5 Ausschnitt 1 und Kap. 3).

- Zum anderen soll die Differenzierung verschiedener Schmerzen im vorliegenden Kontext als eine „*Gesprächspraktik*" begriffen und als solche systematisch untersucht werden. Unter „*Gesprächspraktiken*" sind nach Deppermann (2001a: 79) „Gesprächs-Methoden zur Bearbeitung bestimmter Gesprächs-Probleme bzw. -Aufgaben" zu verstehen.[40] Mittels der Gesprächspraktik der Schmerzdifferenzierung bearbeiten die InteraktantInnen im ÄrztInnen-PatientInnen-Gespräch also die pragmatische Aufgabe der Unterscheidung und differentialdiagnostischen Zuordnung und Kategorisierung verschiedener Schmerzen. Dass Gesprächspraktiken nicht nur Lösungspotential in Hinblick auf das zu bearbeitende Gesprächsproblem haben, sondern auch Gefahrenpotential in sich tragen, indem sie nämlich selbst zum interaktiven Problem werden können, beschreibt Deppermann (2001a: 81):[41] „Umgekehrt haben die meisten Gesprächspraktiken aber auch gewisse Gefahren: Sie eröffnen die Möglichkeit neuer Probleme, die ihrerseits wieder interaktiv bearbeitet werden müssen." Diese Beobachtung trifft auch auf die Gesprächspraktik der Schmerzdifferenzierung in ärztlichen Erstgesprächen auf der Kopfschmerzambulanz zu: Die aufgezeichneten Gespräche zeigen, dass Schmerzdifferenzierung zur systematischen Trennung und Kategorisierung verschiedener Schmerzen eingesetzt wird, dabei aber bisweilen selbst zum interaktiven Problem bzw. zum Ausgangspunkt interaktiver Komplikationen und Brüche wird. Eine Analyse von derartigen Problemen, die sich aus der Gesprächspraktik Schmerzdifferenzierung ergeben, findet sich in Sator (2010).

- Schmerzdifferenzierung interessiert in der hier vorliegenden Arbeit in erster Linie als *interaktives und prozesshaftes Geschehen*. Die Untersuchung soll demnach nicht auf die Analyse patientenseitiger Darstellungen beschränkt sein, sondern der Blick fällt v.a. auch darauf, was Arzt und Patientin im Rahmen der Bewältigung der Aufgabe Schmerzdifferenzierung gemeinsam machen und wie die Differenzierung verschiedener Schmerzen im Verlauf des Gesprächs prozessual emergiert. Dass Differenzierung erst im Gesprächsverlauf durch „interaktive Arbeit beider Gesprächspartner" prozesshaft entsteht und somit als „Produkt der Interaktion" anzusehen ist, beobachten auch Gü-

---

[40] Mehr oder weniger synonym gebrauchte Termini für „Gesprächspraktiken" sind etwa „Konversationelle Praktiken" und „interaktive Verfahren/Prozeduren oder Techniken" (vgl. Deppermann 2001a: 15).

[41] Vgl. zu dieser gesprächsrhetorischen Perspektivierung auch Kallmeyer (1996) und Kallmeyer/Schmitt (1996).

lich/Couper-Kuhlen (2007: 301 und 328) in ihrer Studie über die Differenzierung von Angstformen in einem therapeutischen Interview.

- Die Fokussierung auf das Phänomen der Schmerzdifferenzierung als Prozess lenkt den analytischen Blick auch auf *interaktive Transformationsprozesse* innerhalb der ärztlichen Gespräche (siehe Kap. 2.2.2). Transformation soll dabei wiederum als ein genuin interaktiver Prozess verstanden werden, der von Arzt und Patientin in und mit Kommunikation gemeinsam vollzogen wird, und nicht ausschließlich dem institutions- und rollenbedingten bzw. -spezifischen ärztlichen Handeln zugeordnet werden.[42] Die Transformation von subjektivem Erleben und subjektiver Strukturierung von Krankheitszusammenhängen der Patientinnen in (schul-)medizinisch kategorisierbare Symptome geht natürlich weit über das einzelne ärztliche Gespräch hinaus und umspannt im Fall langjähriger Krankengeschichten unzählige medizinisch-professionelle Gespräche, aber auch Alltagsgespräche und massenmedial verfasste Diskurse. Bei der Analyse weniger ärztlicher Gespräche wird freilich nur ein kleiner Ausschnitt dieses Prozesses sichtbar. Im einzelnen Gespräch können Transformationsprozesse nun v.a. über die Analyse von Verfahren der interaktiven Prozessierung erfasst und sichtbar gemacht werden (siehe Kap. 7.2). Methodisch wurde in der vorliegenden Arbeit zunächst einmal die initiale Schmerzdifferenzierung der Patientinnen analysiert, um davon ausgehend Verfahren der interaktiven Prozessierung nachzuzeichnen.

- Schmerzdifferenzierung wird in den vorliegenden ärztlichen Gesprächen *multimodal konstituiert*, d.h. im Zusammenwirken verschiedener Modi der „face to face"-Kommunikation hergestellt, und soll daher in dieser Arbeit auch als solche untersucht werden (vgl. zur multimodalen Konstitution der Differenzierung verschiedener Beschwerdeformen auch Gülich/Couper-Kuhlen 2007). Dieses Zusammenwirken ist zu konzeptualisieren als „simultaneous use of structurally different kinds of semiotic practices [...] in different media which mutually elaborate each other to create a whole that is different from, and greater than, any of its constituent parts" (Goodwin 2007: 55).

5.3   Fragestellungen

Die in dieser Arbeit vorgenommene Untersuchung von Schmerzdifferenzierung soll in einem deskriptiven Zugang die genuin konversationsanalytische *Leitfrage* klären, wie die GesprächsteilnehmerInnen die Aufgabe der Differenzierung verschiedener Schmerzen interaktiv lösen. Die Frage lautet also: „Wie machen die InteraktantInnen das, verschiedene Schmerzen voneinander zu differenzieren?" Das *Ziel* dabei ist, eine Systematisierung von

---

[42]   Gemäß dem differentialdiagnostischen Selbstverständnis der Schulmedizin ist ein solcher Transformationsprozess als wesentliches Ziel eines diagnostischen Gesprächs anzusehen (vgl. Lalouschek 2005a und 2005b). Dass sich dadurch spezifische, kommunikativ wirksam werdende Rollenanforderungen für den Arzt ergeben, sei hier nicht in Abrede gestellt. Der konversationsanalytisch geprägten Forschungshaltung dieser Arbeit entsprechend wird hier jedoch eine Perspektivierung gewählt, die den Charakter der gemeinsamen interaktiven Herstellung von Transformation in den Fokus stellt. Aus einem solchen Blickwinkel ist die Tatsache, dass derartige Transformationsprozesse in diagnostischen Gesprächen innerhalb des schulmedizinischen Paradigmas stattfinden, weder besonders erstaunlich noch per se kritikwürdig. Die aus diesem Blickwinkel zentrale – und nur anhand von authentischem Gesprächsmaterial zu beantwortende – Frage lautet: *Wie* werden Transformationsprozesse im Gespräch interaktiv vollzogen?

Varianten der Gesprächspraktik „Schmerzdifferenzierung" zu entwickeln. Damit verfolgt diese Arbeit ein zentrales konversationsanalytisches Interesse, nämlich

> „identifying a practice and collecting as many instances of that practice as can be found in the data corpus. In this way we look for what are recurrent and systematic patterns, which do not arise from or depend upon participants' idiosyncratic styles, particular personalities or other individual or psychological dispositions" (Drew/Chatwin/Collins 2006: 29).

Konkret sollen in der Arbeit die folgenden Fragen beantwortet werden:

4) Was wird differenziert, d.h., welche Schmerzen werden differenziert?

5) Wie erfolgen diese Differenzierungen?

6) Wie wird mit den Differenzierungen im Verlauf des Gesprächs umgegangen, d.h., wie werden sie interaktiv prozessiert und transformiert?

Die Untersuchung von Varianten der Gesprächspraktik Schmerzdifferenzierung berücksichtigt drei Dimensionen der Beschreibung: In der *inhaltlichen Dimension* werden inhaltsanalytische Beschreibungsaspekte fokussiert, in der *formalen und strukturellen Dimension* wird das *Wie* der Differenzierung systematisch beschrieben, und in der *interaktiven Dimension* wird speziell die von den InteraktantInnen gemeinsam geleistete, prozessual emergierende Produktion von Schmerzdifferenzierung in den Blick genommen.[43] Es handelt sich bei dieser Aufspaltung in drei Dimensionen jedoch lediglich um eine analytische Trennung verschiedener Analyseaspekte – im Gespräch selbst sind diese wechselseitig aufeinander bezogen und eng miteinander verbunden. Deshalb wurde in dieser Arbeit auch eine diese Dimensionen verbindende Darstellungsform gewählt und nicht die jeweiligen Dimensionen einzeln und getrennt voneinander abgehandelt.

---

[43] Eine solche Differenzierung von Ebenen der Analyse wird in verschiedenen Zugängen der linguistischen Gesprächsforschung vorgeschlagen. Clark (1996) differenziert drei Analyseebenen, nämlich „content", „process" und „context". Reisigl/Wodak (2001) schlagen „four steps of analysis" vor: „thematic analysis", die Analyse von „discursive strategies", von „linguistic types" und „linguistic tokens". Diese Differenzierungen spiegeln die auf der Sprechakttheorie basierende Unterscheidung von drei sprachtheoretischen Ebenen wider: eine kommunikativ-pragmatische, eine semantisch-thematische und eine grammatische (syntaktische) Ebene (vgl. Brinker/Sager 2006: 60ff.).

TEIL II: **FORMALE UND FUNKTIONALE BESCHREIBUNG VON VARIANTEN DER GESPRÄCHSPRAKTIK SCHMERZDIFFERENZIERUNG**

6   Ein Fallbeispiel

Die folgende Analyse des Fallbeispiels IGW[44] soll zum einen den Untersuchungsgegenstand Schmerzdifferenzierung in jenem Kontext, in dem er in der vorliegenden Arbeit beleuchtet wird, veranschaulichen. Zum anderen sollen einige zentrale Phänomene des Gegenstands, die in den folgenden Kapiteln zu Kategorien entwickelt werden, im Gesprächskontext eingeführt und herausgearbeitet werden. Dazu wird zunächst der Gesprächsanfang (die ersten ca. 11 Minuten des Gesprächs) sequenzanalytisch untersucht und anschließend ausgewertet. Danach folgen kurze Analysen ausgewählter Sequenzen aus dem weiteren Gespräch, deren zentrale Aspekte in einer Auswertung festgehalten werden.

Es handelt sich um ein Erstgespräch mit einer 59-jährigen Patientin, die seit Jahrzehnten an Kopfschmerzen leidet und dementsprechend als erfahrene Patientin auftritt. Sie ist allerdings laut ihren Angaben erst seit sieben Jahren in Behandlung, und zwar bei einem niedergelassenen Neurologen. Vor einigen Jahren hat sie sich darüber hinaus wegen ihrer Kopfschmerzen zur Akupunkturbehandlung ins Krankenhaus begeben. Das aufgezeichnete Gespräch ist ihr erstes Gespräch auf der Kopfschmerzambulanz.

Vor dem Gespräch wurde – zusätzlich zu der üblichen Aufklärung über die Aufnahme für das Forschungsprojekt – vereinbart, dass die entstehende Videoaufnahme dem Arzt für Lehrzwecke zur Verfügung gestellt wird.

6.1   Sequentielle Analyse des Gesprächsanfangs

6.1.1   Initiale Schmerzdifferenzierung der Patientin

Dem folgenden Ausschnitt gehen eine Vorphase mit Begrüßung, Aufklärung über die Aufnahmesituation und den Zweck der Aufnahme sowie eine multimodale Orientierung der InteraktionspartnerInnen aufeinander[45] voraus:

Ausschnitt 5: IGW, 1-4

1
A Bitte sehr, weshalb kommen Sie.
P   •• Wegen meiner Migräne •probleme, die ich schon seit frühester •

2
P Jugend, also • praktisch seit der • Pubertät hab, ((ea)) unt • die jetzt wieder • verstärkt auftreten, • und

3
P ah • ich praktisch also • durch die Medigamente • keine Erleichterung finde. ((ea)) Wo i früher ah

4
P ansprochn hab, also reagier ich • zum Teil jetzt überhaupt ned.
P[k]   (schneller)

---

[44] Siehe für eine Analyse dieses Falles auch Lalouschek (2007), die sich hauptsächlich auf das Aufeinandertreffen von PatientInnenanliegen und ärztlichem Gesprächsplan konzentriert.
[45] Vgl. dazu speziell Robinson (1998).

Der Arzt startet das eigentliche Gespräch mit der initialen Äußerung _Bitte sehr, weshalb kommen Sie._, womit er der Patientin den Turn zuweist und den Gesprächsanlass aus Sicht der Patientin erfragt.

Nach einer Pause identifiziert die Patientin den Anlass zunächst durch die Benennung des Krankheitsbildes (_Wegen meiner Migräne_); nach einer kurzen Pause, die sich retrospektiv als wortinterne Pause interpretieren lässt, transponiert sie diesen potentiell medizinisch-diagnostischen Fachterminus mit der Ergänzung des Wortteils _probleme_ in einen Alltagsbegriff und damit in die „voice of the lifeworld" (Mishler 1984, siehe Kap. 2.2.2). Somit erweitert sie den Anlass von einem engen medizinisch-diagnostischen zu einem weiteren, alltagsweltlichen Fokus, der die Gesamtproblematik im Zusammenhang mit der Erkrankung umspannt.[46]

Mit dem folgenden Relativsatz _die ich schon seit frühester • Jugend, also • praktisch seit der • Pubertät hab,_ schließt sie eine zeitliche Einordnung ihrer Migräneprobleme an, wobei sie die Problematik durch Hervorhebung des langen Bestehens mittels des Verstärkers _schon_ und des Superlativs _frühester_ hochstuft.[47]

Mit einem zweiten Relativsatz _((ea)) unt • die jetzt wieder • verstärkt auftreten,_ werden die Migräneprobleme weiter charakterisiert: Im Fokus steht dabei die aktuelle Situation, die über die Angabe einer Intensitätsdynamik als Verschlechterung beschrieben wird. Die nach einer kurzen Pause folgende Fortsetzung _und ah • ich praktisch also • durch die Medigamente • keine Erleichterung finde._ ist von Verzögerungen durchsetzt und stellt einen Konstruktionswechsel dar, da sie weder in die vorausgehende Relativsatzkonstruktion noch in die übergeordnete Konstruktion mit _wegen_ eingepasst ist. Die Sprecherin wechselt also von der kausalen Präpositionalkonstruktion mit _wegen_ zu einer ebenfalls kausalen Konjunktionalkonstruktion mit _weil_ und eröffnet dadurch gewissermaßen einen zweiten Rahmen, mit dem eine weitere Identifizierung des Gesprächsanlasses geleistet wird. Durch diese Koppelung zweier Konstruktionen treten in der Darstellung des Gesprächsanlasses zwei Elemente als zentral hervor: die Migräneprobleme sowie die fehlende Medikamentenwirksamkeit.

Mit _((ea)) Wo i früher ah ansprochn hab, also reagier ich • zum Teil jetzt überhaupt ned._ wird dann die fehlende Medikamentenwirksamkeit in Hinblick auf ihre zeitliche Dynamik detailliert: Sie hat sich im Laufe der Zeit bis hin zur Nullwirkung verringert.

Das folgende deutliche Einatmen in F 3 fungiert als Gliederungssignal[48] und schließt den ersten Teil der initialen Darstellung ab.

---

[46]   Alternativ könnte diese Anfangspassage von F 1-9 auch so interpretiert werden, dass mit dem Begriff _Migräneprobleme_ in F 1 nicht auf die Gesamtproblematik, sondern auf die später als _klassische Migräne_ bezeichnete Kopfschmerzform referiert wird und in F 4ff die _Kopfschmerzen von der Halswirbelsäule_ gleich einer Aufzählung hinzutreten. Die Interpretation, _dass Migräneprobleme_ auf die Gesamtproblematik referiert – und die Formulierung in F 4-9 als konkretisierende Reformulierung (vgl. z.B. Gülich 2002) von F 1-4 zu verstehen ist – ist aber m.E. die schlüssigere. Die beiden Passagen weisen nämlich denselben thematischen Aufbau „Beschwerden" – „Verstärkung" – „teilweise Wirkungslosigkeit der Medikamente" auf.

[47]   Zu sprachlichen Verfahren der Relevanzhochstufung vgl. v.a. Kallmeyer (1978), Hartmann (1984), Weinrich (1993), Hoffmann (1995), den Abschnitt zum Thema Gewichtung in Zifonun/Hoffmann/Strecker (1997, Bd. 1: 231ff) und Hausendorf (2001). In meiner Diplomarbeit (Sator 2003) habe ich die genannten Ansätze zusammengestellt und in Form einer Operationalisierung weiterentwickelt. Vgl. auch Sator/Gstettner/Hladschik-Kermer (2008).

[48]   Vgl. zu Gliederungssignalen Gülich (1970), Schank (1981) und Willkop (1988).

Ausschnitt 6: IGW, 4-6

4

| P | ((ea)) Zur klassischen Migräne hat sich jetzt de/äh Kopfschmerzen |
| P[k] | *(schneller)* |

5

| P | also von der Halswirbelsäule noch • <u>dazu</u> • gesellt, • ((ea)) und durch die Verspannungen, |
| P[nv] | ((zeigt mit re Hand auf re Schulter))   ((streicht mit |

6

| P | • vom Nacken, • äh Schulter, Nacken rauf also ((ea)) tritt des <u>noch</u> verstärkter auf. ((ea)) |
| P[nv] | *re Hand über re Schulter u. Nacken + HWS-Geste))* |

Ab F 4 führt die Patientin dann implizit eine Differenzierung von Beschwerden ein: *Zur klassischen Migräne hat sich jetzt de/äh Kopfschmerzen also von der Halswirbelsäule noch •* <u>*dazu*</u> • *gesellt,*. Sie benennt somit zwei verschiedene Arten von Beschwerden. Dabei hebt sie zum einen die additive Dynamik der Beschwerden durch das betonte *dazu* mit kurzer Pause davor und danach hervor. Zum anderen betont sie die neu hinzugetretenen aktuellen Beschwerden *Kopfschmerzen von der Halswirbelsäule* durch die Wortstellung und eine gestische Illustration[49] dieser Schmerzen: Sie streicht mit der rechten Hand über die rechte Schulter, dann führt sie ihre rechte Hand vom rechten Schulterbereich über den rechten Hals-/Nackenbereich über die rechte Kopfseite nach vorn zur rechten Schläfe und vollführt abschließend eine Bewegung gerade über den Kopf hinaus nach vorn.

Auf diese letzte Zeigegeste wird die Patientin, wie sich zeigen wird, im Verlauf des gesamten Gesprächs immer wieder – freilich in geringfügig unterschiedlichen Ausführungen – zurückgreifen, sodass sie sich nach und nach als Geste zur Symbolisierung dieser einen Kopfschmerzvariante *Kopfschmerzen von der Halswirbelsäule* herausbildet. Diese Geste wird im Weiteren als „HWS-Geste" bezeichnet und ist in der folgenden Bilderserie dargestellt:

---

[49] Die im Folgenden häufiger verwendete Redeweise, dass eine Geste eine verbale Äußerung „illustriert", ist wohlgemerkt nicht im Sinne einer Hierarchisierung zu verstehen, die Gesten als „Beiwerk" den verbalen Kommunikationsanteilen unterordnet. Vielmehr wird hier von einem Zusammenwirken multimodaler Ressourcen ausgegangen, die erst in ihrer Gesamtheit die volle Bedeutung konstituieren. Siehe auch Kap. 5.2.

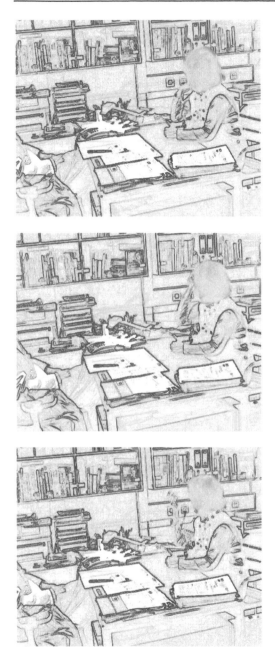

Bild 1a-c: Geste zur Illustration der Kopfschmerzen von der Halswirbelsäule („HWS-Geste")

In der mit *und* angeschlossenen Fortführung ihres Turns benennt die Patientin eine weitere Beschwerde (Verspannungen), die sie als die Kopfschmerzen verstärkend einführt und mit einer Zeigegeste mit der rechten Hand über die rechte Schulter und den Nacken begleitet: • *((ea)) und durch die Verspannungen, • vom Nacken, • äh Schulter, Nacken rauf also ((ea)) tritt des <u>noch</u> verstärkter auf.* Auch hier wird der Aspekt der Verschlechterung der Problematik durch das betonte *noch* und die Komparativform *verstärkter* hervorgehoben. Die Einführung der Verspannungen lässt sich so als funktional für die Darstellung der Verstärkungsdynamik bezeichnen.

Durch die Struktur dieser Passage (F 4-6) – das Hinzutreten der *Kopfschmerzen von der Halswirbelsäule* und die Verstärkungsdynamik – wird insgesamt die additive Dynamik hervorgehoben.

Ausschnitt 7: IGW, 7-15

7

| P Und äh zum Teil also wenn ich glaub also • die klassische Migräne die Medigamente, ((ea)) wenns von |
| P[nv]   ((HWS- |

8

| P der Halswirbelsäule kommen dann nützt das <u>nichts</u>, • und umgekehrt also ä/i hab meist immer also |
| P[nv]   Geste   )) |

9

| P linksseit, rechtsseit . Mit extrem/also dass das da über • <u>Tage</u> sich erstreckt, ((ea)) aah <u>wenns</u> |
| P[nv]((hebt li Hand, hebt re Hand leicht hoch)) |

10

| P halbwegs erträglich is, also versuch ich <u>ohne</u> Medikamente auszukommen, •• wenns aber so stark |
| P[k]   (schnell) |

11

| P is mit ((ea)) äh Schwindel, Erbrechen, äh Schüttelfrost, ah Schweißausbruch ((ea)) un • • zum |

12

| P <u>Teil</u>/also mag sein dass die irgendwos ondas no dazukommt, dass ich dann so |
| [k]   ((Klopfen und Eintreten eines anderen Arztes A2)) |

13

| A2   Später? |
| A2[k]   ((leise)) |
| A   Später. |
| A[k]   ((leise, zur hereinschauenden Person)) |
| P a Druckgefühl hab, ((ea)) ah dann versuch ich halt •• mit äh Medigamenten aber wie <u>gsagt</u>, |
| P[nv] ((weist mit beiden |
| Händen auf Brustraum)) |
| [k]   ((Schließen der Türe)) |

14

| P die zum Teil <u>auch</u> nicht helfen oder nur ((ea)) ah • <u>stunden</u>weise, und dann tritt das Problem wieder |

15

| P in <u>voller Stärke</u> auf. Und das ist/ • <u>dauert</u> über <u>Tage</u>. |

Nach einem diskursgliedernden Einatmen in F 6 folgt eine syntaktisch unklare Konstruktion: Die Patientin beginnt mit *Und äh zum Teil* eine Äußerung, unterbricht sie dann durch
den Einschub *also wenn ich glaub also*, der jedoch ebenfalls unvollendet bleibt. Sie fährt dann
fort mit einer Herausstellung des Subjekts *die klassische Migräne die Medigamente*, was als
dialektale Variante der Phrase „die Medikamente für die klassische Migräne" interpretiert
werden kann, bei der die Satzstellung von der Standardvariante abweicht und die Präpositi-
on *für* ausgelassen wurde. Es folgt eine Wenn-dann-Konstruktion, in der nicht zuletzt wegen
der Herausstellung des Subjekts die Bezüge nicht eindeutig sind: So wurde der logische Refe-
rent „Schmerzen" für die verkürzte Referenzform *s* zuvor nicht genannt. Die parallel ausgeführte Zeigegeste mit der rechten Hand über die rechte Schulter zum Nacken weist jedoch
mit ihrer Ähnlichkeit zur HWS-Geste in F 5 darauf hin, dass auch hier auf diese Schmerzen
referiert wird. Ungewöhnlich ist außerdem die Referenzform *das* für den in der Herausstellung enthaltenen logischen Referenten *die Medigamente*, hier wäre eher eine Referenz im
Plural wie „die" oder „sie" erwartbar gewesen.

Insgesamt ist die Äußerung wohl im folgenden Sinn zu verstehen: „Wenn die Schmerzen von der Halswirbelsäule kommen, dann nützen die Medikamente für die klassische Migräne nichts."

Mit dem folgenden • *und umgekehrt* wird nun eine Vice-versa-Relation der soeben for-
mulierten eingeschränkten Medikamentenwirksamkeit in Bezug auf die beiden Beschwerde-
varianten und die entsprechenden Medikamente konstatiert. Im Fokus steht also auch hier
die eingeschränkte Medikamentenwirksamkeit.

Die Patientin setzt dann mit der Partikel *also ä/* zu einer Reformulierung an, die sie jedoch wieder abbricht. Danach erfolgt ein Konstruktionswechsel: *i hab meist immer also
linksseit, rechtsseit.* Die idiosynkratischen Ortsangaben *linksseit* und *rechtsseit* werden von
einem leichten Heben der jeweiligen Hand begleitet. Der Bezug dieser beiden Angaben zur
Schmerzlokalisation auf die *klassische Migräne* einerseits und die *Kopfschmerzen von der
Halswirbelsäule* andererseits bleibt implizit und wird über den Rückgriff auf sowohl verbale
als auch gestische Ressourcen und deren Zusammenwirken hergestellt.

In dieser multimodal konstituierten Darstellung ist – in sehr reduzierter Form – bereits
der später stärker explizite Verlaufscharakter der Migräneprobleme enthalten: ein
Schmerzverlauf von *linksseit* nach *rechtsseit*.[50]

Die Patientin schließt mit der Intensivierung *Mit extrem/* an, bricht ab und stellt in der
Reformulierung *also dass das da über • <u>Tage</u> sich erstreckt* dann die Dauer der Schmerzen ins
Zentrum, wobei die Intensivierung *extrem* und die Betonung der Zeitangabe <u>Tage</u> eine
Hochstufung darstellen.

Nach einem Einatmen setzt die Patientin zu einer weiteren ausgebauten Differenzierung
an (F 9 bis F 15): Mit <u>*wenns*</u> *halbwegs erträglich is, also versuch ich <u>ohne</u> Medikamente auszukommen* entwirft sie über die Korrelation von subjektiver Erträglichkeitsgrenze und Verzicht
auf Medikamenteneinnahme eine Schmerzvariante; diese kontrastiert sie im Folgenden mit
einer anderen Variante, die sie über Intensität und Begleiterscheinungen skizziert: •• *wenns
aber so stark is mit ((ea)) äh Schwindel, Erbrechen, äh Schüttelfrost, ah Schweißausbruch.*

---

[50]   Die Erklärung von Gesprächsstellen durch spätere Sequenzen wird aus klassisch-
konversationsanalytischer Sicht als methodologisch problematisch angesehen. Es lässt sich aber argumentieren, dass ja auch die GesprächsteilnehmerInnen selbst im Gespräch solche retrospektiven Interpretationen vornehmen und dass insofern auch bei dieser Art von Interpretationen die Perspektive
der Beteiligten eingenommen wird (vgl. dazu Kallmeyer 1985 sowie insbesondere das Koreferat von
Gülich 1985 dazu).

In einem Einschub mit Konstruktionswechsel *((ea)) un •• zum Teil/also mag sein dass die irgendwos ondas no dazukommt,* führt die Patientin dann weitere additive Symptome an, die sie als *dass ich dann so a Druckgefühl hab,* konkretisiert und durch eine Handgeste mit beiden Händen in Richtung Brustraum illustriert.

Während dieses Beitrags der Patientin erfolgt eine externe Unterbrechung des Gesprächs: Ein anderer Arzt klopft an der Tür, schaut kurz herein, die beiden Ärzte einigen sich aber mit einem wechselseitigen kurzen *Später.* auf einen anderen Zeitpunkt für die Unterredung.

Die laufende Interaktion wird durch diese Unterbrechung nur unwesentlich gestört. Die Patientin führt nach einem kurzen Zögern ihren Beitrag fort, indem sie angibt, bei der kontrastierten Schmerzvariante auf Medikamente zurückzugreifen: *((ea)) ah dann versuch ich halt •• mit äh Medigamenten.* Hieran schließt sie unmittelbar eine als Reformulierung gekennzeichnete Äußerung *(aber wie gsagt,)* an, in der sie durch eine Kontrast-Relation erneut auf die fehlende bzw. eingeschränkte Medikamentenwirksamkeit verweist: *aber wie gsagt, die zum Teil auch nicht helfen oder nur ((ea)) ah • stundenweise, und dann tritt das Problem wieder in voller Stärke auf. Und das ist/ • dauert über Tage.* Auch hier fallen die deutlichen Hochstufungen auf: Durch die nochmalige Reformulierung (vgl. F 7/8), die Betonungen von *auch* und *stundenweise* und die Verstärkung *in voller Stärke,* die nachgeschobene Reformulierung der Schmerzdauer aus F 9 mit Betonung auf *dauert* und *Tage* sowie strukturell durch die Stellung im hochgestuften aber-Teil der Äußerung[51] wird auch hier die fehlende bzw. eingeschränkte Medikamentenwirksamkeit hervorgehoben.

Zusammenfassend lässt sich für die initiale Darstellung der Patientin Folgendes festhalten: Im Vordergrund der Darstellung der Patientin steht die Gesamtproblematik, insbesondere das lange Bestehen der Beschwerden, die zunehmende Verschlechterung durch Addition und Verstärkung der Beschwerden sowie die eingeschränkte bzw. nachlassende Wirksamkeit der Medikamente. Die Schmerzbeschreibung im engeren Sinne, also die Angabe von Merkmalen wie Schmerzbeginn, Schmerzdauer, Intensität oder Lokalisation, wird funktional zur Hochstufung der Problematik eingesetzt. Eine Differenzierung der Beschwerden in *klassische Migräne* und *Kopfschmerzen von der Halswirbelsäule* sowie in eine Schmerzvariante, die ohne Medikamenteneinnahme erträglich ist, und eine starke Schmerzvariante mit Begleitsymptomen, die zur Medikamenteneinnahme führt, ist in der Darstellung der Patientin implizit enthalten, steht aber im kommunikativen Hintergrund und wird in erster Linie zur Hochstufung der Gesamtproblematik eingesetzt.

6.1.2 Interaktive Prozessierung der initialen Schmerzdarstellung

Im Anschluss an die Darstellung der Patientin in F 15 übernimmt der Arzt den Turn. Er beendet damit die initiale Phase, in der die Patientin gemäß dem „Prinzip der Zuständigkeit" (vgl. Quasthoff 1990) als „primäre Sprecherin" auftrat (Wald 1978), und leitet eine stärker vom Arzt gesteuerte Phase ein.

---

[51] Mit Kontrast-Relationen geht zumeist eine strukturell begründete spezifische Gewichtung zwischen den einzelnen Textteilen einher. Grob gesprochen gilt dabei, dass das Schwergewicht in Konstruktionen mit Kontrast-Relation auf dem Aber-Teil liegt. Dies lässt sich u.a. damit begründen, dass der Aber-Teil meist das enthält, was als das Letztgültige im Interaktionsraum stehen bleibt und damit einen relativ einfachen Bezugspunkt für die Interaktionspartnerin/den Interaktionspartner bildet, während ein Eingehen auf den ersten Teil einen höheren Rekontextualisierungsaufwand bedeutet. Vgl. dazu v.a. Kallmeyer/Schmitt (1992).

6.1.2.1 „Ja bleib ma jetzt amal bei der/ bei dem Halswirbelsäulenschmerz."
– Die enge thematische Fokussierung des Arztes

Ausschnitt 8: IGW, 15-55

```
15
A  Des heißt im Prinzip können Sie • zwei unterschiedliche Arten von Kopfweh
```

```
16
A  ((ea)) • unterscheiden, wenn ich Sie richtig verstanden habe.    ((ls))
P                                                                   Ja.
```

```
17
A  das was Sie klassische Migräne bezeichnen, ((ea)) und des Kopfweh, des mehr von • vom
P  Also dies   klassische Migräne                 Ja.
```

```
18
A  Nacken herkommt.                                                          HmhmV
P  Und diie • aber es is auch einseitich.  Aber des is meist also rechts einseitich die Migräne, ((ea))
P[nv]        ((führt re Hand zur re vorderen      führt re Hand zu re vorderen Kopfhälfte      ))
             Kopfseite            ))
```

```
19
P  ((Wenn i s)) und zieht sich von, von der Schulter über, über die Halswirbelsäule, ((ea)) übern
P[nv] ((führt re Hand von re Schulter über re Hals u. Kopf                                    ))
```

```
20
A                                   Des heißt  des ist die typische Migräne.
P  Hinterkopff ah • bis, bis zur Schläfe.                 Des ist die von de Sch/äh von
P[nv]              ((zeigt auf re Schläfe))               ((weist mit re Hand auf re Schulter,
                                                            hinauf zu re Halsseite))
```

```
21
A                      Des is die Halswirbelsäule. Also bleib ma amal bei dem von der Halswirbelsäule.
P  der  Halswirbelsäule. ((Die...))                                   Die
```

```
22
A  Beginnt in der Schulter und zieht sich dann so wie Sie s ((ea)) beschrieben haben, nach vorne.
P                                                           JaV JaV
[k]                                          ((Telefon läutet))
```

```
23
A                              Tschuldign S an Moment bitte •• Veith[52]? ((3sec))Grüß Sie Gott!
P JaV ((ea)) Die klassische Migräne is...              JaV
P[nv]        ((hebt li Hand leicht hoch, bricht Geste wieder ab))
[k]                                                          ((Weibliche Stimme am Telefon
```

```
24
A  ((3sec))JaV das ist richtig ((4sec)) Ah, es/jetzt im Moment is grad ungünstig, Frau Tenner, können Sie
```

---

[52] Bei sämtlichen in den Transkriptausschnitten wiedergegebenen Namen handelt es sich um Pseudonyme.

25

A mich morgen am Vormittag no mal anrufen? •• Naja, so um neun, zehn herum. Ja? Gut? Ja? ••
[k]   ))

26

A Bitte sehr, Wiederhörn. ((2sec)) Aa, ja bleib ma noch bei diesem Halswirbelsäulensch/also n nn
A[k]   ((Legt auf))
P   HmhmV

27

A <u>Schmerz</u>, wo Sie sagen, des kommt so von ((ea)) von der von der Schulter herauf. Seit wann <u>gibt</u>
P   HmhmV   HmhmV   ((Gut.))
P[k]   ((leise))

28

A es diese Schmerzen?   HmhmV
P   Also die hab ich <u>auch</u> in etwa so so zehn, fünfzehn <u>Jahre</u>.   N? Aber die

29

A   Ja bleib ma jetzt amal bei der/ bei dem Halswirbelsäulenschmerz.   ((1s)) Seit
P klassische Migräne...   Ja. Ja.   Halswirbels... • Ja.

30

A zehn bis fünfzehn Jahren? •• Einseitig? •• Kann aber rechts oder links sein.   Ist eine
P   JaV JaV   ((   ))   Schlä/ja. Ja.

31

A Seite häufiger betroffen?   Die <u>rechte</u> Seite ist öfter betroffen. ((ea)) Wo/
P   Ah, die <u>rechte</u> Seite.   Ja. Ja.   Wobei i da bemerk
P[nv]   ((weist mit re Hand zu re Kopfseite))   ((weist mit re Hand

32

A   JaV   HmhmV
P dass <u>da</u> irgenda Verspannung sein (( )) so so a Knotn oder Knödl oder da, des is hart und wenn i da
P[nv]   zu re Hals-/Nackenbereich

33

P <u>reindrück</u> dann ((ea)) verstärkt sich der Schmerz also ((ea)) bis zur Schläfe. Des is wie a Leitung dann.
P[nv]   ))   ((führt re Hand 2 mal von re   (zeigt auf re Schläfe))   ((führt re Hand 1 mal von re
                  Hals-/Nackenbereich über re Kopfseite))   Hals-/Nackenbereich über re
                                                                              Kopfseite))

34

A Okay. ((3 sec)) <u>Wie</u> sind diese Schmerzen? Sind die • ziehend, drückend, pochend, klopfend,
P   Na des is stechend
P[nv]   ((klopft mit re Hand

35

A   Stechend.   Wird <u>dieser</u> Schmerz, • der also von <u>hinten</u> kommt,
P immer.   Stechen, Klopfen, Stechen, jo.
P[nv] auf re vordere Kopfseite   ))

36

A stärker, wenn Sie sich bewegen?
P   • Ja. Auch. Also ich bin ä bei beiden/bei alln Arten also ((ea)) ä

37

A   Das heißt auch bei der Art, die von hinten, vom Nacken
P lichtempfindlich, ah • geräuschempfindlich,   Ja.   Ja.

38

A kommt, sind Sie lichtempfindlich, lärmempfindlich,
P Ja.   Ja.   Und auch bei Bewegung empfind ich also dass
P[nv]   ((hebt re
                                                                         Hand etwas hoch

39

A   Und beim normalen Umhergehen auch?
P sich das beim Bewegen, Bücken, oder • auch verstärkt.
P[nv] nach hinten))

40

A   Wird s ärger.   Und wenn ma jetzt/ • also bei dem Schmerz bleiben der
P Is auch, ja.   Das heißt/ja.

41

A von hinten vom Nacken kommt. ((ea)) Legen Sie sich da hin, wenn s des hom?
P   ((ea)) Solang s

42

A   Na und wie oft •
P erträglich is ah •• tu ich mich normal bewegn und meinen normalen Tagesablauf ...

43

A bleibt s erträglich und wie oft wird s dann stärker?
P   •• Das is ganz unterschiedlich. Ich krieg s

44

P manchmal auch in •• diesen Spannungskopfschmerzen o/oder wie Sie s nennen wollen ((ea)) in der
P[nv]   ((verkürzte HWS-Geste   ))   ((wie vorher   ))

45

A   Das heißt Sie wachen in der Nacht auf,   Wegen der
P Nacht, • vom Liegn, ••• Entweder ...•   ((ha...))   Wach ich auf und hab diese
P[nv]   ((wie vorher

46

A Schmerzen? Oder...   Wegen der Schmerzen wachen Sie auf.   Und da kommt
P Schmerzen. Ja. Wegen der Schmerzn.   Ja.   Ja.
P[nv]   ))

47

A dann • Lichtempfindlichkeit und Lärmempfindlichkeit irgendwann auch dazu.   Is Ihnen
P   Des is/jo. ((   ))

```
48
A  schlecht auch?                                    Auch bei dem Schmerz, der von
P              Wenn s stärker wird, hab i Erbrechen auch,
```

```
49
A  hinten kommt.              Okay. ((2sec)) Andere Begleiterscheinungen bei dem Schmerz der
P              Auch bei dem, ja.
```

```
50
A  vom Nacken her kommt.
P              ((1sec)) Nein, es is an und für sich/ i i merk den Unterschied äh von äh
```

```
51
A                                          Wortn S amal.
P  von der klassischen Migräne äh zu diesem Kopfschmerz, dass...        Ja.
P[nv]                              ((weist mit re Hand
                                   über re Schulter nach
                                   hinten    ))
A2                                                    Grüß
A2 [k]    ((Klopfen und Öffnen der Türe, ein zweiter Arzt schaut herein))
```

```
52
A  ((    ))                        Jo. Ess...
A2 Gott.      I wollt jetzt nur schaun, •• wird      ((   )) Na, weil der Xaver wor ja beim Friseur,
```

```
53
A                            Naja.              Nächste...
A[k]  ·        ((lacht))
A2 weißt du und er möchte wissen, was jetzt los is.  Nächste Woche dann.
B                                                    Nächste Woche
```

```
54
A  Nächste Woche.                          Ja ich auch. Ja\/  Ja\/
A2       Ja? • Gut. Aahm, •• I muss dann nachher mit dir noch reden, • also nicht
B    Ja.  Hmhm\/
```

```
55
A      Ja\/ Ja\/
A2 verschwinden, ja? Gut.
A2 [k]    ((Schließen der Tür))
```

Mit einer als resümierende („im Prinzip") Reformulierung („des heißt") ausgewiesenen Äußerung übernimmt der Arzt in F 15 den Turn: *Des heißt im Prinzip können Sie • zwei unterschiedliche Arten von Kopfweh ((ea)) • unterscheiden, wenn ich Sie richtig verstanden habe.* Betrachtet man, welche Aspekte der Arzt aus der Darstellung der Patientin weiterführt, so sieht man, dass er mit seiner Reformulierung den Aspekt der Schmerzdifferenzierung im Sinne einer expliziten Unterscheidung zweier Typen herausgreift und in den Vordergrund der Interaktion[53] rückt. Damit wird Schmerzdifferenzierung als zu lösende kommunikative

---

[53]   Zur Konzeption der Bearbeitung kommunikativer Aufgaben im Vordergrund oder im Hintergrund der Interaktion vgl. Hausendorf (2001).

Aufgabe konstituiert. Die Darstellung der Patientin wird auf diese Weise vom Arzt neu gerahmt („reframing", Goffman 1977).[54] Durch den Zusatz *wenn ich Sie richtig verstanden habe.* wird die Reformulierung dabei als verständnissichernde Maßnahme gekennzeichnet.[55]

Die Patientin reagiert darauf zunächst mit einem verzögerten, mit fallender Intonationskurve produzierten und somit als dispräferiert zu interpretierenden *Ja.*[56] Der Arzt setzt seine Zusammenfassung mit einer Benennung der zwei Schmerzvarianten fort: *((Is)) das was Sie klassische Migräne bezeichnen, ((ea)) und des Kopfweh, des mehr von • vom Nacken herkommt.* Die diese Intervention begleitenden Handgesten des Arztes konstruieren dabei (und so auch im Folgenden) zwei voneinander getrennte bzw. zu trennende Schmerzereignisse: Es sind einerseits Gesten mit beiden Händen, die eine Trennung der beiden Schmerzvarianten symbolisieren (F 15f, im Folgenden z.B. auch in F 29 und F 73f), und andererseits Gesten mit jeweils einer Hand zur Symbolisierung der jeweiligen Schmerzvariante (F 17f, F 20 und später z.B. F 26).

Die erste Variante reformuliert der Arzt unter explizitem Rückgriff auf die Kategorie der Patientin *klassische Migräne*, er übernimmt ihren Terminus aber nicht unkommentiert, sondern markiert ihn als Bezeichnung der Patientin. Durch den Ansatz *Also dies klassische Migräne* und das folgende *Ja.* in F 17 ratifiziert die Patientin diese Reformulierung des Arztes.

Bei seiner Reformulierung der zweiten Variante greift der Arzt das Beschreibungsmerkmal der Lokalisation, konkret den Ausgangspunkt, als Identifizierungsmerkmal auf und übernimmt damit auch hier die Beschreibungskriterien der Patientin (*des Kopfweh, des mehr von • vom Nacken herkommt.*). In terminaler Überlappung mit der Äußerung des Arztes setzt die Patientin mit einer näheren Charakterisierung der Lokalisation des einen Schmerzes ein: *Und diie • aber es is <u>auch</u> einseitig. Aber des is meist also rechts einseitig die Migräne, ((ea)) ((Wenn i s)) und zieht sich von, von der <u>Schulter</u> über, über die Halswirbelsäule, ((ea)) übern Hinterkopf ah • bis, bis zur Schläfe.* Betrachtet man ausschließlich den verbalen Anteil dieser Darstellung, so bleiben hier die Referenzen größtenteils unklar: Der Ansatz *Und diie* referiert grammatikalisch auf die in F17 von Arzt und Patientin genannte *klassische Migräne*. Diesen Ansatz bricht die Patientin jedoch ab und schließt eine Reparatur an: *aber es is <u>auch</u> einseitig.* Hierbei formuliert sie 1) die folgende Lokalisierung nicht wie vorhin mittels des Konjunktors *Und* als bloße Reihung, sondern mittels des adversativen Konjunktors *aber* als Kontrast und setzt 2) anstelle des Artikels bzw. Demonstrativpronomens *diie* das Pronomen *es*, welches theoretisch sowohl auf *klassische Migräne* als auch auf *des Kopfweh, des mehr von • vom Nacken herkommt*, referieren kann. So bleibt unklar, auf welchen Kopfschmerz sie hier referiert. Auch in der folgenden Formulierung *Aber des is meist also rechts einseitig die Migräne*, bleibt die Referenz durch *des* zunächst ambig, sie wird aber durch das folgende *die Migräne* insofern scheinbar disambiguiert, als mit dem Begriff *Migräne* die bereits eingeführte Klassifizierung *klassische Migräne* aufgerufen wird.

Die nun anschließende Darstellung der Ausbreitung des Schmerzes *((Wenn i s)) und zieht sich von, von der <u>Schulter</u> über, über die Halswirbelsäule, ((ea)) übern Hinterkopf ah • bis, bis zur Schläfe.* könnte mit der Bezugnahme auf die Halswirbelsäule als Verweis auf die zuvor eingeführte Klassifizierung *Kopfschmerzen also von der Halswirbelsäule* interpretiert

---

Reframings „machen sich Flexibilität und Vagheit von Bedeutung dadurch zunutze, dass sie eine Lesart anbieten, die das Verständnis des Gesagten modifiziert" (Deppermann 2001a: 71).

55   Vgl. zu Verständigungssicherung z.B. Kallmeyer (1977) und speziell für ärztliche Gespräche Spranz-Fogasy (2005).

56   Vgl. dazu auch die Analyse in Lalouschek (2007: Kap. 2.2).

werden. Der Arzt interpretiert dies jedoch anders, wie seine Bestätigungsfrage[57] zur Klärung der Referenzen erkennen lässt: *Des heißt des ist die typische Migräne.* Die folgende Richtigstellung der Patientin *Des ist die von de Sch/äh von der Halswirbelsäule. ((Die...))* zeigt aber, dass der Arzt die Patientin hier missverstanden hat.

Betrachtet man diese Darstellung im Zusammenspiel mit den nonvokalen Kommunikationsanteilen, so wird deutlich, welch außerordentlich wichtige Rolle hier die Gestik der Patientin spielt: Es wird im Grunde erst durch ihre Zeigegesten klar, von welchem Schmerz sie spricht. Die Patientin führt nämlich begleitend zur Verbalisierung von *aber es is auch einseitich.* und *des is meist also rechts einseitich die Migräne,* jeweils ihre rechte Hand zur rechten vorderen Kopfhälfte und vollführt während der Verbalisierung von *((Wenn i s)) und zieht sich von, von der Schulter über, über die Halswirbelsäule, ((ea)) übern Hinterkopff ah • bis, bis zur Schläfe.* eine deutliche Form der HWS-Geste. Die Verwirrung durch die sprachliche Darstellung, die u.a. daraus resultiert, dass die Patientin – wie ebenfalls im Verlauf des Gesprächs noch deutlicher wird – auch die Schmerzen von der Halswirbelsäule bisweilen als *(rechtsseitige) Migräne* bezeichnet, die der *klassischen Migräne* auf der linken Seite gegenübersteht, lässt sich an dieser Stelle also durch Berücksichtigung der gestischen Darstellung disambiguieren.[58]

Im Anschluss an ihre Richtigstellung *Des ist die von de Sch/äh von der Halswirbelsäule.* setzt die Patientin in F 21 zu einer weiteren Äußerung an *((Die...))*, die aber durch den überlappenden Start des Arztes abgebrochen wird. Es ist an dieser Stelle nicht eindeutig zuzuordnen, worauf die Patientin damit referiert. In seinem diesen Ansatz überlappenden Beitrag beginnt der Arzt mit einer verständnissichernden Reformulierung *Des is die Halswirbelsäule.* und lenkt dann die gemeinsame Aufmerksamkeit explizit auf die zweite Kopfschmerzvariante: *Also bleib ma amal bei dem von der Halswirbelsäule.* Seine Intervention stellt somit eine Fokussierung zur thematischen Steuerung dar.[59] Die Patientin überlappt unterdessen die Arzt-Äußerung mit einer Wiederholung des Ansatzes aus F 21 *(Die),* wobei die Referenz weiter unklar bleibt.

Der Arzt reformuliert nun in F 22 die von der Patientin in F 18-20 beschriebene Lokalisation und Ausbreitung der Schmerzen, wobei er dies explizit als Übernahme der Darstellung der Patientin kennzeichnet: *Beginnt in der Schulter und zieht sich dann so wie Sie s ((ea)) beschrieben haben, nach vorne.* Damit macht er eine weitere Beschreibung dieser Kopfschmerzvariante konditionell relevant.

Während der Äußerung des Arztes beginnt das Telefon zu läuten. Die Patientin, die in F 22 bereits mit einem zweimaligen überlappenden *Ja\/* die Arzt-Äußerung ratifiziert hatte,

---

[57] Mit einer Bestätigungsfrage „wird ein Sachverhalt thematisiert, dessen Wahrheit der Sprecher bereits zu kennen glaubt, deren er sich aber – für institutionelle oder sonstige Zwecke – noch einmal versichern will" (vgl. Zifonun/Hoffmann/Strecker 1997, Bd. 1: 532 und 643ff).

[58] Meine Argumentation zielt hier wohlgemerkt nicht darauf ab zu zeigen, dass das kurzfristige Missverständnis an dieser Stelle vermeidbar gewesen wäre, hätte der Arzt nur die Gestik der Patientin stärker berücksichtigt. Die unterschiedlichen Zeigegesten zur Symbolisierung der je verschiedenen Schmerzen sind an dieser frühen Stelle des Gesprächs noch nicht voll entwickelt und werden sich erst im Gesprächsverlauf herausbilden, sodass auch für die Analysierende die obige Interpretation an dieser Stelle in erster Linie unter vorgreifender Berücksichtigung des gesamten Gesprächs möglich ist. Vielmehr soll dieses Beispiel zeigen, wie sehr gerade Schmerzen und ihre Differenzierung in verschiedene Schmerzvarianten in und mit verschiedenen Kommunikationskanälen, d.h. multimodal, kommuniziert werden.

[59] Vgl. zur Aufmerksamkeitsausrichtung bzw. Fokussierung der InteraktantInnen im Gespräch Kallmeyer (1978).

übernimmt nun mit einer nochmaligen Ratifikation und einem gliedernden Einatmen den Turn und setzt zu einer Beschreibung an: *Ja\/ ((ea)) Die klassische Migräne is...* Dies kann nach den beiden in F 21 versuchten Ansätzen mit *Die* nun als dritter Startversuch interpretiert werden. Sie begleitet ihre Beschreibung durch eine gestische Darstellung mit der linken Hand.

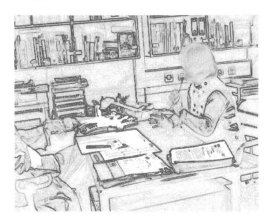

Bild 2: Ansatz einer Geste zur Darstellung der klassischen Migräne

Auch diesmal kann die Patientin ihre Äußerung und die begonnene gestische Illustration nicht zu Ende bringen, sie wird durch den Telefonanruf unterbrochen. Der Arzt wendet sich mit der Formel *Tschuldign S an Moment bitte* von der aktuellen Interaktion ab, um die durch das läutende Telefon gesetzte konditionelle Relevanz zu behandeln.[60] Dennoch wird deutlich, dass es um eine Fokussierung der anderen Kopfschmerzvariante, nämlich der klassischen Migräne, und somit um eine Gegenüberstellung zu den *Kopfschmerzen von der Halswirbelsäule* geht.

Die Unterbrechung durch das Telefonat dauert ca. 30 Sekunden, dann wendet sich der Arzt wieder der Interaktion mit der Patientin zu. Nach einem kurzen Zögern (*Aa,*) reorientiert er die Aufmerksamkeit erneut wie in F 21 auf den Halswirbelsäulenschmerz: *ja bleib ma noch bei diesem Halswirbelsäulensch/also n nn Schmerz, wo Sie sagen, des kommt so von ((ea)) von der von der Schulter herauf.* Damit übergeht er den vor dem Telefonat von der Patientin begonnenen Ansatz zur Fokussierung der anderen Kopfschmerzvariante, nämlich der klassischen Migräne, bzw. wählt diese alternative Fokussierung ab. Diese Ausrichtung wird von der Patientin mit einem mehrmaligen *Hmhm\/* sowie einem leisen *((Gut.))* ratifiziert.

Der Arzt führt nun die Beschreibung der zweiten Schmerzvariante fort, indem er nach deren zeitlicher Einordnung fragt: *Seit wann gibt es diese Schmerzen?* Mit *Also die hab ich auch in etwa so so zehn, fünfzehn Jahre.* gibt die Patientin die Dauer des Bestehens der Schmerzen an, wobei sie durch das betonte *auch* anzeigt, dass sie als Rahmung ihrer Darstellung den Vergleich zwischen den beiden Schmerzvarianten weiterhin aufrecht hält, wenn auch nicht mehr so im Vordergrund der Interaktion. Nachdem der Arzt diese Angabe ratifi-

---

60   Zum Zuwenden zu bzw. Abwenden von Aktivitäten vgl. Kallmeyer (1978: 214ff). Vgl. speziell zur Aktivität des Telefongesprächs Schegloff/Sacks (1973).

ziert hat (*Hmhm\/*), produziert die Patientin eine verkürzte Partikel zur Rückversicherung[61] (*N?*).

Der Arzt übernimmt an dieser strukturell als „transition relevance place" (Sacks/Schegloff/Jefferson 1974) zu analysierenden Stelle nicht den Turn, indem er etwa eine erneute Frage anschließt. Daraufhin fährt die Patientin, die diese Nicht-Beanspruchung des Rederechts dahingehend interpretiert, dass ihr der Rederaum weiterhin offensteht, fort: *Aber die klassische Migräne...* Sie startet also einen erneuten – und damit den mittlerweile vierten – Versuch einer Gegenüberstellung zur klassischen Migräne. Doch auch hier bricht der Arzt die Patientinnen-Initiative sofort wieder ab und führt eine explizite Korrektur der gemeinsamen Aufmerksamkeitsausrichtung aus: *Ja bleib ma jetzt amal bei der/ bei dem Halswirbelsäulenschmerz.* Dies wird von der Patientin schnell durch ein mehrmaliges überlappendes *Ja.* und ein undeutliches *Halswirbels...* ratifiziert.

Der Arzt beginnt nun eine rekapitulierende Aufzählung der bisher beschriebenen Merkmale des Halswirbelsäulenschmerzes, die er jeweils zur Ratifikation anbietet: *Seit zehn bis fünfzehn Jahren? •• Einseitig? •• Kann aber rechts oder links sein.* Die Frage nach der einseitigen Lokalisation ratifiziert die Patientin mit einem zweimaligen *Ja\/* und einer kurzen unverständlichen Äußerung, die Konkretisierung der Frage nach der Einseitigkeit (*rechts oder links*) beantwortet sie mit einem Ansatz zur Verbalisierung von „Schläfe", d.h. einer Lokalisation, den sie jedoch abbricht, um der konkretisierenden Frage des Arztes zuzustimmen (*Schlä/ja. Ja.*).

Mit *Ist eine Seite häufiger betroffen?* stellt der Arzt überlappend eine weitere konkretisierende Frage zur Lokalisation, die die Patientin beantwortet mit *Ah, die rechte Seite.* wobei sie mit der rechten Hand zur rechten Kopfseite weist.

Nach wechselseitigen Ratifizierungen (*Die rechte Seite ist öfter betroffen. – Ja. Ja.*) entsteht eine kurze Pause, die einen transition relevance place darstellt, und Arzt und Patientin starten parallel einen neuen Beitrag. Der Arzt bricht seinen Ansatz (*Wo/*) zugunsten der Initiative der Patientin ab.

Die Patientin ergänzt eine subjektive Identifikation eines begleitenden Symptoms: *Wobei i da bemerk dass da irgenda Verspannung sein (( )) so so a Knotn oder Knödl oder da, des is hart.* Sie bezeichnet es zunächst als *Verspannung*, dann als *Knotn* bzw. *Knödl* und paraphrasiert dies mit *des is hart.* Dabei weist sie mit ihrer rechten Hand zum rechten Hals- und Nackenbereich. Mit *und wenn i da reindrück dann ((ea)) verstärkt sich der Schmerz also ((ea)) bis zur Schläfe.* beschreibt sie dann einen auslösbaren Intensivierungs- und Ausbreitungsprozess, den sie mit *Des is wie a Leitung dann.* durch einen Vergleich paraphrasiert. Auch diese Beschreibung begleitet sie mit Gesten der rechten Hand. Der Arzt, der diese Beschreibung bereits parallel ratifiziert hatte, bestätigt nun noch einmal und schließt diese Darstellung ab: *Okay.*

Mit *Wie sind diese Schmerzen?* verschiebt der Arzt nun den Fokus auf die Qualität dieser Schmerzen, wobei er mit dem direkt angeschlossenen *Sind die • ziehend, drückend, pochend, klopfend,* eine Auswahl an Möglichkeiten anbietet. Die Patientin startet ihre Antwort überlappend und nennt zunächst ein vom Arzt nicht vorgegebenes Qualitätsadjektiv, wobei sie mit ihrer rechten Hand auf die rechte vordere Kopfseite klopft: *Na des is stechend immer.* Der Arzt rephrasiert diese Beschreibung (*Stechend.*) und die Patientin wiederholt den Begriff in Form eines nominalisierten Verbs (*Stechen*), paraphrasiert dann durch einen der vom

---

[61]   Vgl. für solche Partikel in „Tag-Position" Sacks/Schegloff/Jefferson (1974: 717). In der IDS-Grammatik werden derartige Phänomene als aufmerksamkeitsheischende „nachgeschaltete Sprechhandlungsaugmente" bezeichnet (Zifonun/Hoffmann/Strecker 1997, Bd. 1: 384).

Arzt angebotenen Termini (*Klopfen*), wiederholt noch einmal den von ihr selbst gewählten Begriff *Stechen* und schließt die Zuordnung mit dem Bestätigungssignal *jo* ab.

Der Arzt fährt nun in F 35 mit einer neuen Frage fort, dabei expliziert und betont er die Fokussierung auf den Halswirbelsäulenschmerz – den er auch hier wieder über den Ausgangspunkt paraphrasiert – und gibt diesen Fokus damit als weiterhin bestehend vor: *Wird dieser Schmerz, • der also von hinten kommt, stärker, wenn Sie sich bewegen?*

Die über den gesamten Abschnitt hinweg deutliche starke Fokussierungstätigkeit des Arztes manifestiert sich auch an dieser Stelle und kann als eine präventive Maßnahme interpretiert werden, die ein „Ausbrechen" der Patientin aus dem vom Arzt vorgegebenen Fokus auf den Halswirbelsäulenschmerz verhindern soll.

Die Patientin bestätigt eine Verstärkung durch Bewegung zunächst (*Ja.*), weitet dann mit der Partikel *Auch.* den Geltungsbereich für ihre Zustimmung aus und konkretisiert diesen: *Also ich bin ä bei beiden/bei alln Arten also ((ea)) ä lichtempfindlich, ah • geräuschempfindlich,*. Dabei erweitert sie jedoch durch die Angabe *bei beiden/bei alln Arten* den Fokusbereich wieder vom Halswirbelsäulenschmerz auf das Gesamtphänomen, das auch die *klassische Migräne* inkludiert. Mit der Betonung von *beiden* referiert sie dabei zunächst auf zwei Arten, mit der Korrektur zu *allen* verzichtet sie dann aber auf eine numerische Festlegung der Varianten.

Die schnell folgende verständnissichernde Reformulierung des Arztes *Das heißt auch bei der Art, die von hinten, vom Nacken kommt, sind Sie lichtempfindlich, lärmempfindlich,* richtet den Fokus jedoch sofort wieder auf den Halswirbelsäulenschmerz aus. Die Patientin bestätigt mehrmals und schließt dann mit einer Reformulierung des ursprünglich thematisierten verstärkenden Faktors Bewegung an, den sie durch ein Beispiel konkretisiert: *Und auch bei Bewegung empfind ich also dass sich das beim Bewegen, Bücken, oder • auch verstärkt.*

Vom Arzt kommt nun eine konkretisierende Frage nach einer möglichen Verstärkung bei einer weiteren Alltagsbewegung: *Und beim normalen Umhergehen auch?*, was von der Patientin bejaht (*Is auch, ja.*) und anschließend wechselseitig ratifiziert wird (*Wird s ärger. – Das heißt/ja.*).

In F 39 führt der Arzt nun die Abfragesequenz fort, indem er eine spezifische diagnostisch relevante Konsequenz im Verhalten (Hinlegen) erfragt: *Und wenn ma jetzt/ • also bei dem Schmerz bleiben der von hinten vom Nacken kommt. ((ea)) Legen Sie sich da hin, wenn s des hom?* Auch hier stellt der Arzt präventiv eine Absicherung des gemeinsamen Fokus auf den Halswirbelsäulenschmerz voran. Die Patientin setzt mit *((ea)) Solang s erträglich is ah •• tu ich mich normal bewegn und meinen normalen Tagesablauf ...* zu einer Differenzierung an, indem sie über die Korrelation einer subjektiven Erträglichkeitsgrenze und Konsequenzen im Alltagsverhalten eine Schmerzvariante entwirft (siehe zu einer Korrelation des subjektiven Erlebens mit einem weiteren Merkmal auch oben F 9ff).

Der Arzt unterbricht die Äußerung der Patientin mit einer Frage nach den Häufigkeiten der in Ansätzen skizzierten Schmerzvarianten: *Na und wie oft • bleibt s erträglich und wie oft wird s dann stärker?* Die erste Schmerzvariante reformuliert er dabei über die von der Patientin gewählte Kategorie der Erträglichkeit, die andere, von der Patientin ob der Unterbrechung noch nicht als solche ausformulierte Variante charakterisiert er über den oben eingeführten Verstärkungsprozess. Nach einer Pause weist die Patientin die Zuordnung von Häufigkeiten durch einen Hinweis auf fehlende Konstanz implizit als nicht leistbar aus: *Das is ganz unterschiedlich.* Sie setzt dann zu einem Entwurf einer konkreten Auftretensvariante an und umgeht so die vom Arzt eingeforderte Angabe einer Häufigkeitsverteilung: *Ich krieg s manchmal auch in [...]*. Diesen Ansatz unterbricht sie für einen Einschub, in dem sie den Bezugsrahmen identifiziert und den sie mit einer verkürzten Form der HWS-Geste begleitet: *diesen Spannungskopfschmerzen o/oder wie Sie s nennen wollen*. Damit zeigt die Patientin nunmehr von sich aus an, dass sie sich im Rahmen des vom Arzt eingeforderten Fokus auf den Halswirbelsäulenschmerz bewegt. Die *Kopfschmerzen von der Halswirbelsäule* paraphrasiert sie nun über den professionellen Terminus *Spannungskopfschmerzen* und markiert diese Bezeichnung gleichzeitig als vage und laienhaft gebraucht, indem sie die medizinisch-diagnostische Bestimmung als professionelle Aufgabe dem Arzt zuweist (*o/oder wie Sie s nennen wollen*).[62]

Nach diesem Einschub fährt die Patientin mit der Konkretisierung einer Variante fort, indem sie spezifische Auftretensbedingungen skizziert: *in der Nacht, • vom Liegn,*. Ihr nach einer Pause folgender Ansatz zu einer weiteren Ausdifferenzierung (*Entweder ...*) wird vom Arzt durch eine verständnissichernde Paraphrasierung unterbrochen: *Das heißt Sie wachen in der Nacht auf,*. Diese Bestätigungsfrage legt den Fokus auf den Aspekt des Aufwachens und soll somit klären, ob die Schmerzen aus dem Schlaf heraus auftreten. Die Patientin versucht parallel zur Arzt-Äußerung ihren Ansatz fortzuführen (*(ha...)*), bricht diesen aber zugunsten einer Bestätigung der in der Arzt-Frage nahegelegten Beschreibung ab: *Wach ich auf und hab diese Schmerzen*. Auch dabei vollführt sie wieder eine verkürzte Form der HWS-Geste und macht somit den Bezug auf den Halswirbelsäulenschmerz eindeutig. Der Arzt startet parallel mit einer weiteren konkretisierenden Frage, die darauf abzielt zu klären, ob die Schmerzen den Auslöser für das Aufwachen darstellen: *Wegen der Schmerzen? Oder...* Die Patientin bestätigt dies überlappend (*Ja. Wegen der Schmerzn.*) und es folgt eine wechselseitige Rückversicherung bzw. Ratifikation (*Wegen der Schmerzen wachen Sie auf. – Ja. Ja.*).

Mit der Bestätigungsfrage *Und da kommt dann • Lichtempfindlichkeit und Lärmempfindlichkeit irgendwann auch dazu.* versichert sich der Arzt in F 45 nochmals über die in F 36f von der Patientin genannten Erscheinungen, wobei diese hier als Begleitsymptome und nicht wie oben als Verstärker aspektualisiert werden. Die Patientin setzt zu einer Äußerung an, bricht diese jedoch ab und ratifiziert. Es folgt ein kurzer unverständlicher Teil: *Des is/jo. (( )).*

Mit *Is Ihnen schlecht auch?* unterbricht der Arzt und fragt nach einem weiteren Begleitsymptom. Mit ihrer Antwort *Wenn s stärker wird, hab i Erbrechen auch,* nimmt die Patientin die bereits in F 10f eingeführte und vom Arzt in F 41f aufgegriffene, über eine Verstärkung definierte Schmerzvariante wieder auf und ratifiziert hierfür das vom Arzt erfragte Begleitsymptom. Mit dem folgenden *Auch bei dem Schmerz, der von hinten kommt.* stellt der Arzt wieder den gemeinsamen Fokus auf den Halswirbelsäulenschmerz sicher. Die Patientin bestätigt diesen Fokus: *Auch bei dem, ja.*

Nach einem Beendigungssignal (*Okay.*) und einer längeren Gliederungspause setzt der Arzt die Symptomabfrage fort, wobei er auch hier wieder den gemeinsamen Fokus auf den Halswirbelsäulenschmerz sichert: *Andere Begleiterscheinungen bei dem Schmerz der vom Nacken her kommt.* Nach einer längeren Pause mit einer Gestik des Zögerns beginnt die Patientin mit einer Verneinung (*Nein,*) und einer redeeinleitenden Thematisierungsformel im linken Satzaußenfeld, mit der ein Hintergrund etabliert wird, vor dem dann eine kom-

---

[62] Zur Differenzierung zwischen nicht-professionellen (alltagssprachlichen), semi- und pseudo-professionellen und professionellen Kategorisierungen vgl. Rehbein (1993), Rehbein (1994b), Löning (1994), Rehbein/Löning (1995) und Kap. 7.2.2.2.

munikativ höher gewichtete Aussage platziert werden kann[63] (*es is an und für sich/*). Diesen Ansatz bricht sie jedoch ab und fährt mit einem Konstruktionswechsel fort: *i i merk den Unterschied äh von äh von der klassischen Migräne äh zu diesem Kopfschmerz, dass...* Damit leitet sie eine Formulierung subjektiver Differenzierungskriterien für die Unterscheidung der beiden Kopfschmerzvarianten ein, wobei an dieser Stelle nicht klar ist, ob sie mit dieser Initiative auf die Arzt-Frage nach Begleiterscheinungen reagiert. Verzögerungen durch Wiederholungen (*i, von*) und Verzögerungssignale wie *äh* zeigen dabei gewisse Formulierungsschwierigkeiten an. Bei der Konjunktion *dass* setzt die Patientin zu einer Geste an, indem sie mit ihrer rechten Hand über die rechte Schulter nach hinten weist.

Die Patientin kann ihre Darstellung jedoch nicht fortführen. Die bereits während des zweiten Äußerungsteils in Form eines Klopfens und Öffnens der Tür einsetzende externe Störung wird hier zu einer manifesten Unterbrechung der Äußerung der Patientin: Mit der Formulierung *Wortn S amal.*, die einen Aufschub der laufenden Aktivität signalisiert, wendet sich der Arzt von der aktuellen Kommunikation mit der Patientin ab und stattdessen der eingetretenen Person zu. Die Patientin ratifiziert diesen Aufschub bzw. das Abwenden des Arztes mit einem *Ja*.

Es folgt ein ca. 25 Sekunden dauerndes Gespräch zwischen dem gesprächsführenden Arzt und dem eingetretenen Arzt über organisatorische Fragen. Mit dem Schließen der Tür wird die Kommunikation mit der Patientin wieder relevant.

6.1.2.2   „Und daher kann ich des nicht unbedingt immer • trennen," – Die Migräneprobleme als Gesamtprozess

Ausschnitt 9: IGW, 54-84

54
A   ((3sec)) Also. Wir, wir bleiben jetzt noch bei dem Kopfweh, des vom Nacken

55
A   her kommt. ((2sec)) Übelkeit und Erbrechen kommt bei <u>diesem</u> Kopfweh, des hinten im

56
A   Nacken beginnt, eigentlich auch vor.   •• Wie oft sind die Schmerzen <u>erträglich</u> • und wie
P   Ja.

57
A   oft werden <u>starke</u> Schmerzen •• äh aus diesem ••• ((   ))
P   In den letzten Monaten hat

58
P   sich das wieder gehäuft, drum hab ich mich bei Ihnen gemeldet, ((ea)) ah • Das letzte halbe Jahr

59
A   JaV   JaV
P   •• iis so gegangen, dass ich gsagt hab, entweder hat a Medigament gholfn oder es is halbwegs

---

[63]   Zu Formen von Thematisierungen vgl. Zifonun/Hoffmann/Strecker (1997, Bd. 1: 513ff) und zur kommunikativen Gewichtung durch die Stellung in topologischen Hervorhebungsbereichen Zifonun/Hoffmann/Strecker (1997, Bd. 1: 219).

60
| | |
A   Okay.
P erträglich gwesn. ((ea)) Es hat sich jetzt verstärkt, das heißt ((ea)) äh, es ist oft <u>kombiniert</u> auch mit der
P[nv]   *((weist mit re Hand*
                                                                                   Richtung li Schulter))

61
A   Hm.
P äh • mit der normalen Migräne, ((ea)) Dass es links anfangt • und daher kann ich des nicht
P[nv]   *((weist mit li Hand in Richtung*
                              li Kopfseite   ))

62
A   Ja.
P unbedingt immer • trennen,   Weil es wandert dann, also en ersten Tag/es fangt links an, die
P[nv]   *((weist mit li Hand zu li vorderen*

63
P klassische Migräne. ((ea)) Dann äh • wird es stärker. Den dritten Tag dann • hab i Kopfweh, • und
P[nv]   *Kopfseite   ))*   *((beide Hände in Richtung*
                                                                     oberer Vorderkopf))

64
P dann wandert s nach <u>rechts</u> und da gspür ich zusätzlich den Schmerz oft, ((ea)) also ich kann des
P[nv] *((weist mit beiden Händen   ((zeigt auf re Schulter + HWS-Geste   ))*
      Richtung re Schulter   ))

65
A   ((ea)) Ja, und jetzt sagen Sie wie wie fangen <u>die</u> Kopfschmerzen an, die Sie als klassische
P ned so genau differen<u>zieren</u>.
P[k]   *((lauter   ))*

66
A Migräne bezeichnen.   Also die is links. (( ))
P   Die fangt • meist fast immer <u>links</u> an.   Fangt links an und
P[k]   *((betont))*   *((lauter   ))*

67
P wandert dann •• äh über normalen Kopfschmerz, • in dritten, viertenTag nach rechts. Also <u>auch</u>
P[nv] *((hebt beide   ((weist mit beiden Händen in Richtung   ((re Hand zu re vorderen   ((HWS-Geste)) ((re Hand berührt re*
      Hände hoch))   oberen Vorderkopf   ))   Kopfseite, li Arm quer   Schläfen-
                                                        über Brust   ))

68
A   ((HmhmV))   ((ea)) Na, und <u>wo</u> sind diese Schmerzen bei der <u>Migräne</u>?
P einseitig. Immer in der Schläfe einseitig.
P[nv] *bereich)) ((li Hand berührt ((re Hand berührt re*
      li Schläfenbereich)) Schläfenbereich))

69
A   (( ))<u>Vorne</u> und nicht im Nacken.
P Die hob i links •• seitich.   Nein. Na, die Schmerzen, d/der <u>Schmerz</u> • endet
P[nv] *((li Hand berührt   ((wie vorher   )) ((führt re Hand zu re   ((bewegt re Hand   ((weist*
      li Schläfenbereich))   Schläfe   )) von re Schulter zu
                                                                                      re Schläfe   ))

70
A   Jaja, aber Sie Sie unterscheiden ja des eine vom Nacken nach vorne, ((ea)) und
P   immer in der Schläfe.   Auch wenn er vom Nacken kommt, nur ((ziehn))   Ja.
P[nv]   auf re Schläfe   ))   ((2 mal HWS-Geste   ))
P[k]   ((lauter   ))

71
A   das andere wo Sie klassische Migräne dazu sagen. ((ea)) Und • w/wo fangt die klassische Migräne
P   Ja/

72
A   an.   Da in der Schläfe.
P   Die gspür ich äh gspür ich (( )) in, in der Schläfe, beziehungsweise bin ich auch da druckempfindlich,
P[nv]   ((klopft mit li Hand auf li Schläfe   )) ((streicht mit li Hand über li Hals-/Nackenseite

---

73
A   Na, wie w w warum unterscheiden Sie
P   beziehungsweis jo • auch •• wenn ma do donn drückt also...
P[nv]   ))   ((drückt mit li Hand auf li Hals-/Nackenseite))

74
A   dann diese zwei Arten? ((ea)) Sind die so unterschie/was ist der Unterschied eigentlich ((dran   )).
P   ((ea))   Gegen die

75
P   klassische Migräne, wenn ich da das eine Medigament nehm, hab ich zum Teil also • Erfolg, dass

---

76
A   Und • wöches Medikament is des?   Das Zomig.
P   paar Stunden • der Schmerz dann weg is.   ((ea)) Des is des Zomig.   Ja. ((ea))

77
A   JaV   Also
P   Und wenn i aber/wenn s aber da anfangt, also von rechts, dann hüft das Zomig auch nicht.
*P[nv]   ((HWS-Geste   )) ((führt re Hand von
                              re Schulter leicht hinunter))*

78
A   beim...   JaV
P   Da hab i dann äh des • Arthrotec • also, aber des hat ma in letzter Zeit auch nicht mehr gholfn. •••

79
A   Das heißt...   Das heißt das Zomig • hilft •• bei •• den Schmerzz,
P   Und da krieg ich halt immer Mognschmerzen auch drauf.

80
A   zu dem Sie klassische Migräne sogn, •• wie lank?   Und dann kommt der Schmerz wieder?
P   Vier Stunden in etwa.   In

81
A   Okay. ((ea)) Und wenn des im Nacken beginnt, dann nehmen Sie ein Arthrotec,
P   voller Stärke. • Wieda.

82		
A	Und das hat früher geholfen...	Und der Zomig hilft bei
P	•• Ja. ((Wenns))	Und hilft •• jetzt eigentlich <u>nicht</u> mehr.
P[nv]	((verkürzte HWS-Geste))	

83		
A	dem Schmerz <u>gar</u> nicht? ((1sec))	Na, des is ja a wichtige
P	Nicht. • Nein. Des worn nur meine <u>Fest</u>stellungen.	
P[k]	((lachend))	

84	
A	Beobachtung.

Mit einer 3-sekündigen Pause und der redeeinleitenden Partikel *Also.* in F 54 reorientiert sich der Arzt nach der externen Unterbrechung auf die aktuelle Kommunikationssituation mit der Patientin. Mit der Äußerung *Wir, wir bleiben jetzt noch bei dem Kopfweh, des vom Nacken her kommt.* nimmt er die unterbrochene Schmerzbeschreibung wieder auf und gibt dabei erneut die gemeinsame Aufmerksamkeitsausrichtung auf den Halswirbelsäulenschmerz vor. Damit wird aus dem ursprünglich angekündigten Aufschub der Initiative der Patientin, ihre subjektiven Differenzierungskriterien für die beiden Kopfschmerzvarianten darzustellen, nunmehr ein Abbruch; somit hat auch der mittlerweile fünfte Versuch der Patientin zur Gegenüberstellung der beiden Schmerzvarianten keinen Erfolg.

Nach einer längeren Planungspause von 2 Sekunden refokussiert der Arzt die in seiner Frage in F 48 angesprochenen Begleiterscheinungen Übelkeit und Erbrechen, die er hier in Form einer Feststellung nochmals zur Ratifikation anbietet: *Übelkeit und Erbrechen kommt bei <u>diesem</u> Kopfweh, des hinten im Nacken beginnt, eigentlich auch vor.* Mit der betonten Präpositionalphrase *bei <u>diesem</u> Kopfweh, des hinten im Nacken beginnt,* stellt der Arzt auch hier wieder den Fokus auf den Halswirbelsäulenschmerz sicher.

Nach einer Ratifizierung durch die Patientin (*Ja.*) und einer kurzen Pause rephrasiert der Arzt seine Frage aus F 41/42 zur jeweiligen Häufigkeit der beiden über subjektive Erträglichkeit bzw. Intensität unterschiedenen Schmerzvarianten eine Frage, die die Patientin ja zuvor nicht beantworten konnte: *Wie oft sind die Schmerzen <u>erträglich</u> • und wie oft werden <u>starke</u> Schmerzen •• äh aus diesem ••• ((   )).* Die Patientin startet ihren second pair part in der längeren Wortfindungspause des Arztes: *In den letzten Monaten hat sich das wieder gehäuft,.* Damit gibt sie anstatt der vom Arzt erfragten absoluten Häufigkeit eine relative Häufigkeit an[64] und geht nicht auf die erfragte Häufigkeitsverteilung ein. Mit der Referenzform *das* nimmt sie nicht eindeutig Bezug auf die eine oder die andere Schmerzvariante. Durch die Angabe der relativen Häufigkeit legt die Patientin den Fokus der Darstellung wieder auf die Auftretenshäufung und streicht so wieder den in ihrer initialen Darstellung zentralen Aspekt der aktuellen Verschlechterungsdynamik heraus. Mit dem anschließenden *drum hab ich mich bei Ihnen gemeldet,* weist sie diesen Aspekt erneut als Grund für ihr Kommen und somit als ihr zentrales Problem aus.

Nach einigen Verzögerungen in F 58 fährt die Patientin mit einem Rückblick auf den der aktuellen Situation vorhergehenden Status fort, den sie charakterisiert durch die noch vorhandene Medikamentenwirksamkeit bzw. dadurch, dass eine subjektive Erträglichkeitsgrenze nicht überschritten wurde: *Das letzte halbe Jahr •• iis so gegangen, dass ich gsagt hab, entweder hat a Medigament gholfn oder es is halbwegs erträglich gwesn.* Der Arzt begleitet

---

[64]   Vgl. zu diesem Phänomen auch das Gespräch mit der Patientin FTW (Ausschnitt 32).

diese Darstellung mit Hörersignalen (F 59: zweimaliges *Ja\/* und F 60: *Okay.*)[65] und nimmt damit nun die Rolle des Zuhörers ein. So gibt er der sich abzeichnenden ausgebauteren Darstellung der Patientin erstmals nach deren initialer Darstellung wieder Raum. Die Möglichkeit, wie zuvor einzuhaken und den Fokus der Darstellung wieder einzuengen, die ihm das gliedernde Einatmen der Patientin und die daraus entstehende kurze Pause in F 60 bietet, nimmt er nicht wahr.

Die Patientin fährt fort, indem sie die in F 57f beschriebene Verschlechterungsdynamik als Intensivierungsdynamik reformuliert: *Es hat sich jetzt verstärkt,.* Auch dies wird durch eine weitere Reformulierung konkretisiert: *das heißt ((ea)) äh, es ist oft kombiniert auch mit der äh • mit der normalen Migräne,.* Die hier als *normale Migräne* paraphrasierte *klassische Migräne* wird dabei durch eine Zeigebewegung der rechten Hand in Richtung linker Schulter gestisch dargestellt. Die bereits mehrfach skizzierte Verstärkung der Kopfschmerzproblematik wird in dieser Formulierung erstmals konkretisiert als kombiniertes Auftreten der verschiedenen Kopfschmerzvarianten – damit wird das Problem in neuer Deutlichkeit perspektiviert.

In der folgenden kurzen Atempause der Patientin produziert der Arzt ein Hörersignal (*Hm.*), das signalisiert, dass er weiterhin die Zuhörerposition einnimmt, sodass die Patientin ihre Darstellung fortsetzen kann: *Dass es links anfangt.* Diese Äußerung begleitet sie durch eine Zeigegeste der linken Hand zur linken vorderen Kopfseite. Damit konkretisiert und veranschaulicht sie das erwähnte kombinierte Auftreten der Schmerzen, indem sie einen Schmerzverlauf andeutet, bei dem die *klassische Migräne* den Ausgangspunkt bildet.

Nach einer kurzen Pause verbalisiert die Patientin explizit ihre Schwierigkeit, die verschiedenen Schmerzvarianten zu differenzieren: *und daher kann ich des nicht unbedingt immer • trennen,.* Damit rekontextualisiert sie die vorausgegangene Darstellung als Erklärung für ihre Schwierigkeit, die beiden Schmerzvarianten wie vom Arzt eingefordert getrennt abzuhandeln. Dies ratifiziert der Arzt mit einem Hörersignal (*Ja.*), welches darüber hinaus signalisiert, dass er weiterhin die Zuhörerposition einnimmt. Der metadiskursive Kommentar zur Schwierigkeit, die beiden Kopfschmerzen voneinander zu trennen, verschafft der Patientin nun erstmals die Möglichkeit, eine Kurzfassung ihrer *Migräneprobleme* zu geben, ohne unterbrochen zu werden. Dabei wird deutlich, dass sie diese als kaum trennbaren Gesamtprozess bzw. Verlauf sieht, bei dem eine Variante in die andere übergeht. Die folgende Bilderserie zeigt den von der Patientin gestisch beschriebenen Schmerzverlauf.

---

[65]   Nach Brinker/Sager (2006: 62) sind damit „kurze sprachliche und nichtsprachliche Äußerungen des Hörers, die nicht auf eine Übernahme der Sprecherrolle zielen" gemeint. Vgl. auch Schegloff (1982) und allgemein zu Rückmeldeverhalten Duncan (1974) und für einen Überblick Rath (2001).

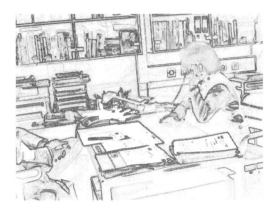

Bild 3: Schmerzverlauf Station 1

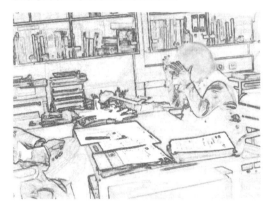

Bild 4: Schmerzverlauf Station 2

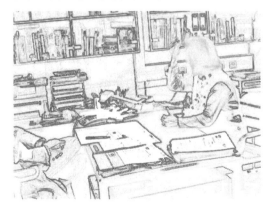

Bild 5: Schmerzverlauf Station 3

Die Patientin setzt dabei zunächst mit *Weil es wandert dann,* zur Darstellung eines Verlaufs an, setzt dann neu an mit der Reformulierung *also en ersten Tag/*, mit der sie den zeitlichen Anfangspunkt der Schmerzentwicklung in den Blick nimmt, bricht diese Reformulierung jedoch ab. Mit dem folgenden *es fangt links an, die klassische Migräne.*, erfolgt ein Konstruktionswechsel mit einer Reformulierung des lokalen Ausgangs- und Anfangspunkts (*links*) und einer anschließenden Explizierung der Referenzform *es* als *klassische Migräne.* Mit dieser Benennung und der parallel ausgeführten Zeigegeste der linken Hand zur linken vorderen Kopfseite wird diese Kopfschmerzvariante eindeutig identifiziert.

Es folgt ein gliederndes Einatmen der Patientin – der Arzt lässt die Patientin ihre Darstellung weiterführen. Mit *Dann äh • wird es stärker.* reformuliert die Patientin den Intensivierungsprozess, wobei sie den Verlauf mittels des Adverbs zur temporalen Sequenzierung (*dann*)[66] als Phasenabfolge strukturiert. Es folgt eine weitere Phase im Schmerzverlauf, die wiederum durch *dann* gegliedert wird und von einer Zeigegeste beider Hände in Richtung des oberen Vorderkopfes begleitet wird: *Den dritten Tag dann • hab i Kopfweh,.* Damit wird eine nicht näher bestimmte Kategorie *Kopfweh* als Zwischenstufe eingeführt. Die wiederum mit *und dann* eingeführte letzte Phase im Schmerzverlauf wird durch eine Zeigegeste beider Hände in Richtung rechter Schulter und eine anschließende HWS-Geste illustriert: *und dann wandert s nach <u>rechts</u> und da gspür ich zusätzlich den Schmerz oft,.*

Die Patientin beschreibt also eine örtliche Verschiebung des Schmerzgeschehens in Richtung jener Lokalisation, die zuvor als typisch für den Halswirbelsäulenschmerz etabliert wurde. Mit dem metadiskursiven Kommentar *also ich kann des ned so genau differen<u>zieren</u>.* wird der in F 61f mit *und daher kann ich des nicht unbedingt immer • trennen,* eröffnete Rahmen zur metadiskursiven Begründung der Schwierigkeit, die unterschiedlichen Schmerzvarianten zu differenzieren, nun wieder geschlossen. Die Darstellung ab F 57 wird damit retrospektiv als Begründungssequenz kontextualisiert.

Der Arzt startet überlappend mit einem Beitrag, der nach einem Einatmen und einem turn-einleitenden *ja* zur Gliederung nun auf die *klassische Migräne* orientiert ist: *((ea)) Ja, und jetzt sagen Sie wie wie fangen <u>die</u> Kopfschmerzen an, die Sie als klassische Migräne bezeichnen.* Aus dem von der Patientin dargestellten Schmerzverlauf isoliert er also wieder eine „Schmerzstation".

Die Patientin hält sich an diese Fokussierung nur kurzfristig (F 66: *Die fangt • meist fast immer <u>links</u> an.*), um nach einer rückversichernden Reformulierung durch den Arzt (*Also die is links. (( ))*) sofort eine erneute Darstellung des Gesamtverlaufs anzuschließen: *Fangt links an und wandert dann •• äh über normalen Kopfschmerz, • in dritten, vierten Tag nach rechts.* (F 66f). In dieser Darstellung werden erneut drei Schmerzstationen konstruiert: ein Ausgangspunkt auf der linken Seite, ein im Stirnbereich lokalisierter *normaler Kopfschmerz* und ein Kopfschmerz auf der rechten Seite. Damit geht die Patientin auch hier wieder weg von der Fokussierung des Arztes auf eine einzige Kopfschmerzart (die *klassische Migräne*) zu einer Fokussierung des Gesamtverlaufs. Dabei illustriert sie jede dieser Schmerzstationen mittels entsprechender Handgesten (siehe Transkript).

Mit dem folgenden *Also <u>auch</u> einseitig. Immer in der Schläfe einseitich.* reformuliert die Patientin die bereits mehrfach angeführte (F 9, 18 bzw. in F 30 auf ärztliche Nachfrage) einseitige Lokalisierung der jeweiligen Endstationen des Schmerzverlaufs, der *klassischen Migräne* auf der linken bzw. der *Schmerzen von der Halswirbelsäule* auf rechten Seite. Über entsprechende Zeigegesten zum linken bzw. rechten Schläfenbereich wird auch hier wieder

---

[66]   Vgl. die IDS-Grammatik Zifonun/Hoffmann/Strecker (1997: 342).

ein kontrastiver Fokus etabliert: Es geht der Patientin also um eine Gegenüberstellung der beiden Lokalisationen und damit der beiden Schmerzarten.

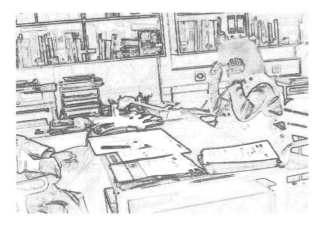

Bild 6: Gegenüberstellung der Lokalisationen der beiden Schmerzarten: klassische Migräne

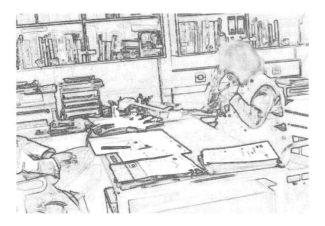

Bild 7: Gegenüberstellung der Lokalisationen der beiden Schmerzarten: Schmerzen von der Halswirbelsäule

Der Arzt ratifiziert diese Darstellung durch ein überlappendes *Hmhm\/* und übernimmt nach einem gliedernden Einatmen und der redeeinleitenden Partikel *Na* mit einer klärenden Frage den Turn: *((ea)) Na, und wo sind diese Schmerzen bei der Migräne?*. Er bleibt also bei seiner Fokussierung auf die *klassische Migräne*, indem er, seine Frage aus F 68f reformulierend, nochmals die Lokalisation der *klassischen Migräne* abklärt. Die Patientin wiederholt mit der Angabe *Die hob i links •• seitich.* (F 69) die Lokalisation, wobei sie ihre erste, globalere Angabe *links* nach einer Pause mit der präziser lokalisierenden Angabe *seitich* konkretisiert. Eine Zeigegeste der linken Hand zum linken Schläfenbereich illustriert diese Darstellung.

Die Patientin hält sich mit dieser Antwort jedoch wieder nur kurzfristig an die enge Fokussierung auf die *klassische Migräne*. Denn auf die Frage des Arztes zur genaueren Lokalisation der *klassischen Migräne* in Abgrenzung zum Halswirbelsäulenschmerz (F 69: (( )) *Vorne und nicht im Nacken.*) bestätigt sie zwar zunächst diese Negativ-Lokalisierung der Migräne mit einem *Nein.* (F 69), generalisiert dieses Merkmal aber sofort: Nach der einleitenden Partikel *na* zur Anzeige einer Verständniskorrektur[67] setzt sie an mit *die Schmerzen*, also einer Angabe im Plural, bricht diese Turnkonstruktionseinheit aber ab und setzt mit einer Korrektur fort, die das Subjekt in den Singular setzt (*der Schmerz*). Nach einer kurzen Pause folgt mit dem betonten Temporaladverb *immer* eine Generalisierung des Bezugsrahmens der vorgenommenen Lokalisierung: *endet immer in der Schläfe.* Mit der anschließenden präzisierenden Formulierung *Auch wenn er vom Nacken kommt,* wird der Halswirbelsäulenschmerz explizit in den Bezugsrahmen inkludiert. Die Patientin setzt dann zu einer differenzierenden Darstellung an, die sie mit dem Adverb *nur* einleitet (*nur ((ziehn))*), wobei es vermutlich um eine Abgrenzung der beiden Schmerzvarianten gehen soll. Gestisch illustriert die Patientin ihren Beitrag durch Zeigegesten der rechten Hand sowie zweimalige HWS-Gesten. Damit weitet sie den Fokus wieder auf das beide Schmerzvarianten umfassende Gesamtphänomen aus.

Die Patientin bricht ihren Ansatz jedoch zugunsten eines überlappenden Einwands des Arztes ab. Dieser stellt nun mit *Jaja, aber Sie Sie unterscheiden ja des eine vom Nacken nach vorne, ((ea)) und das andere wo Sie klassische Migräne dazu sagen.* seine Verwirrung bezüglich der Differenzierungskriterien der Patientin dar und fokussiert erneut auf die klassische Migräne, indem er nach deren Ausgangspunkt fragt (F 71f: *((ea)) Und • w/wo fangt die klassische Migräne an.*). Diese Initiative stellt den nunmehr dritten Klärungsversuch in Bezug auf die Lokalisation der klassischen Migräne dar. Die Patientin beantwortet dies mit: *Die gspür ich äh gspür ich (( )) in, in der Schläfe,* (F 72). Der Abbruch mit Neustart und Wiederholung (*gspür ich*) sowie die Wiederholung von *in* zeigen dabei Formulierungsschwierigkeiten an.

Der Arzt nimmt die in der Zeigegestik der Patientin (die linke Hand klopft auf die linke Schläfe) bereits deutlich werdende Lokalisation auf und verbalisiert parallel zur Äußerung der Patientin: *Da in der Schläfe.*

In der Sequenz insgesamt auffällig ist die unterschiedliche Perspektivierung der Lokalisationsangaben als einerseits punktuell bzw. statisch (durch statische Verben wie „sein" und „spüren") und andererseits als Verlauf (mittels dynamischer Verben wie „anfangen" oder „enden").[68] Auch diese Unterschiede in der Perspektivierung sind im Lichte der unterschiedlichen Fokussierungen von Arzt und Patientin zu sehen: Das einen Verlauf signalisierende Verb „anfangen" wird ursprünglich von der Patientin im Rahmen ihrer Darstellung des gesamten Schmerzverlaufs mit seinen drei Schmerzstationen eingeführt (F 60ff: *Es hat sich jetzt verstärkt, das heißt ((ea)) äh, es ist oft kombiniert auch mit der äh • mit der normalen Migräne, ((ea)) Dass es links anfangt • und daher kann ich des nicht unbedingt immer • trennen, Weil es wandert dann, also en ersten Tag/es fangt links an, die klassische Migräne. ((ea)) Dann äh • wird es stärker. Den dritten Tag dann • hab i Kopfweh, • und dann wandert s nach rechts und da gspür ich zusätzlich den Schmerz oft, ((ea)) also ich kann des ned so genau diffe-*

---

[67] Die Verwendung der Interjektion „na" ist hier zu interpretieren als „Ausdruck einer Erwartungsdiskrepanz, die vom Hörer aufgelöst werden kann oder soll" (vgl. dazu die IDS-Grammatik Zifonun/Hoffmann/Strecker (1997: 396f)). Vgl. zu „na" auch Ehlich (1986).

[68] Vgl. dazu Bußmann (Hg.) (2002: 649f) und die dort angegebene Literatur.

renzieren.). Der Arzt übernimmt es bei der Fokussierung auf die *klassische Migräne* (F 65: *Ja, und jetzt sagen Sie wie wie fangen die Kopfschmerzen an, die Sie als klassische Migräne bezeichnen.*), die Patientin transponiert es sofort wieder in den Rahmen des Gesamtverlaufs (F 66f: *Die fangt • meist fast immer links an. Fangt links an und wandert dann •• äh über normalen Kopfschmerz, • in dritten, vierten Tag nach rechts.*). Daraufhin perspektiviert der Arzt die Lokalisierung wieder als punktuell bzw. statisch (F 68: *Na, und wo sind diese Schmerzen bei der Migräne?*). Die Patientin folgt dieser Perspektivierung in ihrer Antwort (F 69: *Die hob i links •• seitich.*), ändert in ihrer Reaktion auf die Frage des Arztes in F 69 (((( )) *Vorne und nicht im Nacken.*) mit dem Verb „endet" aber wieder die Perspektivierung in die eines Verlaufs: *Nein. Na, die Schmerzen, d/der Schmerz • endet immer in der Schläfe. Auch wenn er vom Nacken kommt, nur ((ziehn)).* Der Arzt folgt dieser Perspektivierung mit dem Verb „anfangen" (F 71f: *Jaja, aber Sie Sie unterscheiden ja des eine vom Nacken nach vorne, ((ea)) und das andere wo Sie klassische Migräne dazu sagen. ((ea)) Und • w/wo fangt die klassische Migräne an.*), fokussiert dabei aber nicht den Gesamtverlauf, sondern nur eine Schmerzstation daraus. Für die Patientin stellt die Einzelstation der *klassischen Migräne* jedoch keinen Verlaufsschmerz dar; das lässt sich u.a. an ihrer gestischen Darstellung dieses Schmerzes zeigen: Die *klassische Migräne* stellt sie nämlich gestisch stets dar, indem sie mit ihrer linken Hand den linken Schläfenbereich berührt bzw. auf den linken Schläfenbereich klopft. Sie beschreibt die *klassische Migräne* also gestisch als auf einen Punkt beschränkt, nämlich die linke Schläfe. Die *Kopfschmerzen von der Halswirbelsäule* dagegen beschreibt sie gestisch als einen Raum, der vom rechten Schulterbereich über den rechten Hals-/Nackenbereich über die rechte Kopfseite nach vorne zur rechten Schläfe führt, wobei sie diesen Raum mit der oftmals gerade über den Kopf hinaus nach vorne endenden Bewegung als nicht abgeschlossen kennzeichnet. Im Fall der *klassischen Migräne* wird also ein punktueller Schmerz dargestellt, im Fall der *Kopfschmerzen von der Halswirbelsäule* ein Verlaufsschmerz.

In der anschließenden Formulierung in F 72/73, die sich noch auf die *klassische Migräne* bezieht (*beziehungsweise bin ich auch da druckempfindlich, beziehungsweis jo • auch •• wenn ma do donn drückt also...*) und die gestisch mit einer streichenden und dann drückenden Bewegung der linken Hand über die linke Hals-/Nackenseite verbunden ist, bleibt offen, ob diese Ergänzung nur als Begleiterscheinung der *klassischen Migräne* eingeführt wird oder im Sinne einer Lokalisation zu verstehen ist.

In jedem Fall löst die Patientin mit dieser Ergänzung erneut Verwirrung auf Seiten des Arztes aus, indem sie nunmehr im Zuge der Beschreibung der *klassischen Migräne* auch den – diesmal linken – Hals-/Nackenbereich ins Spiel bringt: Der Arzt erfragt nun explizit die Differenzierungskriterien, nach denen die Patientin zwischen den beiden Arten unterscheidet: *Na, wie w w warum unterscheiden Sie dann diese zwei Arten?* Die Unverständnis ausdrückende Partikel *na* leitet hier eine Klärung der Grundlage für die Differenzierung der zwei Schmerzvarianten ein. Nach einer kurzen Pause führt der Arzt die Initiierung dieser expliziten Klärung fort: Er setzt zunächst dazu an, die Differenzierungswürdigkeit überhaupt in Frage zu stellen, bricht diesen Ansatz jedoch ab und startet neu mit einer offenen Frage nach der Differenz: *Sind die so unterschie/was ist der Unterschied eigentlich ((dran))*. Die Patientin setzt ihre Antwort terminal überlappend an: *Gegen die klassische Migräne, wenn ich da das eine Medigament nehm, hab ich zum Teil also • Erfolg, dass paar Stunden • der Schmerz dann weg is.* In einer Konditionalkonstruktion stellt sie also die Wirksamkeit eines Medikaments bei der *klassischen Migräne* als gegeben dar, wobei sie sie jedoch wie bereits zu Gesprächsbeginn wieder durch die Relativierungen *zum Teil* und *paar Stunden* einschränkt.

Nach der interaktiven Klärung des Medikamentennamens (*Und • wöches Medikament is des? – ((ea)) Des is des Zomig. – Das Zomig. – Ja.*) setzt die Patientin mit einer weiteren Konditionalkonstruktion fort, mit der sie über die Referenz auf den für den Halswirbelsäulenschmerz prototypischen Anfangspunkt sowie eine parallele gestische Referenz die fehlende Wirksamkeit des genannten Medikaments für die zweite Kopfschmerzart erklärt: *Und wenn i aber/wenn s aber da anfangt, also von rechts, dann hüft das Zomig auch nicht.*

Der Arzt setzt an diesem transition relevance place zu einer Übernahme des Turns an (*Also beim...*), die er jedoch abbricht, als die Patientin fortfährt: *Da hab i dann äh des • Arthrotec • also, aber des hat ma in letzter Zeit auch nicht mehr gholfn.* Die Patientin führt hier ein weiteres Medikament ein, das sie für den Halswirbelsäulenschmerz einnimmt, verweist aber mit Fokus auf die aktuelle Situation (*in letzter Zeit*) auf seine fehlende Wirksamkeit, die sie durch das betonte *auch* hervorhebt.

Nach einer längeren Pause setzt der Arzt parallel zu einem neuen Beitrag der Patientin zu einer resümierenden Reformulierung an (*Das heißt...*), die er aber wieder zugunsten des Beitrags der Patientin abbricht. Die Patientin nennt eine weitere Einschränkung bezüglich des Medikaments, nämlich eine Nebenwirkung: *Und da krieg ich halt immer Mognschmerzen auch drauf.* Der Arzt startet nun nochmals seine abgebrochene resümierende Reformulierung: *Das heißt das Zomig • hilft •• bei •• den Schmerzz, zu dem Sie klassische Migräne sogn, •• wie lank?.* Diese Frage wird von der Patientin mit *Vier Stunden in etwa.* beantwortet und die Bestätigungsfrage des Arztes zur Verständnissicherung *Und dann kommt der Schmerz wieder?* wird von ihr bestätigt und hochgestuft: *In voller Stärke. • Wieda.*

Nach einem ratifizierenden und abschließenden *Okay.* verschiebt der Arzt den Fokus auf den Halswirbelsäulenschmerz und das dagegen eingenommene Medikament: *Und wenn des im Nacken beginnt, dann nehmen Sie ein Arthrotec,.* Die Patientin bestätigt dies und setzt zu einer Reformulierung der Lokalisation des Halswirbelsäulenschmerzes an: •• *Ja. ((Wenns)).* Der Arzt überlappt mit einer Feststellung zur Wirksamkeit, die er zur Ratifikation anbietet (*Und das hat früher geholfen...*), und die Patientin setzt diese Äußerung in Bezug auf das Zeitkontinuum, das durch das Temporaladverb *früher* entworfen wird, fort: *Und hilft •• jetzt eigentlich nicht mehr.* Damit bestätigt sie gleichzeitig den ersten, vom Arzt produzierten Äußerungsteil.

Mit *Und der Zomig hilft bei dem Schmerz gar nicht?* bietet der Arzt eine weitere konkretisierende Bestätigungsfrage zur Ratifikation an, die von der Patientin parallel ratifiziert wird (*Nicht. • Nein.*).

Patientin und Arzt arbeiten in dieser Sequenz also gemeinsam das Ansprechen auf die jeweiligen Medikamente als zentrales Kriterium zur Unterscheidung der beiden Kopfschmerzvarianten heraus. Während die Patientin ihre Beobachtungen nach einer Pause von einer Sekunde abschließend relativiert und sie somit herabstuft (F 82: *Des worn nur meine Feststellungen.*), stuft der Arzt die Bedeutung dieser Beobachtung hoch, indem er sie explizit als relevante Information klassifiziert (F 82f: *Na, des is ja a wichtige Beobachtung.*).[69]

6.2   Auswertung

Die Patientin nimmt in ihrer initialen Schmerzdarstellung nach einem Abriss der Gesamtproblematik implizit eine Differenzierung verschiedener Kopfschmerzvarianten vor. Dabei bildet die Schmerztypisierung jedoch nicht den Hauptfokus ihrer Darstellung, sondern tritt

---

[69]   Vgl. dazu auch die Analyse in Reisigl (2010, Kap. 3.6).

hinter die hervorgehobene Gesamtproblematik mit dem langen Bestehen der Beschwerden, der zunehmenden Verschlechterung und der nachlassenden Medikamentenwirksamkeit in den kommunikativen Hintergrund.

Die Patientin unterscheidet zum einen zwischen einer von ihr als *klassische Migräne* bezeichneten Variante und sogenannten *Kopfschmerzen von der Halswirbelsäule*. Erstere charakterisiert sie über ihre Typizität, ihre linksseitige Lokalisation und die Wirkung der Medikamente. Letztere bestimmt sie verbal und mit Hilfe von Zeigegesten durch ihre Lokalisation, die *Verspannungen* als Verstärker und die Wirkung der Medikamente. Zum anderen tritt in der Darstellung der Patientin implizit eine Differenzierungsdimension der Stärke hervor, auf der auch ohne Medikamente erträgliche Kopfschmerzen, die einen normalen Tagesablauf zulassen, unterschieden werden von starken Kopfschmerzen, die mit vegetativen Symptomen einhergehen und eine Medikamenteneinnahme notwendig machen (z.B. F 7ff, F 40f, F 47, F 56f).

Inhaltsanalytisch betrachtet nimmt der Arzt insgesamt die subjektive Schmerztypologie der Patientin mit ihren Differenzierungskriterien und Bezeichnungen auf, ohne sie in eine medizinisch-professionelle Typologie zu zwängen. So entsteht letztlich eine interaktiv erarbeitete Typologie.

In Hinblick auf die Frage, *wie* die beschriebenen Differenzierungen im analysierten Gesprächsausschnitt vorgenommen werden, ist Folgendes festzuhalten:

Zunächst fällt bei der Darstellung von Unterschieden zwischen den Schmerzen und der Konstruktion einer Typologie sowohl im Gesprächsverlauf als auch zwischen Arzt und Patientin ein unterschiedlicher Grad an Explizitheit auf. Während die Patientin in ihrer initialen Darstellung sowohl den Sachverhalt einer Varianz als auch das Handlungsmuster des Differenzierens nicht explizit benennt, sondern lediglich implizit manifestiert, bringt der Arzt mit seiner resümierenden Reformulierung *Des heißt im Prinzip können Sie • zwei unterschiedliche Arten von Kopfweh ((ea)) • unterscheiden,* sowohl den Sachverhalt einer Varianz als auch das Handlungsmuster des Differenzierens auf eine explizite Ebene. Auch im weiteren Verlauf dieses Gesprächsausschnitts bleibt der Sachverhalt einer Varianz explizit (z.B. F 73f).

Die beiden Differenzierungsdimensionen, also die referentielle Differenzierung von *klassischer Migräne* und *Kopfschmerzen von der Halswirbelsäule* einerseits und die Differenzierungsdimension der Stärke bzw. Erträglichkeit auf der anderen Seite, unterscheiden sich u.a. darin, in welchem Ausmaß ihre Varianten jeweils interaktiv als eigenständige Schmerztypen konturiert werden. Während die *klassische Migräne* und die *Kopfschmerzen von der Halswirbelsäule* interaktiv explizit als Typen herausgearbeitet werden, treten auf der Differenzierungsdimension der Stärke bzw. Erträglichkeit die verschiedenen Varianten weniger konturiert als eigenständige Typen hervor. Die Typenbildung *klassische Migräne* vs. *Kopfschmerzen von der Halswirbelsäule* wird in der initialen Darstellung der Patientin zunächst dadurch vorbereitet, dass diese mit den Bezeichnungen *klassische Migräne* und *Kopfschmerzen von der Halswirbelsäule* fixe Referenzformen etabliert. Der Arzt, der aus der Darstellung der Patientin die Differenzierung verschiedener Schmerzen herausgreift, nimmt eine explizite Typisierung der beiden Schmerzvarianten vor und treibt eine getrennte Definition voran, sodass sie als voneinander abgrenzbare, identifizierbare Kategorien konstruiert werden. Die auf der Differenzierungsdimension der Stärke bzw. Erträglichkeit unterschiedenen Schmerzen werden im Vergleich dazu interaktiv weniger deutlich konturiert, d.h. in ihrem Profil weniger klar abgegrenzt, und sie bleiben vergleichsweise lose verortet. Bei diesen Varianten von Schmerz findet eine interaktive Typenbildung also in weniger starkem Ausmaß statt.

Wie weit die Varianten als Typen konturiert werden, hängt u.a. von der Art der Perspektivierung des Unterschieds zwischen den einzelnen Schmerzen ab: In den Darstellungen findet sich zum einen eine Perspektivierung als Grad-Unterschied, die als *graduell* bezeichnet werden soll, zum anderen eine Perspektivierung als Qualitätsunterschied, die als *kategorial* bezeichnet werden soll. So wird für die Differenzierung zwischen der *klassischen Migräne* und den *Kopfschmerzen von der Halswirbelsäule* interaktiv ein qualitativer Unterschied herausgearbeitet. Hier handelt es sich also um eine kategoriale Perspektivierung. Der Unterschied nach Stärke bzw. Erträglichkeit wird von der Patientin zunächst ebenfalls als ein qualitativer dargestellt (F 7ff), im Folgenden jedoch von Patientin und Arzt als ein Grad-Unterschied, d.h. als ein ineinander übergehendes Weniger oder Mehr auf einer Skala (F 40f, F 47, F 56f).

Ein weiterer Aspekt in Hinblick auf das „Wie" der Schmerzdifferenzierung ist die Frage, inwieweit die beiden konstruierten Schmerztypen sprachlich und gestisch unterschiedlich dargestellt werden. Oben konnte gezeigt werden, dass durch verbale Verfahren (wie die Verwendung dynamischer bzw. statischer Verben) sowie gestische Verfahren die *klassische Migräne* als ein punktueller Schmerz dargestellt wird, die *Kopfschmerzen von der Halswirbelsäule* jedoch als ein sich ausbreitender Verlaufsschmerz. Die Patientin beschreibt dabei beide Varianten als Schmerzstationen innerhalb eines Gesamtverlaufs. Im Gesprächsverlauf bilden sich zwei konstante gestische Referenzformen für die beiden Schmerztypen heraus. Dabei ist die gestische Darstellung z.T. konstitutiv für die Differenzierung der verschiedenen Schmerzen.

In Bezug auf die Interaktionsdynamik des analysierten Gesprächsanfangs lassen sich folgende zentrale Aspekte festhalten:

Zunächst einmal wurde gezeigt, dass für Arzt und Patientin unterschiedliche Konzepte bzw. Anliegen im Vordergrund stehen: Für die Patientin steht die Beschreibung ihrer aktuellen Situation, insbesondere die Verschlechterung der Beschwerden und die nachlassende Medikamentenwirksamkeit im Vordergrund, und sie konzeptualisiert ihre Schmerzen als einen Gesamtverlauf von kaum voneinander trennbaren und damit auch kaum fokussierbaren Schmerzstationen. Für den Arzt hingegen steht die systematische Schmerzbeschreibung im Vordergrund, und er verfolgt eine getrennte Abhandlung der beiden Schmerztypen.

Diese unterschiedlichen Konzepte bzw. Anliegen manifestieren sich u.a. in einer gegenläufigen Struktur der Schmerzdifferenzierung: Während die Patientin eine *parallel-kontrastive, also direkt-vergleichende Schmerzdifferenzierung* verfolgt, bei der häufig ein Schmerztyp als Kontrastfolie für die Beschreibung des anderen Typs dient, verfolgt der Arzt eine *systematisch-konsekutive Schmerzdifferenzierung*, bei der die verschiedenen Kopfschmerztypen nacheinander jeweils strikt fokussiert werden. Der Arzt versucht seine Struktur durch enge und straffe Fokussierungsaktivitäten durchzusetzen. Die Patientin, die aufgrund ihrer Anliegen und Konzeptualisierungen der vom Arzt geforderten Struktur nicht entsprechen kann, versucht dagegen immer wieder aufs Neue, den auf einen einzelnen Schmerztyp gerichteten Fokus auszuweiten und das Gesamtphänomen und den aus verschiedenen Schmerzstationen bestehenden Gesamtverlauf in den Blick zu nehmen. Diese Versuche der Patientin, aus dem vorgegebenen Fokus „auszubrechen", beantwortet der Arzt seinerseits mit noch stärkerer Fokussierungsarbeit und laufender Sicherung des Kurses bzw. ständigen Kurskorrekturen. So entsteht insgesamt eine gegenläufige Interaktionsbewegung, die trotz der Anstrengungen des Arztes, die subjektive Schmerztypologie der Patientin inhaltlich aufzunehmen, bisweilen den Eindruck entstehen lässt, dass Arzt und Patientin aneinander vorbeireden. Die dargestellte Dynamik löst sich erst von dem Zeitpunkt an schrittweise auf, als der Arzt sich etwas zurücknimmt, auf derart starke Fokussierungsaktivitäten verzichtet und wieder die Zuhörerposition einnimmt, und die Patientin explizit ihre Schwierigkeit verbalisiert, die Kopfschmerzen voneinander zu differenzieren. So gelingt es der Patientin schließlich, ihre *Migräneprobleme* als Gesamtprozess darzustellen, und es wird gleichzeitig deutlich, warum sie die exklusive Fokussierung der *Kopfschmerzen von der Halswirbelsäule* nicht einhalten konnte, stellen diese doch gemäß ihrer Konzeptualisierung die dritte und letzte *Station* innerhalb eines *Gesamtverlaufs* dar.

Schließlich ist die Interaktionsdynamik dadurch geprägt, dass das Gespräch gerade an entscheidenden Stellen von außen (durch einen Telefonanruf bzw. ein Gespräch mit einem hereintretenden Arzt) unterbrochen wird. An beiden Stellen werden dadurch Versuche der Patientin, einen kontrastiven Fokus im Sinne einer Gegenüberstellung der beiden Schmerztypen zu etablieren, abgebrochen.

Insgesamt lässt sich in Hinblick auf die Interaktionsdynamik festhalten: Durch das Zusammentreffen mehrerer Faktoren, nämlich der divergierenden und nicht abgestimmten Anliegen und Konzeptualisierungen von Arzt und Patientin, der daraus resultierenden gegenläufigen Differenzierungsstrategien und der starken Fokussierungstätigkeit des Arztes sowie der externen Unterbrechungen an entscheidenden Gesprächsstellen, wird die interne Kohärenz der Schmerzdarstellung der Patientin immer wieder durchbrochen.

6.3 Analyse weiterer ausgewählter Gesprächsstellen

Ab F 83 tritt nun die bisher so prominente Differenzierung in *klassische Migräne* einerseits und *Kopfschmerzen von der Halswirbelsäule* andererseits in den Hintergrund der Interaktion. Erst an späterer Stelle im Gespräch wird wieder auf diese Unterscheidung zurückgegriffen.

Anstelle dieser Differenzierung treten nun andere stärker hervor, nämlich die nach der Stärke der Schmerzen sowie eine Differenzierung zwischen Kopfschmerzen, die rasch bzw. durch Alltagsmaßnahmen vergehen, und solchen, die das nicht tun.

Die Kategorie Stärke taucht zunächst beiläufig im Rahmen der Abhandlung der Nebenwirkungen der Medikamente wieder auf: *es is oft im, im Zuge des/der starken Migräne dass des mitauftritt.* (F 91) und *Also ich fahr auf kein Fall mit n Auto dann, • des is • klar, ich mein das is schon amal wenn ich so starke Kopfschmerzn hab* (F 97-99). In der daran anschließenden Passage, in der es um die Häufigkeit der Kopfschmerzen geht, macht die Patientin diese Differenzierung deutlicher, indem sie Schmerzvarianten in verschiedener Stärke kontrastiert. Dabei führt sie eine weitere Variante ein, nämlich einen Kopfschmerz, der rasch bzw. durch Alltagsmaßnahmen vergeht:

Ausschnitt 10: IGW, 101-119

101
| A | Wieviele <u>Tage</u> pro Monat gibt s mit Kopfweh. • Im Durchschnitt in den letzten sechs Monaten. |

102
| A | JaV |
| P | Ja ((aa)) ••• Des is äh •• ((ea)) meist äh ••• über vier Tage, • vier, fünf Tage hinweg, ((ea)) ah, alle •zwei |

103
| A | Das heißt, wieviele Tage sind s im Monat? |
| P | Wochen, • wenn s eben sch/stärker wird. • Häufiger.   Also... |

104
| A | Zehn Tage? |
| P | Das sin/sind da in etwa zehn <u>Tage</u> ((ea)) Ich mein dabei rechne ich die leichteren, wo ich nur leichtere |

105
| A | (( )) |
| P | Sachn, das rechne ich gar nicht. Oder wenn ich nur in der Nacht ((ea)) aufwach und ah Kopfschmerz |

106
| P | und der vergeht dann in der Früh wieder, ((ea)) wenn ich mich beweg, oder ((ea)) odaa ah an Kaffee |

107
| A | Na und wenn s die <u>auch</u> dazu rechnen? Auch die leichten |
| P | oder was • nimm, • des <u>rechne</u> ich gar nicht. |

108
| A | und die kurzen Kopfschmerzen? |
| P | Naja, des kann dann scho •• ah auf a • ziemlich lange • Distanz • sich dann hinziehn. |

[...]

112
| A | Na und im Durchschnitt jetzt, im letzten halben Jahr. |
| P | Im letztn halbn <u>Jahr</u> war s |

113
| P | ebm so, dass ich ((ea)) dass i praktisch also alle zwei Wochn an stärkeren Anfall ghabt hab ((   )) |

[...]

116
| A | Okay. ((ea)) Aber wenn Sie jetzt auch   ...   (( )) |
| P | Das heißt da sind fünf Tage davon wieder |

117
| A | JaV   HmhmV   Und wenn Sie aber |
| P | Schmerztage, n? ((ea)) Also ist dann vielleicht ((ea)) eine Woche • Pause • wo s äh • schmerzfrei... |

118
| A | die <u>leichten</u> Schmerzen und <u>alle</u> • Formen von Kopfweh zusammenrechnen, ((ea)) wieviele Tage <u>ganz</u> |

119

A	ohne Kopfweh gibt s dann?	Ja, aber ungefähr.
P		((2sec)) Ja so ah also ausgrechnet hab i des noch ned (( )) Ja.
P[k]		((verlegen lachend))

Die von der Patientin eingeführten Varianten werden später vom Arzt aufgegriffen und reformuliert als *die leichten und die kurzen Kopfschmerzen, die leichten Schmerzen und alle •
Formen von Kopfweh* und später *und wichtig ist, dass Sie wirklich amal jeden Kopfschmerz,
egal ob er leicht ist und bald wieder vergeht, ((ea)) oder länger anhält, ((ea)) ah in an Kopf-
wehkalender eintragen,* (F 195/196).

Auch im folgenden Themenblock, in dem es um die Häufigkeit der Einnahme von Medikamenten geht, behandelt die Patientin die Differenzierung nach Stärke als für sie relevant,
indem sie die Stärke der Schmerzen und die damit verbundenen vegetativen Symptome als
Kriterium für ihre Entscheidung darstellt, Medikamente einzunehmen oder nicht:

Ausschnitt 11: IGW, 123-129

123

A Und • an wieviel Tagen nehmen Sie Medikamente ein gegen Kopfweh?

124

A		Najo, des is scho kloa.
P	((1sec)) ((ea)) Des ist meist wenn es so stark ist, dass • zum...	

125

P JoV Zum, dass i, dass i ah also Erbrechen hab oder ah oder wie gsagt ah Gefühl, dass ah E/Brechreiz,

126

A		U/	Und erst wenn S
P	•• ((ea)) und ah und w/dass a oft ah schwindlich oder was, dann •• nimm i a Medigament.		

127

A	den Brechreiz merken, nehmen S a Medikament.	
P		Ja, wenn s so stark oder äh es es hämmert so stark,
P[nv]		((li Ellenbogen auf Tisch gestützt,

128

P	dass es ((ea)) ah nimmer erträglich, dass ich s nimmer ertragen kann, ((mei Gott)) da sag ich • da		
P[nv]	Finger gespreizt, Unterarm schwenkt leicht hin und her	))	((bewegt beide Hände nach

129

A	Ja und sonst warten Sie zu bis es so arg wird?	
P	glaub i ii •ess kommt (mal)...	•• Meistens, jo. ((3sec))
P[nv]	oben über oberen Vorderkopf))	

Auch in der Medikamentenliste, in der die Patientin sämtliche von ihr je eingenommenen
Kopfschmerzmedikamente eingetragen hat und die in F 138-174 besprochen wird, taucht die
Differenzierung in *leichte Kopfschmerzen* vs. *starke Kopfschmerzen mit Erbrechen* als für die
Patientin offenbar relevante Kategorie auf: *Dolokot, •• bei leichten Kopfschmerzen wirksam* (F
144), *Imigran,•• bei fünf bis sechs Stunden Schmerzfreiheit wieder starke Kopfschmerzen mit
Erbrechen* (F 144/145), *Parkemed wirkt bei leichten Schmerzen* (F 150).

Als Arzt und Patientin die Eintragungen der Patientin in einem Kopfschmerzkalender besprechen, tritt eine weitere Dimension der Differenzierung hinzu; diese steht eng in Beziehung mit der Differenzierung von Kopfschmerzen, die rasch bzw. durch Alltagsmaßnahmen vergehen, und solchen, die das nicht tun:

Ausschnitt 12: IGW, 179-183

179
A Ach so, des ((is ja zweitausendvier)) ((   ))((zweitausendfünf)) ((3sec)) Des heißt, •• da schreiben

180
A Sie •• nur <u>die</u> Tage hinein, an denen Sie was nehmen. •• Die wo Sie nichts nehmen stehen da nicht,

181
A oder wie?
P   Da stehen praktisch/also wenn i • wenn i die • Migräneschmerzen hab, also den einseitigen.
P[nv]   ((berührt mit beiden Händen jeweilige Schläfe   ))

182
P ((ea))Wenn ich in der Nacht nur Kopfschmerzen krieg und aufwach davon, ((ea)) das hab ich nicht
P[nv]   ((bewegt re Hand vom Nackenbereich zur Schläfe   ((bewegt beide
→HWS-Geste!?   ))   Hände vom oberen
Vorderkopf nach vor))

183
P eingetragen.Also die einseitigen Migräneschmerzen trag ich da praktisch ein.
P[nv]   ((berührt mit li   ((re Hand
Hand li Schläfe)) re Schläfe))

Die Patientin stellt hier den *einseitigen Migräneschmerzen* die durch das relativierende *nur* als harmloser markierten *Kopfschmerzen in der Nacht* gegenüber. Diese Differenzierungsdimension steht im weiteren Gesprächsverlauf zwar nicht im Vordergrund der Interaktion, wird aber neben den anderen beschriebenen Differenzierungsdimensionen insofern aufrechterhalten, als auf die *einseitigen Migräneschmerzen* – ohne dass sie jeweils unmittelbar den *Kopfschmerzen in der Nacht* gegenübergestellt würden – immer wieder referiert wird, und zwar seitens der Patientin mit den Begriffen *Migräne* (F 185, 239, 312) oder *Migräneanfall* (F 186) und seitens des Arztes mit den Begriffen *Attacke* (F 198/199, 231, 289, 294, 295, 308, 310, 311), *Migräne* (F 301, 303), *Migräne oder andere ähnliche Kopfschmerzen* (F 299/300) und *das Migräneartige* (F 347).

Im weiteren Gesprächsverlauf tritt nun auch wieder die ursprüngliche Differenzierung in *klassische Migräne* vs. *Kopfschmerzen von der Halswirbelsäule* stärker hervor:

- *Ja, das Biofeedback is in jedem Fall eine gute ((ea)) aah einee gute • Möglichkeit, vor allem wenn Sie eben sogn, ((ea)) es gibt immer wieder diese Schmerzen, die vom Nacken her ((ea)) beginnen (F 206/ 207)*

- *Migräne/ linksseitige Migräne/ klassische Migräne vs. dieser Schmerz der von hinten kommt (F 322-325)*

- *dieser Schmerz der vom Nacken her kommt (F 330)*

- *rechtsseitige Migräne/ wenn es von der Halswirbelsäule kommt vs. eine Migrän / nach links die Migräneattacke (F 334-339)*

Auch im folgenden Ausschnitt werden die *klassische Migräne*, die *Kopfschmerzen von der Halswirbelsäule* und die *Verspannungen* einander gegenübergestellt:

Ausschnitt 13: IGW, 214-224

214

```
P   Also ich hab zu Hause auch noch ein Magnetfeldgerät, ((ea)) und • das mir zwar etwas
P[nv]                                                                        ((führt beide Hände zu
```

215

```
A                                       JaV                  JaV   JaV JaV JaV Na, und wie oft
P   ah Erleichterung für die Verspannungen hilft, aber gegen die Migräne • nicht.
P[nv] beiden Schultern u. bewegt sie an Schulter auf u. ab))           ((deutet mit li
                                                                        Hand in Richtung
                                                                        li Kopfseite/Schäfe))
```

216

```
A   setzen S des Magnetfeld ein?                            Fast täglich.   Und ham Sie sich
P                              •• ((aa)) Wenn i dazukomm, faast täglich.           JaV
```

217

```
A   des wegan Kopfweh gekauft, oder? ((ea))          Sondern?
P                                   Nein, nein. • Nein.    I mein, i hab s erst jetzt zwei Jahre
```

218

```
P   in etwa. ((ea)) Ich ham ma s wegen/wegen den Verspannungen von der Halswirbelsäule ((ea)) und
P[nv]                          ((       führt re Hand zu re Schulter-/Nackenbereich    ))    ((führt re
                                                                                             Hand zu re
                                                                                             Nackenbereich,
```

219

```
P   den Schmerzen hier von der Schulter und des ((ea)) da hatte ich mal ausprobiert, äh so einen •
P[nv] dabei li Hand quer über ((führt li Hand ebenfalls zur
         Brustbereich    ))        re Schulter    ))
```

220

```
A              HmhmV HmhmV
P   Zehnerblock oder was und und da ist des leichter geworden und ich hab gemerkt ich bin mit der
P[nv]                       ((weist mit re Hand zu re
                            Schulter-/Nackenbereich ))
```

221

```
P   klassischen Migräne auch draufglegen, also da hat s nicht gewirkt. ((ea)) Aber die Verspannungen
P[nv]              ((deutet mit                                          ((führt re Hand zu
                  li Hand zu li
                  Kopfseite/Schläfe))
```

222

```
P   hierherauf, die Schmerzen also ((ea)) äh, die sind dann • leichter geworden, beziehungsweise • ja, also
P[nv]    re Schulter-/Nackenbereich    ))   ((Form v.                                        ((Form v.
                                            HWS-Geste))
```

223

| P   die Migräne hob i trotzdem jetzt, ((hier rauf)), aber diese/ • die Sch/Verspannungen ((do woa)) i viel |
| P[nv]   HWS-Geste   ))   ((bewegt re Hand entlang re Schulter   )) ((berührt 1 Punkt an |
| äußerer re |
| Schulter)) |

224

| P   härter und des ((is jetzt))((eh scho leichter worn.)) |

In diesem Ausschnitt zeigt sich wieder deutlich, dass die Kurzform *Migräne* in der Diktion der TeilnehmerInnen mehrfach besetzt ist und sich nur durch Berücksichtigung der Zeigegesten disambiguieren lässt. Der Begriff *Migräne* wird hier von der Patientin zum einen zusammen mit einem Deuten der linken Hand in Richtung linker Kopfseite bzw. Schläfe verwendet und verweist so wohl auf die *klassische Migräne* (F 215). Zum anderen wird er mit einer HWS-Geste verbunden und deutet so die *Kopfschmerzen von der Halswirbelsäule* an (F 223). Neben diesen beiden spezifischen Bedeutungen der Kurzform *Migräne* wird dieser Begriff im Gespräch auch noch in seiner generischen Bedeutung verwendet, d.h. als Kurzform für die *einseitigen Migräneschmerzen* (s.o.). Damit scheint die Kurzform *Migräne* insgesamt dreifach besetzt zu sein.[70]

Der obige Ausschnitt zeigt zudem, dass die Unterscheidung zwischen den *Verspannungen* und den *Kopfschmerzen von der Halswirbelsäule* nicht trennscharf ist: Während die Patientin die verbale Referenz auf die *Verspannungen* normalerweise gestisch damit begleitet, dass sie ihre Hand zum (meist rechten) Schulter-/Nackenbereich führt (vgl. in diesem Ausschnitt F 214/215, 218, 218/219, 220, 221/222, 223), hängt sie in F 222 an eine solche Geste die HWS-Geste in einer Art gestischer Reformulierung an. In dieser Darstellung verschwimmen die beiden Beschwerdebilder ineinander, die Grenzen zwischen ihnen bleiben diffus.

6.4   Auswertung

Insgesamt treten im Verlauf des Gesprächs verschiedene Differenzierungsdimensionen hervor:

1) *klassische Migräne* vs. *Kopfschmerzen von der Halswirbelsäule*; Verspannungen als Verstärker

2) starke vs. leichte Kopfschmerzen

3) Kopfschmerzen, die rasch bzw. durch Alltagsmaßnahmen vergehen, vs. Kopfschmerzen, die das nicht tun

4) *einseitige Migräneschmerzen/(Migräne-)Attacken/Migräne/Schmerz, der migräneartig ist*, vs. *nur Kopfschmerzen in der Nacht*

---

[70]   Eventuell ist der Begriff sogar vierfach besetzt, wenn man hinzurechnet, dass der Arzt ihn bisweilen wohl auch als diagnostischen Terminus technicus für einen primären Kopfschmerz verwendet (z.B. F 299/300: *Migräne oder andere, ähnliche Kopfschmerzen*). Auffällig ist, dass solche begrifflichen Unschärfen von den Interaktionsteilnehmern selbst – außer zu Gesprächsbeginn – nicht mehr als solche markiert werden und dass sie damit als unproblematisch behandelt werden.

Dabei scheinen die Dimensionen 2), 3) und 4) von den Gesprächsteilnehmern tendenziell als Entsprechungen behandelt zu werden; so werden z.b. leichte Kopfschmerzen reformuliert als Kopfschmerzen, die rasch bzw. durch Alltagsmaßnahmen vergehen (z.b. F 342 und F 377), nicht rasch vergehende Kopfschmerzen werden reformuliert als starke Kopfschmerzen und als *richtige Attacke* (F 380/381).

Zwischen der Dimension 1) und den restlichen drei Dimensionen werden hingegen keine klaren Entsprechungen deutlich. Wie bereits oben angedeutet, scheint die Dimension der Differenzierung zwischen *klassischer Migräne* vs. *Kopfschmerzen von der Halswirbelsäule* vielmehr mit den anderen Dimensionen verschränkt zu sein. So sind neben der *klassischen Migräne* auch die Schmerzen von der Halswirbelsäule (Dimension 1) zu klassifizieren als Schmerz, der migräneartig ist (Dimension 4), , wenn vegetative Symptome vorhanden sind (z.B. F 395-398).

Die tatsächlichen Entsprechungen zwischen den verschiedenen Dimensionen werden in diesem Gespräch letztlich nicht aufgeklärt, sondern gewissermaßen postponiert, indem diese Aufgabe auf das Instrumentarium des Kopfschmerzkalenders übertragen wird (F 339-348).

Die Analyse dieses Gesprächs zeigt, wie die lebensweltlichen Kategorisierungen der Patientin auf die medizinischen Kategorisierungen des Arztes treffen (siehe Kap. 2.2.2). Es zeigt sich, dass diese Kategorisierungen zum Teil Entsprechungen bilden, zum Teil aber auch quer zueinander liegen, sodass die lebensweltlichen Kategorisierungen der Patientin in die medizinischen Kategorisierungen eingepasst bzw. transformiert werden müssen. Diese querliegenden Kategorisierungen erklären die in der Analyse herausgearbeitete schwierige Interaktionsdynamik.

7 Schmerzdifferenzierung im Gesprächsverlauf

Nachdem in einer ausführlichen Fallanalyse gezeigt wurde, wie Schmerzdifferenzierung im Kontext vorkommt, sollen nun aus dem gesamten Datenkorpus systematisch Varianten der Gesprächspraktik Schmerzdifferenzierung (siehe Kap. 5.2) herausgearbeitet werden. Damit ergänzen sich in der vorliegenden Arbeit zwei gängige Methoden der Gesprächsanalyse: Anhand einer *Einzelfallanalyse* wurde herausgearbeitet, welche Kategorien für die Beteiligten wichtig sind. Die so erzielten Befunde bilden dann die Grundlage für die *Untersuchung einer Kollektion von Fällen* aus verschiedenen Gesprächen. Dazu soll in diesem Kapitel die Entwicklung der Schmerzdifferenzierung im Gesprächsverlauf systematisch beschrieben werden. Dabei richtet sich der Blick zunächst auf jene Stellen, an denen Schmerzdifferenzierung erstmals ins Gespräch kommt (Kap. 7.1). Daran anschließend wird nachgezeichnet, wie es mit diesen Schmerzdifferenzierungen in den Gesprächen weitergeht (Kap. 7.2). In Kap. 7.3 werden dann diagnostische und therapeutische Ergebnisse der Schmerzdifferenzierungen zusammengefasst.

7.1 Einführung einer Schmerzdifferenzierung

7.1.1 Die Initiative zur Schmerzdifferenzierung

Die im untersuchten Material vorkommenden Passagen von Schmerzdifferenzierungen können zunächst einmal danach unterschieden werden, wie Schmerzdifferenzierung ins Gespräch kommt und von wem die Initiative dazu ausgeht.[71] So kann Schmerzdifferenzierung von der Patientin ausgehen, vom Arzt initiiert oder von beiden gemeinsam schrittweise thematisiert werden. Die Einführung einer Unterscheidung von Schmerzvarianten bezeichne ich auch als „initiale Schmerzdifferenzierung".

Die initiale Schmerzdifferenzierung kann gleich zu Gesprächsbeginn vorkommen, innerhalb der initialen Schmerzdarstellung durch die Patientin, deren Bereich sich strukturell definieren lässt als die auf die einleitende Turnübergabe des Arztes (z.B. eine Erzählaufforderung) folgende Beschwerdedarstellung der Patientin.[72] Bis wohin die initiale Darstellung genau reicht, ist mit Blick auf die interaktive Struktur der Gespräche festzustellen: Der Endpunkt kann einerseits dadurch bestimmt sein, dass die Patientin z.B. durch einen prosodischen Abschluss wie eine längere Pause markiert, dass ihre initiale Darstellung beendet ist, andererseits durch die erste Arzt-Initiative, die die Darstellung der Patientin als beendet behandelt. Ab einem solchen Punkt spreche ich von der „Prozessierung der initialen Schmerzdarstellung". Initiale Schmerzdifferenzierungen gleich zu Gesprächsbeginn entstehen v.a. dann, wenn PatientInnen gewissermaßen verschiedene Schmerzen differenzieren müssen, um der Aufgabe einer Schmerzdarstellung überhaupt nachkommen zu können, oder wenn die Differenzierung verschiedener Schmerzen primär zur Hochstufung der Beschwerden dient (siehe Kap. 7.1.3).

---

[71] Die Frage, wann ein Aktivitätskomplex beginnt und von wem er initiiert wird, ist in der linguistischen Gesprächsanalyse zentral (vgl. Deppermann 2001a: 75ff).

[72] Vgl. zu Eröffnungssequenzen in ärztlichen Gesprächen z.B. Heath (1981), Spranz-Fogasy (1987), Robinson (1998) und Spranz-Fogasy (2005).

Die initiale Schmerzdifferenzierung kann aber auch erst an späterer Stelle innerhalb der Gesprächsphase „Schmerzdarstellung" erfolgen (zu den Gesprächsphasen in den ärztlichen Gesprächen siehe Kap. 7.1.2). Dies ist v.a. dann der Fall, wenn eine mögliche Differenzierbarkeit verschiedenartiger Schmerzen im Rahmen einer Frage-Antwort-Sequenz als ein Punkt der ärztlichen Gesprächsagenda[73] vom Arzt abgefragt wird oder wenn sich die Differenzierung verschiedener Schmerzen erst aus einem bestimmten interaktiven Anlass für Arzt oder Patientin ergibt (siehe Kap. 7.1.3).

Kommen wir nun zur Frage, von wem die Initiative zur Schmerzdifferenzierung im Gespräch ausgeht. Diesbezüglich lassen sich grob drei verschiedene Varianten unterscheiden.

7.1.1.1   Selbstinitiierte Schmerzdifferenzierung durch die Patientin

Zwar ist die Schmerzdarstellung insgesamt meist vom Arzt initiiert, dieser fordert aber nicht zwangsläufig auch eine Differenzierung verschiedener Schmerzen ein. Im vorliegenden Datenmaterial ergreifen PatientInnen die Initiative zur Schmerzdifferenzierung als Reaktion auf

- die einleitende Turnübergabe bzw. Erzählaufforderung des Arztes

Beispiel 1: NNW
Bitte sehr!
(vgl. außerdem Ausschnitt 16 unten)

- die Aufforderung des Arztes zur Schmerzdarstellung zu Beginn des Gesprächs

Beispiel 2: LCW
So. Und • jetzt bitte die Kopfschmerzen erzählen,
(vgl. außerdem die Ausschnitte 17 und 19 unten)

- eine spezifische Frage des Arztes, die nicht Schmerzdifferenzierung thematisiert

Beispiel 3: PTM
Wie oft tritt das auf? •• Wie oft haben Sie Kopfschmerzen?
(vgl. außerdem Ausschnitt 23 unten)

7.1.1.2   Vom Arzt initiierte Schmerzdifferenzierung

Häufig wird Schmerzdifferenzierung jedoch durch den Arzt eingeführt. Die Ärzte in den untersuchten Gesprächen initiieren Schmerzdifferenzierung in Form

- einer expliziten Frage mit dem Fokus auf Schmerzdifferenzierung

---

[73]   Vgl. zum Thema ärztliche Gesprächsagenda bzw. Aufgabenkatalog im ärztlichen Gespräch z.B. Byrne/Long (1976), Heath (1992) und Roberts (2000).

Beispiel 4: IFW[74]
Kennen Sie außer <u>dem</u> Kopfschmerz noch • <u>an</u>dere Kopfschmerzen?

- einer Intervention bzw. Frage, die eine Differenzierung der Kopfschmerzen erwartbar bis hin zu konditionell relevant macht

Beispiel 5: QFW
Sagen Sie, und, ahm, das Ganze is <u>immer</u> nur auf der linken Seite?

7.1.1.3 Gemeinsame schrittweise Thematisierung von Schmerzdifferenzierung

Vielfach findet man auch jenen Fall, dass Arzt und Patientin eine Schmerzdifferenzierung gemeinsam schrittweise einführen. Dies erfolgt beispielsweise nach dem folgenden Muster (vgl. Ausschnitt 25 unten):

1) Aufforderung des Arztes zur Schmerzdarstellung,

2) Schmerzdarstellung der Patientin, wobei eine Varianz bzw. Differenzierbarkeit der Kopfschmerzen implizit nahegelegt wird,

3) Intervention bzw. Frage des Arztes, die eine Differenzierung erwartbar bis hin zu konditionell relevant macht,

4) Schmerzdifferenzierung durch die Patientin.

7.1.1.4 Differenzierungsrelevante Stellen – „possible differentiation points"

Aufschlussreich für die Untersuchung dessen, wie die Gesprächspraktik Schmerzdifferenzierung funktioniert, sind auch jene Stellen in Gesprächen, an denen eine Schmerzdifferenzierung möglich oder erwartbar scheint, es dann jedoch zu keiner Schmerzdifferenzierung kommt, sondern die TeilnehmerInnen sich für andere Fortsetzungsmöglichkeiten entscheiden. Solche differenzierungsrelevanten Stellen bezeichne ich als „possible differentiation points". Beispiele für solche Stellen, die dann aber interaktiv nicht zu einer Differenzierungsaktivität ausgebaut werden, stellen die folgenden Ausschnitte dar:

Ausschnitt 14: LCW, 16-21

16

A ((8 sek)) Hmhm/\ ((ea)) Und, ahm, war das vor der, ah,/

17

A vor einandhalb Monaten, war das da <u>anders</u> wie <u>sonst</u> immer, oder

---

[74] Dieses Gespräch stammt aus dem Korpus des Folgeprojekts „Schmerz- und Krankheitsdarstellung II", in dem ebenfalls Erstgespräche auf der Kopfschmerzambulanz aufgezeichnet werden. Dieses Forschungsprojekt wurde von 3.2008 bis 1.2010 durch den Fonds zur Förderung der wissenschaftlichen Forschung (FWF) gefördert (Projektnummer: P20283) und am Institut für Sprachwissenschaft der Universität Wien unter der wissenschaftlichen Leitung von Univ.-Prof. Dr. Florian Menz durchgeführt. Siehe www.univie.ac.at/linguistics/schmerzprojekt2 [30.9.2010].

18

A	war s nur stärker.	Aber es war ((jetzt)) • das <u>Gleiche</u>.
P		((Na.)) Stärker. Also, so was von <u>stoark</u>, wo ich wirklich glaubt
P[k]	((leise))	

19

| P | hab, i <u>hoit</u> s nimma <u>aus</u>. ((2 sek)) Da hab i sogar g/ • waß i net, a Stund |

20

| P | lang, wirklich <u>gread</u>. ((1 sek)) Obwohl i des eigentlich • versuch zum <u>verhindern</u>, |

21

| A | Hmhm\/ Okay, | Hmhm\/ |
| P | weil • der <u>Druck</u> dann a no dazua, | des is hoit dann <u>schlimm</u>, na? |

Ausschnitt 15: STM, 43-48

43

| A | Also vor ungefähr dreißig Jahren • ging das los. |

44

| A | Also Sie hatten vorher auch Kopfschmerzen, aber so ((ea)) war des ((ig/)) |
| P | Ja, so (( )) |

45

| A | dann nach dem Unfall der gleiche Kopfschmerz, der dann stärker war oder es s/ war |
| P | Nein. Nein. Nein. |

46

| A | n anderer Kopfschmerz. |
| P | Nachher war ((er)) immer stärker ((ea)) und normal hab ich das, wenn ich |

47

| P | einen Anfall hab, ((ea)) zirka drei Tage und dann is vorbei. ••• Und bis jetzt |

48

| A | Hmhm\/ |
| P | hat jeder Arzt (( )), dass des a • Migräneanfall is. |

Der Arzt macht hier jeweils ein Differenzierungsangebot (LCW: *Und, ahm, war das vor der, ah,/ vor einandhalb Monaten, war das da anders wie sonst immer, oder war s nur stärker.*; STM: *war des ((ig/)) dann nach dem Unfall der gleiche Kopfschmerz, der dann stärker war oder es s/ war n anderer Kopfschmerz.*). Dabei wird eine konditionelle Relevanz zur Differenzierung aufgebaut. Die Patientin bzw. der Patient gehen jedoch jeweils nur kurz auf die Frage der Schmerzdifferenzierung ein und wechseln dann den Fokus zur Darstellung einer Schmerzvariante.

Auch patientenseitige Initiativen, die eine Schmerzdifferenzierung erwartbar machen und dann tatsächlich zu einer ausgebauteren Differenzierungssequenz führen, stellen solche „possible differentiation points" dar. Beispiele dafür sind die impliziten Ankündigungen der Patientinnen NNW und LCW: siehe unten Ausschnitt 18, 9: *Aah ((aa)) •• de san eigentlich nie gleich.* bzw. Ausschnitt 17, 4:• *Äh ich hab verschiedene Arten von Kopfschmerz,*.

7.1.2 Formen der Orientierung an der interaktiven Aufgabe Schmerzdifferenzierung

In Kapitel 5.2 wurde dargelegt, dass in den ärztlichen Erstgesprächen auf der Kopfschmerzambulanz Schmerzdifferenzierung als eine interaktive Aufgabe gefasst wird.

Für ärztliche Erstgespräche lässt sich nach Spranz-Fogasy (2005) ein Handlungsschema[75] beschreiben. Ein Handlungsschema enthält Wissen über obligatorische und fakultative Komponenten, deren typische Abfolge sowie die von den TeilnehmerInnen zu bearbeitenden Aufgaben im Rahmen dieser Komponenten (ebd.: 20).

> „Unter einem Handlungsschema wird ein kulturell verbreiteter und von den Gesellschaftsmitgliedern gewusster Vorstellungszusammenhang verstanden, der Angaben über konstitutive Bestandteile der komplexen Handlung enthält (‚was dazu gehört'), Angaben über die logische Struktur der Handlungsentwicklung (‚was wann kommt') und Angaben über unerlässliche Beteiligungsvoraussetzungen der Beteiligten (‚was man dazu braucht') (Nothdurft (1984a)). Die konstitutiven Bestandteile werden auch als ‚Schemakomponenten' bezeichnet, die logische Struktur als ‚Abfolge-Struktur'." (Nothdurft/Spranz-Fogasy 1991: 223)

Spranz-Fogasy (2005: 21) macht anhand seiner Untersuchung von ärztlichen Erstgesprächen in der Praxis niedergelassener Ärzte fünf zentrale Komponenten des Handlungsschemas aus:[76]

- Begrüßung und Gesprächseröffnung
- Beschwerdeschilderung und Beschwerdeexploration
- Diagnosestellung
- Therapieplanung und -entwicklung
- Gesprächsbeendigung und Verabschiedung

Die in der vorliegenden Arbeit untersuchten Erstgespräche in der Kopfschmerzambulanz lassen sich ebenfalls als Handlungsschema beschreiben: Im Sinne der obigen Definition von Nothdurft/Spranz-Fogasy (1991) stellen sie einen „kulturell verbreiteten und von den Gesellschaftsmitgliedern gewussten Vorstellungszusammenhang" (ebd.) dar, der sich aus folgenden konstitutiven Bestandteilen zusammensetzt: Gesprächseröffnung, Schmerzdarstellung und -exploration, evtl. körperliche neurologische Untersuchung, Diagnosestellung, Therapiebesprechung, Gesprächsbeendigung. Diese Bestandteile stehen in einer spezifischen Reihenfolge. So kann beispielsweise die Therapiebesprechung i.d.R. nicht vor der Schmerzdarstellung und -exploration kommen. Ebenso gibt es spezifische Beteiligungsvoraussetzungen für die TeilnehmerInnen: Beispielsweise haben die PatientInnen i.d.R. Kopfschmerzen, wenn sie die Kopfschmerzambulanz aufsuchen, andernfalls bedarf es dafür einer spezifischen Begründung.

---

[75] Vgl. zu diesem Begriff v.a. Kallmeyer/Schütze (1976). Für einen Überblick über angrenzende Begrifflichkeiten wie „kommunikative Gattung" (Luckmann), „speech event" (Hymes), „activity type" (Levinson) und „Handlungsmuster" (Ehlich/Rehbein) vgl. Auer (1999: 184ff).

[76] Zu ähnlichen Aufstellungen kommen viele einschlägige linguistische Untersuchungen von ÄrztInnen-PatientInnen-Interaktionen. Vgl. v.a. die Zusammenstellung in Nowak (2007) und für eine Überblicksdarstellung Menz (2011).

Für die Erstgespräche in der Kopfschmerzambulanz zeigt sich im Prinzip dieselbe Abfolge von Komponenten, wie sie Spranz-Fogasy (2005) festgestellt hat, wobei als fakultative Komponente nach der Beschwerdeschilderung und -exploration noch die körperliche neurologische Untersuchung hinzukommt.[77] Die Komponente der Beschwerdeschilderung und -exploration wird im Kontext der Kopfschmerzambulanz speziell in Form einer *Schmerz*darstellung[78] und -exploration realisiert. In meiner Arbeit interessiert mich zunächst v.a. diese Komponente. In Kap. 7.2 und 7.3 werden dann auch die Komponenten der Diagnosestellung sowie der Therapiebesprechung in den Blick genommen.

Diese Komponente der Schmerzdarstellung und -exploration ließe sich ihrerseits als Handlungsschema mit spezifischen Komponenten beschreiben. Zu ihren konstitutiven Komponenten gehören u.a. die Identifizierung von Schmerzen, deren Lokalisierung, Qualifizierung, zeitliche Einordnung, die Darstellung von Begleiterscheinungen und ggf. eben auch die Differenzierung verschiedenartiger Schmerzen.[79] Beim Versuch, diese Bestandteile als Komponenten eines Handlungsschemas zu beschreiben, stößt man allerdings auf methodische Probleme, die z.T. auch Nothdurft/Spranz-Fogasy (1991: 229) bei ihrer Beschreibung des Handlungsschemas „Schlichtung" in Schlichtungsgesprächen beschreiben: die „Vagheit der Komponenten" (ebd.: 234), die eine eindeutige Beschreibung problematisch macht, und die Tatsache, dass die Komponenten häufig nicht als konturierte, voneinander abgegrenzte Komplexe auftreten, sondern vielmehr ineinander verzahnt sind und sich gegenseitig überlagern. Aus diesem Grund wähle ich zur Beschreibung der Binnenstruktur der Komponente Schmerzdarstellung und -exploration nicht das Konzept des „Handlungsschemas", sondern das der „kommunikativen Aufgabe" oder „interaktiven Aufgabe" (siehe Kap. 4.1). Den Zusammenhang zwischen „Handlungsschema" und „kommunikativen Aufgaben" beschreibt Becker-Mrotzek (1992: 5) wie folgt:

> „Die detaillierte Beschreibung der sequentiellen Aufeinanderfolge der Gesprächsbeiträge lässt Sequenzierungs-Muster erkennen, die dann als Handlungsschemata begrifflich gefasst werden können. Handlungsschemata beschreiben die Normalform eines Gesprächstyps, an der sich die Beteiligten orientieren und von der sie erwarten, dass sich auch die anderen daran orientieren. Aus Sicht der Beteiligten lassen sich die Handlungsschemata auch als kommunikative Aufgaben beschreiben, die sukzessive zu erfüllen sind."

Das Konzept der „interaktiven Aufgabe" bietet m.E. den Vorteil, dass es nicht eine getrennte Abhandlung einzelner Komponenten nahelegt, sondern die Vorstellung bereitstellt, dass die TeilnehmerInnen zur Durchführung eines Handlungskomplexes bestimmte Anforderungen („unproblematische Probleme", Bergmann 1981: 22; siehe Kap. 4.1) erfüllen müssen; diese müssen nicht notwendigerweise als klar abgegrenzte Schritte nacheinander bearbeitet werden, sondern es können durchaus mehrere Aufgaben gleichzeitig bearbeitet werden. Ich gehe

---

[77]   Vgl. auch Nowak (2007), der die Komponente der körperlichen Untersuchung in seiner Zusammenstellung inkludiert.

[78]   Ich bevorzuge hier die Verwendung des Terminus „-darstellung" anstatt „-schilderung", zumal mit „Schilderung" bereits eine spezifische Diskursform aufgerufen wird, die sich von anderen Diskursformen wie etwa „Chronik" oder „Bericht" abgrenzt (vgl. Rehbein 1989). Der Terminus „Darstellung" soll hier als nicht-spezifizierender Überbegriff für diese Diskursformen verwendet werden. Vgl. aber auch Rehbein (1993), der mit dem Begriff „Darstellung" auch auf eine spezifische Form sprachlichen Handelns in Abgrenzung zu „Schildern", „Beschreiben" oder „Erzählen" referiert.

[79]   Vgl. zu einer umfassenden Analyse und quantitativen Auswertung dieser Komponenten Blasch/Menz/Wetschanow (2010).

also davon aus, dass im Rahmen des Handlungskomplexes Schmerzdarstellung und -exploration (welcher seinerseits eine Komponente innerhalb des Handlungsschemas „Ärztliches Erstgespräch auf der Kopfschmerzambulanz" darstellt) ein impliziter Aufgabenkatalog abgearbeitet werden muss, der als eine fakultative Aufgabe die Differenzierung verschiedener Schmerzen enthält. Diese Aufgabe wird z.T. als eigenständiger Aktivitätskomplex (Kallmeyer 1978) durchgeführt, meist jedoch parallel zur Bearbeitung anderer Aufgaben wie z.B. der Lokalisierung oder Qualifizierung der Schmerzen.

Zur Veranschaulichung sei der Zusammenhang zwischen Komponenten des Handlungsschemas „Ärztliches Erstgespräch auf der Kopfschmerzambulanz" und dem impliziten Aufgabenkatalog in Form zweier Abbildungen zusammengefasst:

Abbildung 1: Komponenten des Handlungsschemas ‚Ärztliches Erstgespräch auf der Kopfschmerzambulanz'

Handlungs-schema	Ärztliches Erstgespräch auf der Kopfschmerzambulanz
Komponenten	Gesprächseröffnung
	Schmerzdarstellung und -exploration
	körperliche neurologische Untersuchung
	Diagnosestellung
	Therapiebesprechung
	Gesprächsbeendigung

Abbildung 2: Impliziter Aufgabenkatalog im Rahmen der Komponente ‚Schmerzdarstellung und -exploration'

Komponente	Schmerzdarstellung und -exploration
impliziter Aufgabenkatalog	Identifizierung der Schmerzen
	Lokalisierung
	Qualifizierung
	zeitliche Einordnung
	Darstellung von Begleiterscheinungen
	...
	Schmerzdifferenzierung

Nach Deppermann (2001a: 81) können interaktive Aufgaben und Probleme „gegeben sein", d.h., TeilnehmerInnen eines Gesprächs kommen nicht umhin, sie zu bearbeiten. Als Beispiel hierfür nennt Deppermann die Aufgabe eines adressatenspezifischen Zuschnitts von Beiträgen. Andererseits können Aufgaben und Probleme aber auch nur von einzelnen Teilneh-

merInnen relevant gesetzt und bearbeitet werden (ebd.). Darüber hinaus ist zu unterscheiden zwischen allgemeinen Aufgaben zur Gewährleistung von Verständigung, die in Kommunikation immer relevant werden, und spezifischen Aufgaben in professionell-
institutionellen Kontexten wie dem ÄrztInnen-PatientInnen-Gespräch.

Schmerzdifferenzierung i.S. der hier zugrundegelegten Begriffsbestimmung (siehe Kap.
5.2) gehört zu jenen spezifischen Aufgaben im professionell-institutionellen Kontext des
ärztlichen Gesprächs. Sie ist jedoch keine von vornherein gegebene Aufgabe, die sich den
TeilnehmerInnen allein qua Gesprächssituation und -kontext stellt, sondern sie muss als
eine fakultative Komponente innerhalb des impliziten Aufgabenkatalogs für das Handlungsschema Schmerzdarstellung erst von einer/m der TeilnehmerInnen aktiviert und für den
laufenden Interaktionszusammenhang relevant gesetzt werden (vgl. auch Kap. 5.2).

Um die Aufgabe der Schmerzdifferenzierung zu aktualisieren und auch in Gang zu halten, müssen sich die TeilnehmerInnen gegenseitig aufzeigen, dass sie sich an dieser Aufgabe
orientieren.

Die Redeweise, dass sich TeilnehmerInnen „in einem Gespräch an etwas orientieren",
ist in konversationsanalytischen Beschreibungen häufig zu finden. Schegloff/Sacks (1973)
sprechen beispielsweise davon, dass sich TeilnehmerInnen an Regeln (v.a. des Turn-Taking-
Systems) orientieren (vgl. z.B. auch Schegloff 1992c: 120); andere sprechen von „Orientierung an bestimmten Aufgaben" („task orientation", vgl. z.B. Heritage 1997). Damit ist im
Wesentlichen gemeint, dass sich TeilnehmerInnen an Regeln halten, bestimmte Aufgaben
ausführen etc. und dabei gleichzeitig ihren InteraktionspartnerInnen aufzeigen, dass sie dies
tun, und dadurch die Regel oder Aufgabe erst in der Interaktion zu einer solchen machen
(vgl. Hutchby/Wooffitt 1998: 41 und 104ff). Für die Orientierung der TeilnehmerInnen an
Regeln formuliert beispielsweise Button (1990: 79, Hervorhebung im Original): „They are
rules that *in their conduct people display an orientation to*. That is, the relevance of the rules
for a person's conduct is displayed and preserved *in* their conduct [...] The rule does not
precede the action. Rather, the rule is discoverable *in* the action." Hutchby/Wooffitt (1998:
51) bringen diese genuin ethnomethodologische Perspektivierung im Garfinkel'schen Sinne
(Garfinkel 1967) auf den Punkt: „The aim, in other words, is not to develop a prescriptive set
of rules which are supposed to lie behind action, but to describe and analyse the situated
practices of rule use in actual contexts of interaction."

Analog zur beschriebenen Orientierung der TeilnehmerInnen an Regeln gilt für die hier
verwendete Kategorie „Orientierung an der Aufgabe Schmerzdifferenzierung": Arzt und
Patientin vollziehen Schmerzdifferenzierung, zeigen dabei gleichzeitig ihrem Gegenüber auf,
dass sie dies gerade tun, und stellen so Schmerzdifferenzierung interaktiv als relevante Aufgabe her. Konkret verstehe ich unter einer „Orientierung an der interaktiven Aufgabe der
Schmerzdifferenzierung", dass eine/r der TeilnehmerInnen die Unterscheidung und ggf.
Kategorisierung verschiedener Schmerzen als ein – jedoch nicht notwendigerweise das zentrale – Ordnungsprinzip der aktuellen Darstellung ausweist.

Eine solche Orientierung ist – für die anderen TeilnehmerInnen ebenso wie für die
Analysierende – an Verdeutlichungsleistungen der TeilnehmerInnen in der Interaktion, sogenannten „displays", erkennbar (siehe Kap. 4.1).

Eine Orientierung an der interaktiven Aufgabe der Schmerzdifferenzierung bedeutet jedoch nicht notwendigerweise, dass Schmerzdifferenzierung als „Thema" oder „Fokus" etab-

liert wird.[80] Sie kann sich auch subthematisch manifestieren, ohne zum eigentlichen Fokus eines Beitrags zu werden.

In den analysierten Gesprächen zeigt sich, dass eine Orientierung an der interaktiven Aufgabe der Schmerzdifferenzierung sowohl von den Ärzten vorgeschlagen bzw. vorgegeben als auch von den Patientinnen selbst initiiert wird. Geht diese Initiative von den Patientinnen aus, bedeutet dies nicht notwendigerweise, dass Schmerzdifferenzierung gleichzeitig eines ihrer zentralen Anliegen ist (siehe dazu Kap. 7.1.2 und Lalouschek 2007). Eine patientinnen-initiierte Orientierung an Schmerzdifferenzierung kann nämlich u.a. auch im Rahmen der Bearbeitung eines anderen Themas eingesetzt werden bzw. um ein anderes, dahinterliegendes Anliegen hochzustufen (vgl. Kap. 7.1.3.4).

Anhand des analysierten Datenmaterials lassen sich in den initialen Schmerzdifferenzierungen zwei grundlegende Formen der Orientierung an Schmerzdifferenzierung unterscheiden: „explizites Ausführen einer Schmerzdifferenzierung" einerseits und „implizites Vermitteln einer Schmerzdifferenzierung" andererseits.

Meine Unterscheidung dieser beiden Formen geht zum einen auf die im Bielefelder Projekt „Epiling" (siehe Kap. 2.2.1) vorgenommene Differenzierung verschiedener Formen der Darstellung einer „subjektiven Anfallstypologie" durch PatientInnen mit epileptischen und anderen anfallsartigen Störungen zurück: Dort wird unterschieden, ob PatientInnen eine solche Typologie „explizit ausführen" oder „implizit vermitteln" (vgl. Gülich/Schöndienst 2000 und die Ergebnisdarstellung auf der Homepage des Projekts http://www.uni-bielefeld.de/lili/projekte/epiling [30.9.2010]).

Zum anderen weist meine Unterscheidung eine Parallele zu Kallmeyers Unterscheidung von zwei Realisierungsvarianten sprachlicher Handlungen in einem Beratungsgespräch auf:

- „thematische Ankündigung + Realisierung des thematischen Potentials"

- „die Äußerung […] definiert im Vollzug den Handlungsrahmen, in den sich die Äußerung zugleich als ein Teil der Realisierung einordnet" (Kallmeyer 1985: 104f).

Die beiden in den hier untersuchten Gesprächen beobachteten Formen „explizites Ausführen einer Schmerzdifferenzierung" und „implizites Vermitteln einer Schmerzdifferenzierung" unterscheiden sich in Hinblick auf zwei Parameter:

1) Inhaltlicher Fokus und Hervorhebung:

Bildet die Differenzierung von Schmerzen den aktuellen inhaltlichen Hauptfokus eines Beitrags? Oder wird die Aufgabe der Schmerzdifferenzierung eher im interaktiven Hintergrund bearbeitet?

2) Explizitheit:

Wird die Schmerzdifferenzierung explizit gemacht oder bleibt sie implizit?

---

[80]   „Thema" wird definiert als „der kommunikativ konstituierte Gegenstand oder Sachverhalt, über den in einem Diskurs oder Text(-abschnitt) fortlaufend etwas gesagt wird" (Hoffmann 2003: 99). Vgl. zu einer Bestimmung des Begriffs „Thema" auch den Überblick in Hoffmann (2001) sowie die Darstellung in Zifonun/Hoffmann/Strecker (1997, Bd. 1: Kap. C6). Den Begriff „Fokus" definiert Kallmeyer (1978: 194) in Anlehnung an Pike (1971) als „die Aufmerksamkeitsausrichtung, die sich die Kommunikationsbeteiligten als konstitutiv für die Durchführung der Kommunikation manifestieren". Siehe dazu weiter unten in diesem Kapitel.

ad 1) Bei der Frage, ob die Differenzierung von Schmerzen den aktuellen inhaltlichen Hauptfokus eines Beitrags bildet, lege ich den Fokusbegriff von Kallmeyer (1978) zugrunde. Kallmeyer geht davon aus, dass sich TeilnehmerInnen einer Interaktion gegenseitig anzeigen, „was im Zentrum ihrer Aufmerksamkeit stehen wird, welche Aufmerksamkeitsausrichtung sie von ihren Partnern erwarten, welche sie für verbindlich halten usw." (ebd.: 191). „Die Aufmerksamkeitsausrichtung, die sich die Kommunikationsbeteiligten als konstitutiv für die Durchführung der Kommunikation manifestieren", nennt Kallmeyer unter Rückgriff auf die Terminologie von Pike (1971) „Fokus", „die Aktivitäten im Kommunikationsablauf, mit denen die Beteiligten Foki einführen", folglich „Fokussierungen" (Kallmeyer 1978: 194). Ausgehend von dieser Definition geht es im vorliegenden Zusammenhang also um die Frage, ob die Differenzierung verschiedener Schmerzen in einem gegebenen Beitrag von den Beteiligten als für die Durchführung der Kommunikation konstitutiv manifestiert wird.[81] Damit eng in Zusammenhang steht die Frage, ob die Aufgabe der Schmerzdifferenzierung eher im interaktiven Vordergrund oder im interaktiven Hintergrund bearbeitet wird. Damit wird das Konzept der „Hervorhebung" nach Hausendorf (2000 und 2001) aufgegriffen, welches erfasst, „wie in Gesprächen deutlich gemacht wird, welche der gerade bearbeiteten kommunikativen Aufgaben eher im interaktiven Vordergrund und welche eher im interaktiven Hintergrund stehen" (Hausendorf 2001: 98). Dieses Konzept basiert auf der konversationsanalytischen Grundvorstellung, dass Gespräche prozessual organisiert sind und Bedeutung von den Beteiligten jeweils lokal ausgehandelt wird (siehe Kap. 4.1):

> „Vielleicht kann und muß man sich das Prozessieren interaktiver Einheiten geradezu als ein ‚Immer-wieder-neu-festlegen' der wichtigeren (und entsprechend weiterzuverfolgenden) und unwichtigeren (und entsprechend in der Folge zu vernachlässigenden) kommunikativen Aufgaben vorstellen." (Hausendorf 2001: 102)

Dieses „Immer-wieder-neu-Festlegen" geschieht nach Hausendorf durch „Relevanzeinstufung", d.h. entweder durch „Zurücksetzung" einer als weniger relevant eingestuften Aufgabe oder eben durch „Hervorhebung" einer als relevant eingestuften Aufgabe (ebd.). Prinzipiell geht mit einer Fokussierung der kommunikativen Aufgabe Schmerzdifferenzierung funktional eine Hervorhebung dieser Aufgabe einher.

ad 2) Der Aspekt der Explizitheit von Schmerzdifferenzierung betrifft die Frage, wie explizit Unterschiede zwischen verschiedenen Schmerzen dargestellt werden und inwieweit explizit Typologien präsentiert werden. Wie bei der Kategorie Hervorhebung handelt es sich auch hier um ein graduelles und nicht um ein kategoriales Phänomen: Ob Schmerzdifferenzierung explizit gemacht wird oder implizit bleibt, ist keine Entweder-oder-Frage, sondern eine Frage von Mehr oder Weniger auf einer graduellen Skala. Für diese Kategorie möchte ich eine Differenzierung in Bezug auf die verschiedenen Ordnungsebenen des Gesprächs nach

---

[81]   Hier drängt sich die Frage nach einer Abgrenzung der Begriffe „Fokus" und „Thema" auf. Der entscheidende Unterschied zwischen den beiden Konzepten liegt wohl in erster Linie in der Perspektivierung des Gegenstandes: Während mit „Thema" auf semantische Makrostrukturen in Texten referiert wird, zielt das konversationsanalytisch geprägte „Fokus"-Konzept von Kallmeyer auf die Rekonstruktion „der schrittweisen dialogischen Konstitution" der Aufmerksamkeitsausrichtung ab (Kallmeyer 1978: 195) und stellt somit eine genuin interaktive Perspektivierung dar. Eine differenziertere Diskussion in Hinblick auf die Abgrenzung der genannten Konzepte in unterschiedlichen linguistischen Forschungsansätzen muss an dieser Stelle aus Gründen der Stringenz ausgeklammert bleiben.

Kallmeyer und Schütze (Kallmeyer/Schütze 1976 und 1977 sowie Kallmeyer 1977 und 1985) einführen. Kallmeyer (1985) unterscheidet sechs Ebenen der Interaktionskonstitution:

- die Ebene der Gesprächsorganisation: Auf dieser Ebene wird der formale Ablauf des Gesprächs (z.B. der SprecherInnenwechsel) geregelt.

- die Ebene der Sachverhaltsdarstellung: Auf dieser Ebene werden Sachverhalte vermittelt (z.B. in Form von Erzählungen, Beschreibungen, etc.).

- die Ebene der Handlungskonstitution: Auf dieser Ebene werden im Gespräch Handlungen vollzogen (z.B. „eine Auskunft einholen", „eine Verabredung treffen").

- die Ebene der Sozialbeziehungen: Auf dieser Ebene wird die Interaktion gemäß bestimmten sozialen Mustern gestaltet (z.B. ein hierarchisches Gefälle zwischen ÄrztInnen und PatientInnen).

- die Ebene der Interaktionsmodalitäten: Auf dieser Ebene wird die Modalität des Gesprächs geregelt (z.B. Spaß, Ernst, institutionelle Geformtheit).

- die Ebene der Reziprozitätsherstellung: Auf dieser Ebene wird die wechselseitige Verständigung und Kooperation zwischen den TeilnehmerInnen organisiert (z.B. durch verständigungssichernde Fragen).

Die Kategorie „Explizitheit" kann sich prinzipiell auf allen diesen sechs Ordnungsebenen des Gesprächs manifestieren, d.h., eine explizite Verbalisierung lässt sich danach differenzieren, ob die formale Organisation des Gesprächs, die Darstellung von Sachverhalten, das Durchführen von Handlungen, die Konstitution von Sozialbeziehungen, die Interaktionsmodalität oder die Herstellung von Reziprozität im Gespräch von den Beteiligten explizit gemacht wird.

Die Differenzierung verschiedener Schmerzen wird im vorliegenden Datenmaterial von den GesprächsteilnehmerInnen auf vier dieser Ebenen explizit gemacht:

Explizitheit auf der Ebene der Handlungskonstitution:
Die Grundfrage zur Kategorie „Explizitheit" auf der Ebene der Handlungskonstitution lautet: Inwieweit verdeutlichen die Beteiligten das, was sie gesprächsweise tun, explizit bzw. machen es manifest? Dies kann beispielsweise in Form von „formulations" und „accounts" erfolgen. Unter „formulations" sind metakommunikative Äußerungen darüber, was in der laufenden Interaktion passiert, zu verstehen (z.B. Zusammenfassungen, Ankündigungen oder Reformulierungen, vgl. Garfinkel/Sacks 1970; Heritage/Watson 1979; Heritage/Watson 1980). „Accounts" sind im Zusammenhang mit dem konversationsanalytischen Begriff der „accountability" zu definieren. Heritage (1988: 128) spricht von „two levels of ‚accountability'":

> „On the one hand, there is the taken-for-granted level of reasoning through which a running index of action and interaction is created and sustained. On the other, there is the level of overt explanation in which social actors give accounts of what they are doing in terms of reasons, motives or causes."

Manche AutorInnen verstehen „accounts" in einem engeren Sinne, also nur im Sinne der zweiten von Heritage genannten Ebene, die Handlungen wie explizite Begründungen, Zuschreibungen und Erklärungen umfasst (vgl. v.a. Scott/Lyman 1968 und Cody/McLaughlin 1988; vgl. zu „accounts" im medizinischen Kontext Brünner/Gülich 2002).

In Bezug auf Schmerzdifferenzierungen lautet die Frage also: Inwieweit machen die TeilnehmerInnen das sprachliche Handlungsmuster des Differenzierens explizit und damit in der Interaktion manifest?

Eine explizite Benennung des sprachlichen Handlungsmusters „Differenzieren" findet sich im untersuchten Korpus etwa in Form von arztseitigen Aufforderungen und von meta-diskursiven Kommentaren der Patientin zu Differenzierungsschwierigkeiten:

Beispiel 6: NNW
A: *Ja, ja differenzieren, differenziern Sie s vielleicht also ((ea))*

Beispiel 7: NNW
P: *Irgendwie schwierig das zu differenzieren.*

Andererseits kann das sprachliche Handlungsmuster des Differenzierens aber auch implizit bleiben, indem es vollzogen wird, ohne explizit benannt zu werden (siehe z.B. unten Ausschnitt 20).

Explizitheit auf der Ebene der Sachverhaltsdarstellung:
Auf dieser Ebene lautet die Grundfrage zur Kategorie Explizitheit: Inwieweit wird der Sachverhalt einer Varianz zwischen verschiedenen Schmerzen explizit gemacht?
Ein expliziter Verweis auf eine Varianz findet sich etwa in den folgenden Beispielen:

Beispiel 8: LCW
P: *Aah ((aa)) •• de san eigentlich <u>nie</u> gleich.*
P: *Er is net imma <u>gleich</u>.*

Beispiel 9: NNW
P: *• Äh ich hab verschiedene Arten von Kopfschmerz,*

Beispiel 10: FTW
P: *((ea)) Oiso, ich hob zweierlei Arten von Kopfschmerzen, und zwoa...*

Beispiel 11: IGW
A: *Na, <u>wie</u> w w warum unterscheiden Sie dann diese zwei Arten? ((ea)) Sind die <u>so</u> unterschie/was ist der Unterschied eigentlich ((dran   )).*

Die Formulierungen in den Beispielen 8, 9 und 10 wirken zugleich als „vorgreifende Verdeutlichungen von Handlungszusammenhängen" (Kallmeyer 1978): Der zu erwartende Handlungszusammenhang Schmerzdifferenzierung wird zwar nicht explizit gemacht (wie es etwa in einer Formulierung wie „Dazu muss ich zuerst einmal die verschiedenen Schmerzen differenzieren." der Fall wäre), aber er wird implizit vorgreifend verdeutlicht. Damit wird interaktiv die Erwartung etabliert, dass im Folgenden eine Differenzierung der unterschiedlichen Schmerzen erfolgt. Ähnlich beschreiben Robinson/Heritage (2005: 489) die interaktive Organisation, wenn mehrere Beschwerdearten präsentiert werden sollen: „cases, where patients have more than one current symptom to present, and when this will require more than one unit of talk, [...] patients utiliz(e) interactional practices for acquiring/producing more than one unit of talk, and of doing so prospectively".

Auf der anderen Seite kann Schmerzdifferenzierung auf der Ebene der Sachverhaltsdarstellung auch eher implizit bleiben, nämlich dann, wenn eine Varianz nicht explizit als solche benannt wird, sondern ein Unterschied nur über die Art und/oder die Inhalte der Darstellung der Varianten manifestiert wird (siehe z.B. Ausschnitt 20 unten).

Explizitheit auf der Ebene der Gesprächsorganisation
Auch die formale Organisation von Schmerzdifferenzierung im Gespräch wird im untersuchten Material mehr oder weniger explizit geleistet. Eine explizite Verbalisierung findet sich etwa in den folgenden Beispielen, in denen die Fokussierung auf jeweils eine Kopfschmerzvariante vom Arzt explizit koordiniert wird:

Beispiel 12: IGW
A: *Also bleib ma amal bei dem von der Halswirbelsäule.*
A: *Also. Wir, wir bleiben jetzt noch bei dem Kopfweh, des vom Nacken her kommt.*

Beispiel 13: FTW
siehe unten Ausschnitt 16

Explizitheit auf der Ebene der Reziprozitätsherstellung
Auch das Sicherstellen von Verständigung in Bezug auf die Schmerzdifferenzierung manifestiert sich im vorliegenden Material z.T. in expliziter Weise, wie das folgende Beispiel zeigt:

Beispiel 14: IGW
A: *Des heißt im Prinzip können Sie • zwei unterschiedliche Arten von Kopfweh ((ea)) • unterscheiden, wenn ich Sie richtig verstanden habe.*

Nach den beiden erläuterten Kriterien inhaltlicher Fokus/ Hervorhebung und Explizitheit unterscheide ich also die zwei grundlegenden Formen der Orientierung an Schmerzdifferenzierung als „explizites Ausführen einer Schmerzdifferenzierung" einerseits und „implizites Vermitteln einer Schmerzdifferenzierung" andererseits. Im Folgenden sollen diese beiden Formen nun definiert und anhand von Beispielen aus dem Datenmaterial illustriert werden.

7.1.2.1 Explizites Ausführen einer Schmerzdifferenzierung

Patientinnen führen eine Differenzierung von Schmerzen explizit aus, indem sie Schmerzdifferenzierung *als aktuellen inhaltlichen Hauptfokus* etablieren und damit die Aufgabe der Schmerzdifferenzierung in den *interaktiven Vordergrund* rücken. Dabei wird die Aufgabe der Schmerzdifferenzierung ausdrücklich verbalisiert.

Ausschnitt 16: FTW, 1-8

```
1
A   Bitte sehr!
P              • ((ea)) Oiso, ich hob zweierlei Arten von Kopfschmerzen, und
```

```
2
P   zwoa der eine Kopfschmerz • geht von der Halswirbelsäule aus, • der geht
```

3

P bis noch <u>vor</u> in die <u>Augen</u>, und is <u>e</u>her ein ((ea)) <u>poch</u>ender <u>Schmerz</u>, • ((ea))

4

P • und da <u>zwei</u>te Kopfschmerz is • ein <u>ringförmiger</u>, ((ea)) ah der immer <u>ei</u>ntritt

---

5

P ah wenn ich mich <u>sehr</u> <u>stark</u> konzen<u>trier</u>en muss, ((ea)) beziehungsweise

---

6

P beei • ah <u>Wetterumschwüngen</u>, ((ea)) und vor <u>o</u>llem auch bei <u>Föhn</u>.

7

A ((schreibt mit,17s)) <u>Bleib</u> ma amoi bei dem ((ea)) der so von <u>hinten</u> nach

---

8

A <u>vorne</u> geht, zu den Augen, und Sie sogn der is so <u>pochend</u>, ((ea)) •
P Ja\/   Hmhm\/   Jo\

Die Patientin macht Schmerzdifferenzierung durch eine Verbalisierung auf der Ebene der Sachverhaltsdarstellung explizit: *Oiso, ich hob zweierlei Arten von Kopfschmerzen,*. Damit kündigt sie implizit eine Differenzierung verschiedener Schmerzen an und macht insofern das Handlungsmuster Schmerzdifferenzierung erwartbar. Mit der darauf folgenden systematischen Abhandlung des ersten und des zweiten Kopfschmerzes in Form einer parallelen syntaktischen Konstruktion (*und zwoa der eine Kopfschmerz...*, *und da zweite Kopfschmerz...*) wird diese Erwartung auch eingelöst. Die Patientin etabliert Schmerzdifferenzierung in ihrem Beitrag als inhaltlichen Fokus und rückt damit die kommunikative Aufgabe der Schmerzdifferenzierung in den interaktiven Vordergrund.

Ausschnitt 17: NNW, 1-10

1

A ((ea)) Bitte sehr.

2

P Äh ja, • ((kurzes Auflachen)) was ich weiß nicht, ich hab mim Herrn Doktor Nell auch schon geredet,

---

3

A   Ja, wie Ihre Kopfschmerzen sind, wie s begonnen hat, wie s jetz is,
P was genau wollen Sie denn wissen?

4

A   Ja, ja differenzieren, differenziern Sie s vielleicht also
P • Äh ich hab verschiedene Arten von Kopfschmerz,   Also...

5

A ((ea))...
P   • es gibt eine Art sozusagen da beginnt s im Nacken, • und strahlt so • • also ich nenn das so

6
A	Also das geht von hinten bis • nach vor.
P	fächerförmig,• <u>durchs</u> Hirn, bis vor bei den Augen, es wandert dann so durch. Ja genau. Und
P[k]	((lachend))

7
| A | Beidseits. • Ist das. |
| P | wenn bei den Augen sozusagen dieser Strahl durchgeht dann • • erbrech ich meistens, • und...   Ja, ja |

8
| A[k] | ((blättert in Unterlagen)) |
| P | beidseits. ((2,2s)) Und hab Schüttelfrost und • schwitz sehr viel und mir ist trotzdem kalt, und komisch |

9
| P | halt. • Und da bin ich auch nicht wirklich irgendwie • fähig irgendwas zu machen. Und dann gibt s |

10
| P | noch so einen • Kopfschmerz den ich • ähm • ja so • dem/der mich den ganzen Tag begleitet, • • was |

10
| P | mit • wenig Flüssigkeit dann noch mehr wird. |

Auf die vom Arzt gewählte offenste Form von möglichen Turn-Zuweisungen zur Gesprächseröffnung durch ein *Bitte sehr.*[82] reagiert die Patientin zunächst mit einer von Unsicherheitsmarkierungen durchsetzten Frage zur Eingrenzung eines Themas: *Äh ja, • ((kurzes Auflachen)) was ich weiß nicht, ich hab mim Herrn Doktor Nell auch schon geredet, was genau wollen Sie denn wissen?* (F 2/3). Mit der Formulierung *Ja, wie Ihre Kopfschmerzen sind, wie s begonnen hat, wie s jetz is,* (F 3), die strukturell und intonatorisch eine Aufzählung möglicher thematischer Subfoki des übergeordneten Fokus Schmerzbeschreibung darstellt, schließt der Arzt eine – immer noch relativ offene – Aufforderung zur Schmerzdarstellung an. Die Patientin greift aus dem übergeordneten Fokus Schmerzdarstellung selbstinitiiert den vom Arzt nicht explizit angebotenen Fokus auf Schmerzdifferenzierung heraus. Wie auch die Patientin FTW in Ausschnitt 16 oben macht sie durch die explizite Verbalisierung auf der Ebene der Sachverhaltsdarstellung *Äh ich hab verschiedene Arten von Kopfschmerz, Also...* eine Schmerzdifferenzierung erwartbar bzw. kündigt eine solche implizit an. Die solchermaßen manifestierte Orientierung an der Aufgabe der Schmerzdifferenzierung wird vom Arzt sogleich mit einer überlappenden expliziten Aufforderung zur Differenzierung gestützt: *Ja, ja differenzieren, differenziern Sie s vielleicht also ((ea)) ...* (F 4). Die Patientin beginnt mit der Darstellung einer Kopfschmerzvariante und schließt dann mit der Darstellung eines zweiten Kopfschmerzes an.

Schmerzdifferenzierung wird hier also von der Patientin als inhaltlicher Fokus eingeführt und in den interaktiven Vordergrund gerückt. Durch die sofortige Unterstützung durch den Arzt wird die Orientierung auf Schmerzdifferenzierung hier von Patientin und Arzt gemeinsam etabliert.

---

[82]   Mit Spranz-Fogasy (2005: 25ff), der zwischen den drei grundlegenden Eröffnungszügen „Fragen", „Aufforderung" und „Offenes Sich-zur-Verfügung-Stellen" unterscheidet, kann dieser Eröffnungszug des Arztes als „implizite Aufforderung" kategorisiert werden (ähnlich wie z.B. „Na, Frau Müller?"). Vgl. auch Spranz-Fogasy (1987).

Ausschnitt 18: LCW, 8-16

8
A ((7 sek)) So. Und • jetzt bitte die <u>Kopfschmerzen</u> erzählen,
P   ((3 sek)) ((ea))

9
P Aah ((aa)) •• de san eigentlich <u>nie</u> gleich. •• Aber meistens, das ärgste

10
P Kopfweh hab i <u>dann</u>, ((ea)) da hab i s <u>Gfüh</u>, • mir hebt s die Schädeldecken
P [nv]   ((ikon. Geste li Hand

11
P wirklich <u>oo</u>. ••• Da tät i ma am liebsten <u>o</u>man alles <u>o</u> schneiden, ((1 sek))
P[k]   ((hoch))
P [nv]   ))   ((ikon. Geste li Hand   ))

12
P und dass da endlich a Mal da <u>Überdruck</u> ois aussa geht. ((1 sek)) Und das

13
P war halt vor einandhalb Monat • es <u>erschte</u> Mal • <u>so</u> dermaßen akut, ((ea))

14
P dass i wirklich glaubt hab, i <u>bring</u> mi um. ((2 sek)) Und <u>warum</u> i eigentlich

15
A   Hmhm\/
P her kumm is, ((1 sek)) weil s ma scho z <u>lang</u> dauert und • weil i <u>einfach</u> schon

16
P z viel Pulver nimm.

Nach einer gesprächseinleitenden Besprechung der bisherigen Untersuchungen und Befunde (F 1-7) eröffnet der Arzt die obige Sequenz mit einer Erzählaufforderung, die den Fokus auf die eigentliche Schmerzdarstellung lenkt: *So. Und • jetzt bitte die <u>Kopfschmerzen</u> erzählen,*. Die Patientin reagiert zunächst mit einer Reihe von Verzögerungen *((3 sek)) ((ea)) Aah ((aa)) ••,* die die ihr zugewiesene Aufgabe der Darstellung ihrer Kopfschmerzen als nicht unmittelbar erfüllbar ausweisen. Mit der folgenden Formulierung *de san eigentlich <u>nie</u> gleich.* liefert sie dann einen „account" für ihre Formulierungsschwierigkeiten: Sie verweist auf ein in sich komplex differenziertes Phänomen bzw. auf eine breite Varianz. Durch diese explizite Verbalisierung einer bestehenden Varianz macht auch diese Patientin Schmerzdifferenzierung explizit und macht eine folgende Differenzierung erwartbar. Zugleich etabliert sie Schmerzdifferenzierung als inhaltlichen Fokus, sodass diese in den Vordergrund der Interaktion tritt. Mit der gewählten Fortsetzung fokussiert die Patientin dann auf die Beschreibung einer Schmerzvariante, nämlich auf *das ärgste Kopfweh* (F 9ff).

Insgesamt wird also auch in diesem Beispiel eine Schmerzdifferenzierung explizit ausgeführt. Dennoch stellt dieses Beispiel im Vergleich zu den anderen beiden eine deutlich andere Art der Schmerzdifferenzierung dar; das liegt darin begründet, dass die Patientin LCW hier eine andere Form der konversationellen Konstruktion von Varianz wählt (siehe dazu Kap. 8.1).

7.1.2.2 Implizites Vermitteln einer Schmerzdifferenzierung

Patientinnen vermitteln eine Differenzierung von Schmerzen implizit, indem sie sie *im Rahmen eines anderen inhaltlichen Hauptfokus* – quasi „nebenher" – durchführen, sodass die Aufgabe der Schmerzdifferenzierung im *interaktiven Hintergrund* bleibt. Dabei wird die Schmerzdifferenzierung nicht explizit verbalisiert.

Ausschnitt 19: IGW, 1-15

1
A Bitte sehr, weshalb kommen Sie.
P   •• Wegen meiner Migräne •probleme, die ich schon seit frühester •

2
P Jugend, also • praktisch seit der • Pubertät hab, ((ea)) unt • die jetzt wieder • verstärkt auftreten, • und

3
P ah • ich praktisch also • durch die Medigamente • keine Erleichterung finde. ((ea)) Wo i früher ah

4
P ansprochn hab, also reagier ich • zum Teil jetzt überhaupt ned. ((ea)) Zur klassischen Migräne hat sich
P[k]   (schneller)

5
P jetzt de/äh Kopfschmerzen also von der Halswirbelsäule noch • <u>dazu</u> • gesellt, • ((ea)) und durch
P[nv]   ((zeigt mit re Hand auf re Schulter))   ((streicht mit

6
P die Verspannungen, • vom Nacken, • äh Schulter, Nacken rauf also ((ea)) tritt des <u>noch</u> verstärkter auf.
P[nv] re Hand über re Schulter u. Nacken + HWS-Geste   ))

7
P ((ea)) Und äh zum Teil also wenn ich glaub also • die klassische Migräne die Medigamente, ((ea))

8
P wenns von der Halswirbelsäule kommen dann nützt das <u>nichts</u>, • und umgekehrt also ä/i hab meist
P[nv]   ((HWS-Geste   ))

9
P immer also linksseit, rechtsseit . Mit extrem/also dass das da über • <u>Tage</u> sich erstreckt, ((ea)) aah
P[nv]((hebt li Hand, hebt re Hand leicht hoch))

10
P <u>wenns</u> halbwegs erträglich is, also versuch ich <u>ohne</u> Medikamente auszukommen, •• wenns aber so
P[k]   (schnell)

11
P stark is mit ((ea)) äh Schwindel, Erbrechen, äh Schüttelfrost, ah Schweißausbruch ((ea)) un • • zum

12
P <u>Teil</u>/also mag sein dass die irgendwos ondas no dazukommt, dass ich dann so
[k]   ((Klopfen und Eintreten eines anderen Arztes A2))

13	
A2	Später?
A2[k]	((leise))
A	Später.
A[k]	((leise, zur hereinschauenden Person))
P	a Druckgefühl hab, ((ea)) ah dann versuch ich halt •• mit äh Medigamenten aber wie gsagt,
P[nv]	((weist mit beiden Händen auf Brustraum))
[k]	((Schließen der Türe))

14
P die zum Teil auch nicht helfen oder nur ((ea)) ah • stundenweise, und dann tritt das Problem wieder

---

15
P in voller Stärke auf. Und das ist/ • dauert über Tage.

Wie die Fallanalyse in Kap. 6 gezeigt hat, liegt der inhaltliche Hauptfokus in dieser Darstellung nicht auf der Differenzierung der verschiedenen Schmerzen, sondern auf der Verschlechterung der Gesamtproblematik (F 1-4), der Ausweitung und Verstärkung der *Migräneprobleme* (F 4-7) und der eingeschränkten Wirksamkeit der Medikamente (F 7-15). Die Patientin vermittelt eine Differenzierung ihrer Schmerzen in *Klassische Migräne* einerseits und *Kopfschmerzen von der Halswirbelsäule* andererseits nur implizit, indem sie sie im Rahmen dieser genannten inhaltlichen Hauptfoki durchführt. Die Aufgabe der Schmerzdifferenzierung bleibt damit im interaktiven Hintergrund. Auch wird die bestehende Varianz bzw. die Schmerztypologie nicht explizit verbalisiert.

Ausschnitt 20: CAW, 23-30

23
A ((ea)) Gut. Und vorher, • ah, wie oft ham S as normalerweise?

24
P ((ea)) Ah, •• i ich muss sagen, so im letzten dreiviertel Jahr

---

25
P is es so, dass die ((ea)) starken Anfälle, also sag ma a mal

---

26
P so, wo ich ans Bett gefesselt bin, ((ea)) seltener geworden is, ((ea)) ah, •

27
P aber dafür is es zum Beispiel jetzt seit voriger Woche, da hab i a Mal

---

28
P a bissl stärker Migräne ghabt, ((ea)) und seit dem is es, dass ich

---

29	
A	•• HmhmV
P	eigentlich fast immer, • einen Druck • im Kopf hab. Meistens da so
P [nv]	((führt re Hand über beide Augenbrauen, dann li Hand dazu))

30
P hinter den <u>Augen</u>, beziehungsweise im <u>Stirnbereich</u>.
P [nv] ((re Hand oberhalb   ((Streichbewegung beider Hände über jew.
v. re Augenbraue, li Hand   Augenbraue hinaus))
oberhalb v. li Augenbraue))

Auch in dieser Darstellung liegt der inhaltliche Hauptfokus nicht auf der Schmerzdifferenzierung, sondern auf der vom Arzt erfragten Häufigkeit der Kopfschmerzen. Die Patientin vermittelt eine Differenzierung ihrer Schmerzen in *starke Anfälle/Migräne* und *Druck im Kopf* also nur implizit, indem sie sie im Rahmen dieses inhaltlichen Hauptfokus „nebenbei" vornimmt. Schmerzdifferenzierung wird hier nur als Voraussetzung für die übergeordnete Aktivität der Angabe der Kopfschmerzhäufigkeit durchgeführt. Diese bildet den Anlass dafür, dass sich in F 29f der Fokus zum Schmerztyp *Druck im Kopf* verschiebt. Die Aufgabe der Schmerzdifferenzierung bleibt in diesem Ausschnitt im interaktiven Hintergrund und es findet sich keine explizite Verbalisierung der Varianz bzw. der bestehenden Typologie.

7.1.3 Interaktive Anlässe und Funktionen initialer Schmerzdifferenzierung

Die Differenzierung verschiedener Schmerzen kann aus unterschiedlichen interaktiven Anlässen und in unterschiedlichen Funktionen in das Gespräch eingeführt werden. Im Folgenden sollen die vier Anlässe und Funktionen skizziert werden, die im untersuchten Datenmaterial zentral sind.

7.1.3.1 Vom Arzt abgefragte Schmerzdifferenzierung

Eine Möglichkeit, wie Schmerzdifferenzierung ins Gespräch eingeführt wird, besteht darin, dass sie – ähnlich wie andere interessierende Merkmale der Schmerzen – im Rahmen einer Frage-Antwort-Sequenz vom Arzt abgefragt wird. Ein Beispiel dafür gibt der folgende Ausschnitt aus dem Gespräch mit der Patientin LNW:

Ausschnitt 21: LNW, 1-21

1
A   Okay. ((1s)) ((ea)) Erzählen Sie. Weshalb kommen Sie?

2
A   hmhmV
P   Ja, also ich hab, ahm, • vor/ vor/ im Dezember, letztes Jahr,

3
P   haben, also, Kopfschmerzen angefangen, so ziemlich starke, ((ea))

4
P   und, ziemlich oft sind die vorgekommen. Also, ich bin manchmal, hm-

5
P   eine Woche, oder fünf Tage im Bett gewesen, weil ((ea)) sie nicht

6
P   weggehen wollten. Früher hatte ich vielleicht zwei, drei Mal

7
P   im Jahr richtig starke Kopfschmerzen, aber ((ea)) jetzt wurde es

---

8

P viel häufiger. •• Und, es ist halt/ es hat <u>plötzlich</u> angefangen,

---

9

P im Dezember. Und, es is schon seit Dezember so, und,

10

P in letzter Zeit wird s, immer häufiger. Also, letzte Woche hatte ich

---

11

P ((einen)) vier Mal, richtig stark Kopfschmerzen. Manchmal muss ich

---

12

P auch, also zuhause bleiben, nicht arbeiten gehen. ((ea)) Und, wenn s

---

13

P ganz schlimm wird, dann, äh, muss ich erbrechen • und, essen hab ich

---

14

A   ((4s)) ((ea)) Sind die Kopfschmerzen immer gleich,
P auch keine Lust.

15

A oder gibt s unterschiedliche Arten von Kopfweh?
P   Naja, manchmal,

16

A   hmhmV
P also, fängt s hier an und dann, den ganzen Tag tut s auf dieser

---

17

A   hmhmV
P einen Seite weh, und am nächsten Tag wandert s auf die andere

---

18

A hmhmV hmhmV hmhmV
P Seite rüber.   Also, das wechselt Seiten. Mein/ meistens

19

A   Des heißt, es is üblicherweise einseitig,
P is des, auf einer Seite.

20

A   kann aber die Seite wechseln.
P   Genau. Meistens ist es, glaub ich,

21

P auf der rechten Seite, aber, hm-, also, es wechselt beliebig.

7.1.3.2   Schmerzdifferenzierung als Schmerzdarstellung

Anlass einer Differenzierung verschiedener Schmerzen ist in vielen Fällen die – meist initiale
– explizite oder implizite Aufforderung des Arztes zur Schmerzdarstellung. Das heißt, um
der Aufgabe einer Schmerzdarstellung überhaupt nachkommen zu können, muss die Patien-

tin verschiedene Schmerzen voneinander differenzieren. Schmerzdarstellung bedeutet bzw. impliziert in diesen Fällen also gewissermaßen Schmerzdifferenzierung. Die Differenzierung der verschiedenen Schmerzen bildet dabei bisweilen das zentrale Ordnungsgerüst für die Schmerzdarstellung.

Das oben bereits erläuterte Beispiel der Anfangssequenz des Gesprächs FTW illustriert diesen Fall:

Ausschnitt 22: FTW, 1-8

1
A Bitte sehr!
P • ((ea)) Oiso, ich hob zweierlei Arten von Kopfschmerzen, und

2
P zwoa der eine Kopfschmerz • geht von der Halswirbelsäule aus, • der geht

3
P bis noch vor in die Augen, und is eher ein ((ea)) pochender Schmerz, • ((ea))

4
P • und da zweite Kopfschmerz is • ein ringförmiger, ((ea)) ah der immer eintritt

5
P ah wenn ich mich sehr stark konzentrieren muss, ((ea)) beziehungsweise

6
P beei • ah Wetterumschwüngen, ((ea)) und vor ollem auch bei Föhn.

7
A ((schreibt mit,17s)) Bleib ma amoi bei dem ((ea)) der so von hinten nach

8
A vorne geht, zu den Augen, und Sie sogn der is so pochend, ((ea)) •
P Ja\ Hmhm\ Jo\

Weitere Beispiele hierfür geben die Ausschnitte 17, 18 und 25 (F 18-22).

7.1.3.3 Anlassgebundene Schmerzdifferenzierung

Unter einer „anlassgebundenen Schmerzdifferenzierung" verstehe ich, dass eine Schmerzdifferenzierung aus Anlass einer lokal durchzuführenden Aktivität im Rahmen des Handlungsschemas Schmerzdarstellung eingeführt wird. Das heißt konkret: Um der Aufgabe nachzukommen, ein bestimmtes, vom Arzt erfragtes Merkmal der Kopfschmerzen anzugeben, führt die Patientin eine Differenzierung verschiedener Schmerzen ein. Die Beispiele unten zeigen, dass diesbezüglich das Merkmal Häufigkeit eine prominente Rolle spielt: In vielen Fällen ist es die Notwendigkeit, die Auftretenshäufigkeit der Kopfschmerzen oder eines beschriebenen Merkmals der Schmerzen anzugeben, die den Anlass für eine Differenzierung verschiedener Varianten bildet.

Ausschnitt 23: CAW, 23-30

23
A   ((ea)) Gut. Und <u>vorher</u>, • ah, wie oft ham S as normalerweise?

24
P   ((ea)) Ah, •• i ich muss sagen, so im <u>letzten</u> <u>dreiviertel</u> Jahr

25
P   is es <u>so</u>, dass die ((ea)) <u>starken</u> Anfälle, also sag ma a mal

26
P   so, wo ich ans <u>Bett</u> gefesselt bin, ((ea)) <u>seltener</u> geworden is, ((ea)) ah, •

27
P   aber dafür is es zum Beispiel jetzt seit voriger Woche, da hab i a Mal

28
P   a bissl stärker <u>Migräne</u> ghabt, ((ea)) und seit dem is es, dass ich

29
A   •• HmhmV
P   eigentlich <u>fast</u> immer, • einen Druck • im Kopf hab.   Meistens da so
P [nv]   *((führt re Hand über beide*
Augenbrauen, dann li Hand dazu))

30
P   hinter den <u>Augen</u>, beziehungsweise im <u>Stirnbereich</u>.
P [nv]   *((re Hand oberhalb*   *((Streichbewegung beider Hände über jew.*
v. re Augenbraue, li Hand   *Augenbraue hinaus))*
oberhalb v. li Augenbraue))

Dieses Beispiel zeigt, wie Schmerzdifferenzierung erst aus Anlass eines anderen lokal zu bearbeitenden Problems entsteht: Als Voraussetzung dafür, die Frage nach der Kopfschmerzhäufigkeit behandeln zu können, differenziert die Patientin zwei verschiedene Kopfschmerzvarianten. Die Schmerzdifferenzierung hat hier also zunächst lediglich die Funktion, die Beantwortung der ärztlichen Frage zur Häufigkeit zu ermöglichen.

Ausschnitt 24: QFW, 104-117

104
A   ((ea)) Na, und, was war damals so? ((aa))   Schmerzmäßig?
P   *•• ((schnalzt mit der Zunge))*

105
A   Wie warn die Schmerzen? Erzählen S das ein bissl.
P   Es is ein Ziehen,

106
A   Und wo tut s denn weh, eigentlich?
P   und heiß. ((ea)) Uund, •• ja, es zieht und es is heiß.

107

A	hmhmV hmhmV
P	((ea)) Ja, es/ es zieht so v/ also vom Aug rauf, so nur die/ ganz g/ streng
P[nv]	hebt beide Hände vors Gesicht, re Hand abgesenkt, li Hand von unterhalb d. li Auges über li Stirn-

108

A	hmhmV hmhmV
P	die linke Seite, ((ea)) und, äh, da vor allem auch. ((ea)) Uund, da in
P[nv]	u. Kopfseite u. legt flache li Hand auf li streicht mit re
	wieder zurück, Gesichtsseite
	Wiederholung

109

P	der Schulter viel, also in den Gelenken tut s am meisten weh, im
P[nv]	Hand über li Schulter

110

A	hmhmV
P	Becken, also Hüftgelenk, und ((ea)) Knie, und unten. Und es is
P[nv]	li Hand zu li Hüfte zu li Knie und Richtung
		li Fuß

111

A	hmhmV
P	lustig, meine Handgelenke, die knacken auch. Also, da ((eben)) links,
P[nv]	Drehbewegung u. Knacken mit
	li Handgelenk

112

A	hmhmV Nja, aber des is harmlos, des zeigt nur,
P	und rechts is gar nix. Des hab ich
P[nv]	Drehbewegung mit re Handgelenk

113

A	dass Sie also, • überbeweglich sind. Das, das is nix.
P	aber vorher nicht gehabt, aber ja. Ja. Okay. ((lacht))

114

A	Sagen Sie, und, ahm, das Ganze is immer nur auf der linken Seite?

115

A	hmhmV
P	Ja. Ich hab aber auch manchmal Kopfweh, ((ea)) äh, ((im))
P[nv]	beide Hände zu Nacken

116

P	ganzen Kopf, aber ich glaub, da sitz ich schlecht, und • da, wenn ich mich
P[nv]	bewegt beide legt beide Hände auf jew. Nackenseite u. macht leichte
	Hände von Stirnseiten
	entlang Kopfseiten nach hinten

117

A	hmhmV hmhmV
P	dann massier, da, im Nacken, dann wird s besser.
P[nv]	Bewegungen

Der Arzt fokussiert ab F 104 die von der Patientin beschriebenen Schmerzen und fordert sie zu einer Schmerzdarstellung auf: *((ea)) Na, und, was war damals so? ((aa)) Schmerzmäßig? Wie warn die Schmerzen? Erzählen S das ein bissl.* Die Patientin liefert zunächst eine Qualifizierung der Schmerzen (*Es is ein Ziehen, und heiß. ((ea)) Uund, •• ja, es zieht und es is heiß.*), wird aber vom Arzt mit einer Frage zur Lokalisation der Schmerzen überlappt: *Und wo tut s denn weh, eigentlich?* Sie gibt eine auf die linke Körperhälfte beschränkte Lokalisation ihrer Schmerzen an (F 107-110). Nach einer kurzen Aushandlung über die Relevanz der Tatsache, dass sich auch das Knacken der Handgelenke auf die linke Seite beschränkt, greift der Arzt noch einmal die von der Patientin angegebene linksseitige Lokalisation der Schmerzen auf und stellt mittels des betonten Frequenzadverbials[83] *immer* die in der Darstellung der Patientin vermittelte maximale Frequenz der linksseitigen Lokalisation explizit zur Disposition: *Sagen Sie, und, ahm, das Ganze is immer nur auf der linken Seite?* Damit macht er eine Stellungnahme der Patientin konditionell relevant. Die Patientin bestätigt zunächst die ausschließlich linksseitige Lokalisation mit einem *Ja.* Nach dem Hörersignal des Arztes (*hmhm\/*) entwickelt sie jedoch eine alternative Variante ihrer Schmerzen, die sich nicht auf die linke Körperseite beschränkt: *Ich hab aber auch manchmal Kopfweh, ((ea)) äh, ((im)) ganzen Kopf, aber ich glaub, da sitz ich schlecht, und • da, wenn ich mich dann massier, da, im Nacken, dann wird s besser.*

In diesem Beispiel bildet also eine etablierte konditionelle Relevanz bezüglich eines bestimmten Charakteristikums der Schmerzen (Auftretenshäufigkeit der linksseitigen Lokalisation) den Anlass für eine Differenzierung von Schmerzvarianten, die schließlich über das ursprüngliche Differenzierungsmerkmal der Lokalisation (*((im)) ganzen Kopf,*) hinausgeht und auch die Merkmale Auslöser (*aber ich glaub, da sitz ich schlecht,*) und Gegenmaßnahmen (*und • da, wenn ich mich dann massier, da, im Nacken, dann wird s besser.*) umfasst.

Ausschnitt 25: NLW2, 18-27

18
| A •• Na, gut. ((ea)) •• Also: Wie sin Ihre Kopfschmerzen, erzählen S mir ein bissl.

19
| P ((ea)) Also es fangt an an und für sich hier meistens beginnend, das ist mehr
| P[nv]   ((beide Hände greifen zu jew. Schulter, Streichbewegungen entlang Schultergürtel,

---

20
| P so dann ein Ziehen, und des geht dann meistens rauf, • bis hier in die Wirbeln,
| P [nv]   Streichbewegung zu Hals hinauf

21
| A HmhmV   HmhmV
| P ((ea)) und ••• geht dann z/meistens sogar weiter • bis vor, • bis zu den Schläfen
| P [nv] verharrt in Zeigeposition auf Hals   führt beide Hände   führt beide
| zu jew. Schläfen u.Stirn

22
| A   Aber nicht immer.   HmhmV
| P hier in dem Bereich so vor,   ((ea)) Nicht immer, na, es is... ((ea)) mm- äh
| P[k]Hände kranzförmig über Kopf nach hinten,
| hinunter zu Nacken und wieder zurück))

---

83   Zifonun/Hoffmann/Strecker (1997, Bd. 2: 1140ff).

23
P	bleibt dann a meistens auch, also äh öfters hinten, nur hoit wonn s/ und donn
P [nv]	((beide Hände flach über hinteren Nacken, Absenken, Wiederholung))

24
P	wonn i • extreme Migräneanfälle hob, oiso do konn i weder aufstehen, no •

25
P	rausschauen, ((ea)) •• ah da is mir nur übel, •• oiso do konn i a nur liegen und

26
P	des, und do hob i s im gonzen Kopf und donn hob i des Gefühl der zerplatzt.	
P [nv]	((führt beide Hände von Nacken aus entlang Kopfseiten u. wieder zurück	verharren vor Hals, formen Luftballon, Zerplatzen durch Auseinanderbewegen))

27
P	••• Wie so a •• Luftballon.

Auch dieser Ausschnitt zeigt, wie die Frage des Arztes in F 22, in der er die von der Patientin implizit nahegelegte eingeschränkte Auftretenshäufigkeit einer Schmerzausbreitung explizit aufgreift, eine Differenzierung zweier Schmerzvarianten auslöst. Auch hier geht die Differenzierung dann über das ursprünglich behandelte Merkmal der Lokalisation hinaus und behandelt auch die Merkmale Intensität (*extreme Migräneanfälle*), Einschränkungen durch die Schmerzen und Begleiterscheinungen (*oiso do konn i weder aufstehen, no • rausschauen, ((ea)) •• ah da is mir nur übel, •• oiso do konn i a nur liegen und des,*) und Schmerzqualität (*und donn hob i des Gefühl der zerplatzt. ••• Wie so a •• Luftballon.*). Die Frage des Arztes zur Häufigkeit der linksseitigen Lokalisation bildet also den Anlass dafür, dass die Patientin die in F 19-22 nur leise anklingende Varianz und somit Differenzierbarkeit ihrer Kopfschmerzsymptomatik nun, wenn auch immer noch implizit, differenziert.

Ausschnitt 26: PTM, 191-198

191
A	HmhmV Wie oft tritt das
P	Kopfschmerzen verbunden • mit Übelkeit. •• Dann die Übelkeit...

192
A	auf? •• Wie oft haben Sie Kopfschmerzen?
P	•• Na, vielleicht, • des kann

193
P	i a schwer sagen, zwa Mal im Jahr, fünf Mal im Jahr, • wo, wo des, wo der

194
P	Effekt auftritt. Normale Kopfweh... Aber komischer Weise,
F	((Des, des...))

195
P	eins is a, mei Vater und mein Stiefbruder, ((ea)) die haben sehr oft Kopfweh a.

```
196
A  Hmhm\/                            • Hmhm\/
P            Und a in dera Form.        Des was mi eigentlich wundert, na? Das
F                                    ((Das sind halt))• Kopfschmerz mit Übelkeit.
```

```
197
P  is... Weil, wann i mit dem mit bin irgendwo, wann der seine Pulver da
KO                                   ((ugs. f. Medikamente))
```

```
198
A                                    Gut, also zwei bis fünf Mal pro Jahr.
P  isst eben massenweise, • das ist...
P[k]          ((  lachend  ))
```

In diesem Beispiel handelt es sich lediglich um eine Minimalrealisierung einer anlassgebundenen Schmerzdifferenzierung. Auf die Frage des Arztes nach der Häufigkeit der Kopfschmerzen liefert der Patient zunächst eine, als lediglich geschätzt kennzeichnete Angabe, wobei er Formulierungsschwierigkeiten anzeigt: •• *Na, vielleicht, • des kann i a schwer sagen, zwa Mal im Jahr, fünf Mal im Jahr,.* Er weist die geforderte Angabe also als schwierig und nicht ohne Weiteres lieferbar aus. Mit der nachgeschobenen Spezifizierung • *wo, wo des, wo der Effekt auftritt.* grenzt er dann den Geltungsbereich dieser Angabe auf die bisher behandelte Kopfschmerzvariante, die stets mit Übelkeit einhergeht (hier vom Patienten als *Effekt* paraphrasiert), ein. Dann stellt er dieser Variante eine offenbar davon zu unterscheidende Kopfschmerzvariante kontrastiv gegenüber: *Normale Kopfweh....* Diesen Formulierungsansatz bricht der Patient jedoch ab und seine Ehefrau, die ihn zum Gespräch begleitet hat, setzt zu einem Beitrag an, den sie jedoch ebenfalls gleich abbricht, sodass er sich nicht weiter interpretieren lässt *((Des, des...)).* Durch die oben beschriebene Spezifizierung und Einschränkung des Geltungsbereichs der Häufigkeitsangabe und durch die kontrastive Gegenüberstellung der vom Patienten als *Normales Kopfweh* bezeichneten Variante ist in dieser Passage aber trotz der Abbrüche deutlich zu erkennen, dass es sich um einen Ansatz zu einer Schmerzdifferenzierung handelt; dieser wird hier und auch im weiteren Gesprächsverlauf jedoch nicht weitergeführt.

7.1.3.4   Schmerzdifferenzierung zur Hochstufung der Beschwerden

Ausschnitt 27: IGW, 1-15

```
1
A  Bitte sehr, weshalb kommen Sie.
P                            •• Wegen meiner Migräne •probleme, die ich schon seit  frühester •
```

```
2
P  Jugend, also • praktisch seit der • Pubertät hab, ((ea)) unt • die jetzt wieder • verstärkt auftreten, • und
```

```
3
P  ah • ich praktisch also • durch die Medigamente • keine Erleichterung finde. ((ea)) Wo i früher ah
```

```
4
P  ansprochn hab, also reagier ich • zum Teil jetzt überhaupt ned. ((ea)) Zur klassischen Migräne hat sich
P[k]                              (schneller)
```

5

P jetzt de/äh Kopfschmerzen also von der Halswirbelsäule noch • <u>dazu</u> • gesellt, • ((ea)) und durch
P[nv]   *((zeigt mit re Hand auf re Schulter))*   *((streicht mit*

6

P die Verspannungen, • vom Nacken, • äh Schulter, Nacken rauf also ((ea)) tritt des <u>noch</u> verstärkter auf.
P[nv]   *re Hand über re Schulter u. Nacken + HWS-Geste*   *))*

7

P ((ea)) Und äh zum Teil also wenn ich glaub also • die klassische Migräne die Medigamente, ((ea))

8

P wenns von der Halswirbelsäule kommen dann nützt das <u>nichts</u>, • und umgekehrt also ä/i hab meist
P[nv]   *((HWS-Geste*   *))*

9

P immer also linksseit, rechtsseit . Mit extrem/also dass das da über • <u>Tage</u> sich erstreckt, ((ea)) aah
P[nv]*((hebt li Hand, hebt re Hand leicht hoch))*

10

P <u>wenns</u> halbwegs erträglich is, also versuch ich <u>ohne</u> Medikamente auszukommen, •• wenns aber so
P[k]   *(schnell)*

11

P stark is mit ((ea)) äh Schwindel, Erbrechen, äh Schüttelfrost, ah Schweißausbruch ((ea)) un • • zum

---

12

P <u>Teil</u>/also mag sein dass die irgendwos ondas no dazukommt, dass ich dann so
[k]   *((Klopfen und Eintreten eines anderen Arztes A2))*

13

A2   Später?
A2[k]   *((leise))*
A   Später.
A[k]   *((leise, zur hereinschauenden Person))*
P a Druckgefühl hab, ((ea)) ah dann versuch ich halt •• mit äh Medigamenten aber wie <u>gsagt</u>,
P[nv] *((weist mit beiden*
Händen auf Brustraum))
[k]   *((Schließen der Türe))*

14

P die zum Teil <u>auch</u> nicht helfen oder nur ((ea)) ah • <u>stunden</u>weise, und dann tritt das Problem wieder

---

15

P in <u>voller</u> <u>Stärke</u> auf. Und das ist/ • <u>dauert</u> über <u>Tage</u>.

Wie bereits in Kap. 6 und Kap. 7.1.2.2 gezeigt wurde, differenziert die Patientin in ihrer initialen Darstellung implizit eine von ihr als *klassische Migräne* bezeichnete und eine als *Kopfschmerzen von der Halswirbelsäule* benannte Schmerzvariante. Die Schmerzdifferenzierung bildet dabei jedoch nicht den Hauptfokus ihrer Ausführungen, sondern wird lediglich im Rahmen der im kommunikativen Vordergrund stehenden Foki (die aktuelle Situation mit dem langen Bestehen der Beschwerden, die zunehmende Verschlechterung und die nachlassende Medikamentenwirksamkeit) nebenher durchgeführt. Die Funktion der Differenzierung der verschiedenen Schmerzvarianten liegt hier darin, diese Gesamtsituation in ihrer Relevanz hochzustufen.

7.2   Interaktive Prozessierung von Schmerzdifferenzierung

In Kap. 7.1 wurde die interaktive Einführung einer Schmerzdifferenzierung eingehend anhand von Fallbeispielen beleuchtet. Folgende Fragen wurden dabei beantwortet: Wie kommt es dazu, dass sich die TeilnehmerInnen im Gespräch auf die Differenzierung verschiedener Schmerzvarianten orientieren? Wie wird die Schmerzdifferenzierung im Gespräch als (gemeinsame) kommunikative Aufgabe konstituiert? In welcher Form wird eine Orientierung an der kommunikativen Aufgabe Schmerzdifferenzierung manifest? Und: Welche interaktiven Anlässe lösen eine solche Orientierung aus und welche Funktionen hat diese?

In diesem Kapitel soll es nun darum gehen, was mit einer einmal eingeführten Schmerzdifferenzierung im Verlauf des Gesprächs weiter geschieht. Wie behandelt der Arzt eine von der Patientin (ansatzweise) eingeführte Schmerzdifferenzierung? Wie wird diese Prozessierung dann von der Patientin weiter behandelt? Wie taucht Schmerzdifferenzierung ggf. über die Gesprächsphase der Schmerzdarstellung hinaus im weiteren Gesprächsverlauf auf, d.h. welche Rückbezüge finden sich im Rest des Gesprächs? Und welche Ergebnisse der Prozessierung von Schmerzdifferenzierung werden letztlich festgehalten, d.h., wohin entwickelt sich die Schmerzdifferenzierung letztendlich?

Zur Bearbeitung dieser Fragen sei zunächst kurz auf das theoretische Konzept der „interaktiven Prozessierung" eingegangen.

Die Frage, wie Gesprächsbeiträge in der Folge von den GesprächspartnerInnen, aber auch von den jeweiligen SprecherInnen selbst behandelt werden, bildet eine grundlegende Kategorie innerhalb der linguistischen Gesprächsanalyse (siehe Kap. 4). Deppermann etwa behandelt diese Frage mit Rückgriff auf grundlegende konversationsanalytische Arbeiten unter dem Stichwort „Interaktive Konsequenzen" (2001a: 70ff). Damit wird darauf referiert, dass die Bedeutung von Äußerungen in und mit Interaktion ausgehandelt wird und nicht einseitig von einer/m der Beteiligten bestimmt wird (ebd.: 71; Garfinkel/Sacks 1970). Diese interaktive Aushandlung geschieht eben dadurch, dass sich die GesprächsteilnehmerInnen in den nachfolgenden Bearbeitungen eines Beitrags fortlaufend wechselseitig aufzeigen, wie sie einander verstanden haben (siehe Kap. 4.1). Nach Schegloff (1992b) findet die interaktive Bearbeitung eines Ausgangsbeitrags – in Deppermanns Terminologie: des „fokalen Elements" – statt in

1)   der Fortsetzung des Beitrags durch die Sprecherin/den Sprecher selbst,

2)   der/den unmittelbar anschließenden Reaktion(en) der GesprächspartnerInnen,

3)   der Reaktion der Sprecherin/des Sprechers der fokalen Äußerung auf diese Reaktionen,

4)   Rückbezügen auf die fokale Äußerung im späteren Gesprächsverlauf

(Deppermann 2001a: 72).

In der Konversationsanalyse wird dabei auf drei Stellen der interaktiven Bearbeitung eines Ausgangsbeitrags besonderes Augenmerk gelegt (vgl. Schegloff 1992b):

1) „first position": der Ausgangsbeitrag

2) „second position": die Reaktion der Gesprächspartnerin/des Gesprächspartners auf den Ausgangsbeitrag

3) „third position": die Reaktion der ersten Sprecherin/des ersten Sprechers auf die Reaktion der Gesprächspartnerin/des Gesprächspartners.

An allen diesen Stellen kann die Bedeutung des Ausgangsbeitrags, in unserem Fall also einer eingeführten Schmerzdifferenzierung, (neu) interpretiert, weiter ausgehandelt und verändert werden. Schmerzdifferenzierung emergiert so in ihrer vollen Gestalt erst nach und nach im und durch den Interaktionsprozess (siehe auch Kap. 5.2).

Aufbauend auf diesem strukturellen Grundprinzip von face-to-face-Kommunikation beschäftigt sich Fiehler (1990b und 2001) im Kontext der Untersuchung von Emotionalität im Gespräch mit der „interaktiven Prozessierung" von Emotionen als einer kommunikativen Aufgabe, die es neben den Aufgaben der „Manifestation" und der „Deutung" von Emotionen im Gespräch zu bearbeiten gilt. Unter „interaktiver Prozessierung" von Emotionen versteht Fiehler deren Bearbeitung in der Interaktion, und er unterscheidet vier verschiedene Strategien einer solchen Prozessierung (vgl. Fiehler 2001: 1433ff): Eingehen, Hinterfragen, Infragestellen und Ignorieren/Übergehen. Im Rahmen der linguistischen Erforschung von ÄrztInnen-PatientInnen-Kommunikation wurde mit dem Begriff der „interaktiven Prozessierung" schließlich allgemein auf die weitere Bearbeitung von spezifischen Darstellungen im ärztlichen Gespräch referiert (vgl. z.B. Fiehler 1990a: 45f; Lalouschek 1995: 68ff und 2005b: 82).

Für meine Untersuchung der interaktiven Weiterführung von eingeführten Schmerzdifferenzierungen greife ich diesen Begriff der „interaktiven Prozessierung" auf. Der Beitrag, mit dem die Patientin erstmals (ansatzweise) eine Orientierung auf Schmerzdifferenzierung zeigt, aber auch ggf. ihre eigene Fortsetzung dieses Beitrags, wird in der vorliegenden Arbeit als „initiale Schmerzdifferenzierung" behandelt (siehe Kap. 7.1). Erst die folgenden Reaktionen des Arztes, einschließlich der redebegleitenden, nicht turn-beanspruchenden Reaktionen (vgl. Duncan 1974: 166; Henne/Rehbock 2001: 170f), sollen hier als interaktive Prozessierung gelten. Die in Deppermanns Terminologie erste Position der interaktiven Bearbeitung eines Ausgangsbeitrags („die Fortsetzung des Beitrags durch den Sprecher selbst") wird in der vorliegenden Arbeit also der initialen Schmerzdifferenzierung zugerechnet (sie wurde demgemäß bereits in Kap. 7.1 behandelt).

Bevor ich die jeweiligen Verfahren der interaktiven Prozessierung für Arzt und Patientin getrennt beleuchte, soll in einer Beispielanalyse eines Gesprächs die interaktive Prozessierung von Schmerzdifferenzierung in ihrer kontextuellen Einbettung sequentiell nachgezeichnet werden.

7.2.1 Beispielanalyse NLW2

Die folgende Sequenz ist dem Beginn eines Gesprächs entnommen. Davor stehen lediglich die Begrüßungssequenz mit Aufklärung über die Aufnahmesituation, eine kurze Problemidentifikation, bei der die Patientin mit *dass i • sehr unter Kopfschmerzen leide* ihr Problem formuliert, und eine ebenfalls kurze zeitliche Einordnung der Problematik, die jedoch durch eine eintretende Ärztin unterbrochen wird. Der Arzt verlässt für eine Unterredung mit der

Kollegin kurzzeitig den Raum. Danach wird die zuvor unterbrochene zeitliche Einordnung fortgesetzt. Mithilfe eines Gliederungssignals leitet der Arzt dann zur Sequenz der eigentlichen Schmerzdarstellung über:

Ausschnitt 28: NLW2, 18-27

18
| A •• Na, gut. ((ea)) •• Also: Wie sin Ihre Kopfschmerzen, erzählen S mir ein bissl.

19
| P ((ea)) Also es fangt an an und für sich hier meistens beginnend, das ist mehr
| P[nv]   ((beide Hände greifen zu jew. Schulter, Streichbewegungen entlang Schultergürtel,

20
| P so dann ein Ziehen, und des geht dann meistens rauf, • bis hier in die Wirbeln,
| P [nv]   Streichbewegung zu Hals hinauf

21
| A HmhmV   HmhmV
| P ((ea)) und ••• geht dann z/meistens sogar weiter • bis vor, • bis zu den Schläfen
| P [nv]   verharrt in Zeigeposition auf Hals   führt beide Hände   führt beide
| zu jew. Schläfen u.Stirn

22
| A   Aber nicht immer.   HmhmV
| P hier in dem Bereich so vor,   ((ea)) Nicht immer, na, es is... ((ea)) mm- äh
| P[k]Hände kranzförmig über Kopf nach hinten,
| hinunter zu Nacken und wieder zurück))

23
| P bleibt dann a meistens auch, also äh öfters hinten, nur hoit wonn s/ und donn
| P [nv]   ((beide Hände flach über hinteren Nacken, Absenken, Wiederholung))

24
| P wonn i • extreme Migräneanfälle hob, oiso do konn i weder aufstehen, no •

25
| P rausschauen, ((ea)) •• ah da is mir nur übel, •• oiso do konn i a nur liegen und

26
| P des, und do hob i s im gonzen Kopf und donn hob i des Gefühl der zerplatzt.
| P [nv]   ((führt beide Hände von Nacken aus   verharren vor Hals, formen Luftballon,
| entlang Kopfseiten u. wieder zurück   Zerplatzen durch Auseinanderbewegen))

27
| P ••• Wie so a •• Luftballon.

Der Arzt fordert die Patientin zur Beschreibung ihrer Schmerzen auf: *Also. Wie sin Ihre Kopfschmerzen, erzählen S mir ein bissl.* In ihrer daran anschließenden Beschreibung stellt die Patientin einen Schmerzprozess dar, indem sie den Ausgangspunkt ihrer Kopfschmerzen (*hier meistens beginnend*) und deren Ausbreitung skizziert (*des geht dann meistens rauf bis hier in die Wirbeln ((ea)) uuund ••• geht dann meistens sogar weiter bis vor bis zu den Schläfen hier in dem Bereich so vor*). Sowohl durch die sprachliche als auch durch die gestische Darstellung wird dieser Prozess klar in zwei Phasen strukturiert. Als Gliederungssignale fungieren dabei in F 21 das deutliche Einatmen, das gedehnte *uuund*, die lange Pause sowie eine im Unterschied zur dynamischen Gestik, die die Darstellung der beiden Schmerzphasen begleitet, verharrende Zeigegestik während dieser Gliederungssignale und am Beginn der Darstellung von Phase 2 (*und* ••• *geht dann z/meistens* [...]). Auffällig in dieser Darstellung ist die Häufung des Temporaladverbs *meistens*, das die relative Häufigkeit der beschriebenen Zustände angibt.

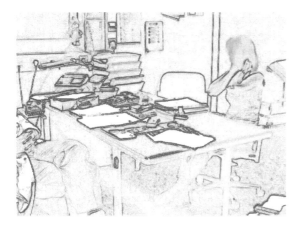

Bild 8: Phase 1 des Schmerzprozesses

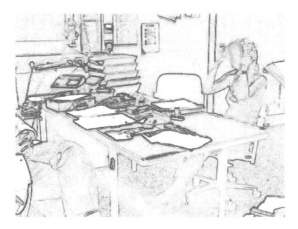

Bild 9: Phase 2 des Schmerzprozesses

Mit dem Einwurf *Aber nicht immer.* greift der Arzt nun diese Häufigkeitsangabe heraus und kehrt sie gewissermaßen um: Durch die Ex-negativo-Charakterisierung rückt er die Gegenhäufigkeit zu *meistens* in den Blick und fokussiert so jene Fälle, in denen sich der Schmerz nicht ausbreitet. Damit prozessiert der Arzt die in der Darstellung der Patientin implizit nahegelegte Varianz und somit Differenzierbarkeit ihrer Kopfschmerzen und setzt eine Schmerzdifferenzierung relevant.

Die Patientin bestätigt diese Einschränkung und ergänzt eine alternative Schmerzvariante ohne Ausbreitung (*bleibt dann a meistens auch, also äh öfters hinten,*). Dieser Variante stellt sie dann erneut jene Variante kontrastiv gegenüber, bei der sich der Schmerz über den gesamten Kopf hinweg ausbreitet: *nur hoit wonn s/ und donn wonn i • extreme Migräneanfälle hob,* [...]. Vor allem die ähnliche gestische Darstellung legt nahe, dass diese Variante, die die Patientin jetzt mit der Bezeichnung *extreme Migräneanfälle* benennt, der zuvor beschriebenen Phase 2 des Prozesses der Schmerzausbreitung entspricht.

Inhaltlicher Hauptfokus in dieser Sequenz, in der ein erster Durchlauf durch die Schmerzdifferenzierung vollzogen wird (Differenzierungsstufe I), ist zunächst (F 18-22) die Schmerzdarstellung in Hinblick auf Lokalisation und Schmerzqualität. Mit der Intervention des Arztes tritt dann die Einschränkung des Auftretens und darauf die Beschreibung der Schmerzvariante „extremer Migräneanfall" in den Fokus. Dabei wird an keiner Stelle eine Varianz oder eine bestehende Typologie explizit verbalisiert, sodass in diesem Beispiel von einer impliziten Vermittlung einer Schmerzdifferenzierung gesprochen werden kann (siehe Kap. 7.1.2). Die Darstellung ist verallgemeinernd-deskriptiv, d.h., es handelt sich um eine von konkreten Schmerzsituationen abstrahierende Beschreibung wiederkehrender Schmerzprozesse (siehe Kap. 8.2).

Ausschnitt 29: NLW2, 27-35

27
A   ((ea)) •• Ist/sind die Kopfschmerzen immer gleich?

28
A   Von der Art her.   Oder hom Sie verschiedene Kopfschmerzformen,
P   ((ea)) Oiso...   N-

29
A   oder wie is des.
P   •• Na, eher, • eher gleichbleibend. Also i merk immer es, es, es/also
P [nv]   ((beide Hände weisen

30
A   HmhmV
P   für <u>mich</u> is es Gefühl, es geht von hier aus nach oben weg.   Von de/• hier
P [nv]   Ri jew. Schlüsselbein, streicht 2mal mit beiden Händen über   ((Wiederholung))
hinteren Nacken hinauf, leichtes Absenken der Hände))

31
P   also so, so wie jetzta do, • so a Druck da drauf und der geht dann nach oben
P [nv]   ((greift in Nacken, drückt m. beiden Händen an Halsseiten   ((weist mit beiden Zeigefingern
herum, wirft Kopf zurück))

32
A   Ja, Sie sind ja offenbar sehr überbeweglich, • an der Halswirbelsäule
P   weiter. ((ea))   HmhmV
P [nv]   nach seitlich-oben))

33
A   und •• das ((is s)) wahrscheinlich, ja. ((ea))   HmhmV
P   Ja, ich hob da der Hausarzt ah • der Orthopäde hat gsagt, er wü von dem an

```
34
A                                        Ja,• na ich schau ma s dann an, ja.
P  Röntgen hom und do woa der Befund dazua. ((           weil)) der hat mich
P[k]               ((leise                ))
```

```
35
P  weitergschickt. ((ea))
```

In F 27 thematisiert nun der Arzt mit einer Folge von Entscheidungsfragen die von der Patientin nur implizit vermittelte Schmerzdifferenzierung explizit: *Ist/sind die Kopfschmerzen immer gleich? Von der Art her.* Mit dem Nachtrag *Von der Art her.* präzisiert er seine Frage als Frage nach einer qualitativen Schmerzdifferenzierung und bietet dann eine Alternative an: *Oder hom Sie verschiedene Kopfschmerzformen,.* Mit der nachgeschobenen offenen Frage *oder wie is des.* öffnet er den durch die beiden Entscheidungsfragen eingeschränkten Antwortspielraum wieder.[84] In seiner Prozessierung der Schmerzdarstellung zeigt der Arzt eine Orientierung an der Aufgabe einer Differenzierung möglicher Schmerzvarianten. Er zeigt mit seiner Fortsetzung, dass er die bisherigen Ausführungen der Patientin dahingehend interpretiert hat, dass eine Varianz im Schmerzerleben nahegelegt wird, die möglicherweise in Form qualitativ unterschiedlicher Kopfschmerztypen kategorisierbar ist.

Die Patientin setzt mehrmals zu einer Antwort an und verneint schließlich die letzte Frage des Arztes mit *Na, eher, • eher gleichbleibend.* eine qualitative Differenzierbarkeit von Kopfschmerzvarianten. Daran schließt sie unmittelbar eine Reformulierung des in 18-22 dargestellten Schmerzprozesses an, den sie über Ausgangspunkt und Ausbreitung des Schmerzes beschreibt: *Also i merk immer es, es, es/also für <u>mich</u> is es Gefühl, es geht von hier aus nach oben weg.* Diese Beschreibung verbindet sie mit einer gestischen Darstellung der 1. Stufe des Schmerzprozesses (s.o.). Diese 1. Stufe sowie die Ausweitung illustriert sie dann mit einem Verweis auf die aktuelle Situation: *Von de/ • hier also so, so wie jetzta do, • so a Druck da drauf und der geht dann nach oben weiter.* Gestisch veranschaulicht die Patientin dabei Stufe 1 des Schmerzprozesses andeutungsweise und im Vergleich zu oben stark verkürzt mit einer Zeigegeste, bei der beide Zeigefinger die Richtung der weiteren Ausbreitung des Schmerzes anzeigen, nicht aber den Weg der Ausbreitung abbilden.

---

[84] Entscheidungsfragen, wie sie hier auftreten, legen meist eine Antwort (ja/nein) als präferiert nahe. „Die Richtung der Antwort wird durch die sprachliche Formulierung des Sachverhaltsentwurfs schon vorgeprägt, mit anderen Worten, es gibt eine primär erwartete, insofern präferierte Antwort, die dem mit der Frage gegebenen Wissensstand entspricht." (Zifonun/Hoffmann/Strecker 1997, Bd. 1: 112; vgl. auch ebd.: 531f) Siehe zum Konzept der „Präferenzorganisation" auch Kap. 4.1.

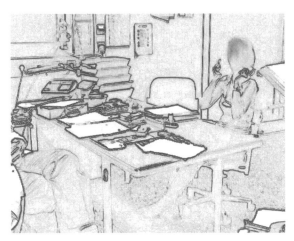

Bild 10: Zeigegeste zur Illustration der weiteren Ausbreitung der Stufe 1 des Schmerzprozesses

Die Strukturierung des Schmerzes in zwei Stufen manifestiert sich insgesamt nicht mehr so deutlich, stattdessen tritt ein sich graduell veränderndes Gesamtphänomen hervor. Wiewohl die Patientin mit *Na, eher, • eher gleichbleibend.* die lokal vom Arzt vorgegebene Orientierung an der Aufgabe Schmerzdifferenzierung berücksichtigt, widmet sie sich in der Weiterführung ihres Beitrags nicht einer Typisierung kategorial unterscheidbarer Schmerzen, sondern einer erneuten Schmerzbeschreibung des Gesamtphänomens.

An dieser Stelle fügt der Arzt eine kurze diagnostische Einschätzung ein: *Ja, Sie sind ja offenbar sehr überbeweglich, • an der Halswirbelsäule und •• das ((is s)) wahrscheinlich, ja. ((ea)).* Dies löst eine kurze Sequenz zu bisherigen orthopädischen Befunden aus, die aber vom Arzt abgebrochen und postponiert wird. Mit dieser Nebensequenz (vgl. zu „side sequences" Jefferson 1972) ist der zweite Durchlauf durch die Schmerzdifferenzierung beendet (Differenzierungsstufe II).

Nach der Einschubsequenz leitet der Arzt in F 35 wieder zur Schmerzbeschreibung zurück und startet damit einen dritten Durchlauf durch die Schmerzdifferenzierung:

Ausschnitt 30: NLW2, 35-57

35
A   ((ea)) Und ahm •• also das beginnt normalerweise

36
A   mit einem Krampfgefühl im Nacken, ja?   Und dann geht s • <u>immer</u> vor
P   Hmhm\\

37
A   bis zu den Augen? • Wie so ein Helm über den Kopf?
P   N- na, ned immer, äh   ned immer. Oiso
P [nv]   ((hebt beide Hände leicht
an, senkt sie wieder ab))

38
A   HmhmV   Na, also • wie oft ist das
P nur wenn s wirklich sehr schlimm wird, extrem wird.   Dann...

39
A so der Fall.   So ungefähr. • Wie oft im Monat. Einmal, zweimal, zehnmal,
P   ((aa)) •• Haja.   ((ea))   Na, so zweimal

40
A   HmhmV   Ja.
P im Monat. Aber der Kopfschmerz ist öfter, also da, da • der Schmerz, der wos
P [nv]   ((beide Hände zu Schultern, streicht über hinteren

41
A .   HmhmV
P im hinteren Bereich sitzt, also der ist oft tagelang, also der, der/i steh auf mit
P [nv]   Nacken hinauf, Wiederholung
mit nach hinten offenen gespreizten Händen))

42
A   Und wenn der
P den, i geh schlofen mit den und ((ea)) es tritt eigentlich ka...   ((   ))

43
A Kopfschmerz sich also so • verstärkt und so ausbreitet, da bis nach vor. Also • da
P   HmhmV

44
A kommt es dann • zu welchen zusätzlichen Symptomen.
P   Na, dass ma meistens

45
A   HmhmV
P schlecht wird, •   und dass eben • ja, die helle Licht dann unangenehm

---

46
A   HmhmV
P würd, •• und eben a laute Geräusche und •• dess dann auch eher unangenehm

---

47
A   ••• Und wie lang dauert so ein Zustand.
P werden.   ((ea)) ((2sec)) Najo, kann a scho

48
A   ((HmhmV)) ((2sec)) Und ••• gibt s irgendwelche
A[k]   ((sehr leise))
P moi an ganzen Tag a dauern.

49
A speziellen Auslöser, wo Sie wissen, ((ea)) wenn dies oder jenes is, dann

---

50
A kriegen S auf alle Fälle diese starken Kopfschmerzen.
P   Ah, ja, es kann vorkommen,

51

P dass i in der Nacht beim Liegen • irgendwie, da muss i <u>so</u> verkrampft oder wos

P [nv]   *((beide Hände weisen Ri jew. Schlüsselbein, zuckt abwechselnd mit den Schultern, Hände auf*

52

A   HmhmV

P liegen, ((ea)) dass i dann in der Früh mit an starken Kopf•schmerz aufsteh,

P [nv]   *Brusthöhe abgesenkt, weisen nach oben*

53

A   HmhmV • Und was gibt s

P der si donn im Laufe des Toges praktisch steigert.

P [nv]   *wirft Kopf   ((Hände pragmat. Geste u. abgesenkt))*

      leicht nach hinten))

54

A noch?

P   ((1sec)) Hm- beim Sitzen, ••• zum Beispiel so wie jetzt, also wie i

---

55

P herkumman bin hob i nix ghobt und jetzt draußen beim Sitzen, beim Woaten

---

56

P hob i/merk i scho wieder, wie s ofongt <u>hier</u> zum Verkrompfen und hier zum ••

P [nv]   *((beide Hände zu Halsseiten, Zeigefinger   ((wirft Kopf leicht in Nacken, Hände zeigen in Nacken*

       streichen entlang Halsseiten nach oben))

57

P Steigen.

P [nv]   *mit gespreizten Händen Bewegung nach oben))*

Mit seiner Bestätigungsfrage *Und ahm •• also das beginnt normalerweise mit einem Krampfgefühl im Nacken, ja?* greift der Arzt nochmals die 1. Stufe des Prozesses auf. Nach der Ratifizierung durch die Patientin (*HmhmV*) reformuliert er die Auftretenshäufigkeit der Schmerzausweitung (also Stufe 2 des Prozesses): *Und dann geht s • immer vor bis zu den Augen? • Wie so ein Helm über den Kopf?* Er folgt in seinen Fragen also der Strukturierung des Schmerzgeschehens durch die Patientin. Durch seine Fokussierung auf die Auftretenshäufigkeit der 2. Stufe setzt er nach demselben Prinzip wie schon oben in F 22 erneut eine Differenzierung der angedeuteten Schmerzvarianten relevant.

Noch überlappend zum Beitrag des Arztes verneint die Patientin wie schon in F 22 (*N-na, ned immer, äh ned immer.*) und setzt zu einer gestischen Illustration an, die sie jedoch wieder abbricht, und fährt dann fort: *Oiso nur wenn s wirklich sehr schlimm wird, extrem wird.* Damit formuliert sie eine Intensivierung des Schmerzes als Bedingung für die Schmerzausbreitung und koppelt so die 2. Stufe des Schmerzprozesses an die Intensivierung.

Diese Formulierung als Konditional reicht dem Arzt jedoch offensichtlich nicht aus, denn er setzt in einer konkretisierenden Frage eine Angabe der Auftretenshäufigkeit in absoluten Zahlen relevant (*Na, also • wie oft ist das so der Fall.*). In Reaktion auf das folgende Zögern der Patientin relativiert er dann zunächst den Präzisionsanspruch seiner Frage und bietet dann verschiedene Antwortmöglichkeiten an (*So ungefähr. • Wie oft im Monat. Einmal, zweimal, zehnmal,*). Mit *Na, so zweimal im Monat.* liefert die Patientin die eingeforderte Häufigkeitsangabe.

Daran schließt sie unmittelbar kontrastierend die Häufigkeit der alternativen Variante an, die der Stufe 1 im zuvor dargestellten Schmerzprozess entspricht und die sie nun als *Kopfschmerz* benennt und dann über die Angabe der Lokalisation im hinteren Bereich reformuliert: *Aber der Kopfschmerz ist öfter, also da, da • der Schmerz, der wos im hinteren Bereich sitzt, also der ist oft <u>tagelang</u>, also der, der/i steh auf mit den, i geh schlofen mit den und ((ea)) es tritt eigentlich ka...*

Auch hier bildet also die Notwendigkeit einer Häufigkeitsangabe in Bezug auf das Auftreten des Kopfschmerzes den Anlass für die Patientin, die Differenzierung der verschiedenen Schmerzvarianten fortzuführen. Mit der selbstinitiierten Kontrastierung referiert die Patientin erstmals von sich aus auf die erste Stufe des Schmerzprozesses als eine eigenständige, von der 2. Stufe abgrenzbare Kategorie, rückt diese 2. Stufe in den kommunikativen Vordergrund und stuft die Bedeutung ihrer Dauer hoch.

In F 42 unterbricht nun der Arzt und refokussiert die Stufe 2 des Schmerzprozesses, indem er die dabei auftretenden Begleiterscheinungen erfragt (F 42-44). Die Patientin gibt an: *Na, dass ma meistens schlecht wird, • und dass eben • ja, die helle Licht dann unangenehm würd, •• und eben a laute Geräusche und •• dess dann auch eher unangenehm werden.* Der Arzt fragt daraufhin weitere Merkmale dieser Kopfschmerzvariante wie Dauer und Auslöser ab (F 47ff).

In dieser Abfragesequenz führt der Arzt also die Konturierung der fokussierten Stufe 2 des Schmerzprozesses als eigenständige, abgrenzbare Kategorie weiter, indem er sie über spezifische Merkmale wie Ausbreitung und Intensivierung (F 43ff: *Und wenn der Kopfschmerz sich also so • verstärkt und so ausbreitet, da bis nach vor*) und Intensität (F 48ff: *diese starken Kopfschmerzen*) definiert und weitere für diese Kopfschmerzvariante spezifische Merkmale erhebt (Begleiterscheinungen, Auslöser).

In der Antwort der Patientin auf die Frage nach den Auslösern fällt auf, dass sie nun nicht wie zuletzt zwei kategorial unterschiedliche Schmerztypen darstellt, sondern wieder einen aus zwei Phasen bestehenden Gesamtprozess: *Ah, ja, es kann vorkommen, dass i in der Nacht beim Liegen • irgendwie, da muss i <u>so</u> verkrampft oder wos liegen, ((ea)) dass i dann in der Früh mit an starken Kopf•schmerz aufsteh, der si donn im Laufe des Toges praktisch steigert.* Wiewohl sich theoretisch auch argumentieren lässt, dass die Patientin hier einen Intensivierungsprozess innerhalb der zweiten Schmerzstufe beschreibt, spricht m.E. einiges dafür anzunehmen, dass die Darstellung des zweiphasigen Gesamtprozesses wieder aufgenommen wird: Die Benennung als *starker Kopfschmerz* ruft nämlich die in F 40 als *Kopfschmerz* abgegrenzte Stufe 1 des Schmerzprozesses auf, wobei die jetzt hinzugetretene Qualifizierung als *stark* möglicherweise nur aus der Arzt-Frage übernommen wurde. Die weiter beschriebene Steigerung des Schmerzes (*der si donn im Laufe des Toges praktisch steigert*) ruft die Stufe 2 des Schmerzprozesses auf, die die Patientin zuvor ja durch die Intensivierung von Stufe 1 abgegrenzt hatte. Geht man von der hier angenommenen Interpretation dieser Stelle aus, so ergibt sich eine interessante Parallele zum Gespräch IGW: Auch dort beantwortet die Patientin eine Frage des Arztes, die explizit auf die 2. Stufe eines aus verschiedenen Phasen bestehenden Schmerzprozesses fokussiert ist, mit einer Fokussierung des Gesamtprozesses (siehe auch Kap. 6.1.2, F 54-65).

Auch in der folgenden Antwort auf die Frage des Arztes nach weiteren Auslösern (F 53f: *Und was gibt s noch?*) wählt die Patientin die Darstellung als Gesamtprozess mit einem graduellen Übergang von Stufe 1 zu Stufe 2: *Hm- beim Sitzen, ••• zum Beispiel so wie jetzt, also wie i herkumman bin hob i nix ghobt und jetzt draußen beim Sitzen, beim Woaten hob i/merk i scho wieder, wie s ofongt <u>hier</u> zum Verkrampfen und hier zum •• Steigen.* Vor allem in der gestischen Darstellung wird der Charakter eines graduellen Übergangs von Stufe 1 zu Stufe 2 deutlich:

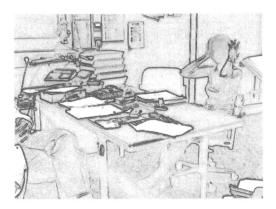

Bild 11: Gradueller Übergang von Stufe 1 zu Stufe 2 des Schmerzprozesses

Dass die Patientin an dieser Stelle tatsächlich auf den Gesamtprozess referiert, lässt sich daraus schließen, dass ihre gestische Darstellung des *Steigens* der zuvor eingeführten Geste für die Stufe 2 entspricht (siehe Bild 9).

Aus der bisherigen Analyse ergibt sich, dass die beiden Schmerzvarianten von der Patientin bisweilen als unterscheidbare, eigenständige Kategorien gefasst werden, bisweilen als zwei Stufen eines graduellen Prozesses, bei dem die eine Stufe in die andere übergeht.

Bevor der Arzt in F 73 (Transkriptausschnitt hier nicht wiedergegeben) weitere Auslöser für die Kopfschmerzen erfragt, erfolgt an dieser Stelle eine Einschubsequenz, in der der Beruf der Patientin und die Belastung durch die sitzende Tätigkeit sowie die durch die Kopfschmerzen eingeschränkte Arbeitsfähigkeit der Patientin thematisiert werden. Auf die Frage des Arztes nach eventuellen Krankenständen aufgrund der Kopfschmerzen (*Gibt s eigentlich Krankenstände wegen dieser Kopfschmerzen.*) greift die Patientin von sich aus auf die Differenzierung der verschiedenen Kopfschmerzvarianten zurück: *Mm- •• Zwei Mal nur. Weil s eben Migräneanfälle waren. Also ned nur Kopfschmerz, sondern eben a richtiger Migräneanfall woa. Wei i hob ned ((schaun)) kennan.* Sie gibt also nach einem kurzen Zögern die erfragte Häufigkeit an, die sie als gering kennzeichnet (*nur*). In Form einer Begründung („account") konkretisiert sie dann, dass es sich dabei *eben* um Migräneanfälle gehandelt habe, womit sie gleichzeitig die Krankenstände legitimiert. Mittels der Partikel *eben* weist sie dabei die Kategorie *Migräneanfälle* als geteiltes, interaktiv bereits etabliertes Wissen aus.[85] Daran zeigt sich, dass die Migräneanfälle nunmehr interaktiv als Kategorie etabliert sind, auf die die Patientin zurückgreifen kann. In der anschließenden Reformulierung *Also ned nur Kopfschmerz, sondern eben a richtiger Migräneanfall woa.* charakterisiert sie die Migräneanfälle unter Rückgriff auf die zweite im Gespräch etablierte Kategorie *Kopfschmerz* und kontrastiert so die beiden Kategorien *nur Kopfschmerz* und *a richtiger Migräneanfall*. Durch die Konstruktion „nicht nur – sondern" sowie den Verstärker *richtig* weist sie die Migräneanfälle dabei als Steigerungsform des Kopfschmerzes aus. Dies korrespondiert mit der zuvor etab-

---

[85] Vgl. Zifonun/Hoffmann/Strecker (1997, Bd. 2: 1230f).

lierten Darstellung der Kopfschmerzen als verschiedene Stufen eines Gesamtverlaufs. Im Nachsatz *Wei i hob ned ((schaun)) kennan.* begründet sie retrospektiv die Zuordnung zur Kategorie *a richtiger Migräneanfall* durch die Angabe des Kriteriums *nicht schauen können*, eine bisher noch nicht genannte Begleiterscheinung der Kopfschmerzen.

Der Arzt verfolgt nun diese Kategorie weiter:

Ausschnitt 31: NLW2, 81-102

```
81
A  • ((Ah)), und wenn S sich jetzt • noch einmal überlegen,
```

```
82
A    • einmal im also, Sie ham ein bis zwei Mal im Monat solche Attacken.
P  HmhmV
```

```
83
A  Die dann/Wie lang dauert das eigentlich bis das wieder in Ordnung is.
P                                                            Naja,
```

```
84
A  Diese sogenannte Migräne.
P  hm-                      ((ea)) Ah, die richtige Migräne also die schoff i
```

```
85
P  dann meistens nur, indem i zum Orthopäden geh • und sogen bitte, • Spritzen
P [nv]                                                       ((zeigt mit
```

```
86
A        •• Na, ja, aber wie lang brauchen Sie bis des in Ordnung is.
P  do rein.                                           Aah, mit den
P [nv]  Zeigefingern
        zu Nackenseiten))
```

```
87
A                          Na, wenn Sie nix •••     spritzen lossen.
P  Spritzen • geht s meistens sufurt wieder.   Ohne •• Spritzen, des konn
P[k]                  ((lachend))
```

```
88
A              HmhmV   ((ea)) Ja.
P  bis zu ana Wochn a dauern. ••• Also es, es • dämmt sich dann a bissl
```

```
89
A              Und da erbrechen Sie eine Woche hindurch.
P  ein, aber der Kopfschmerz, des is...              •• Ah, na, der,
```

```
90
P  des is nur, wenn s extrem stoak wird und wenn s dann a bissl im Obklingen is,
```

```
91
P  dann is zwoa der Kopfschmerz nach wie vor da, aber dann wird mir nimmer mehr
```

92
| P | schlecht. Und des Schauen geht a, oba die Kopfschmerzen san do, des san |

93
| A | Na, und diese Kopfschmerzen, diese sogenannten ohne Übelkeit und ohne |
| P | oft ((ea)) wie gsagt, tagelang.   HmhmV |

94
| A | so • Zusatzsymptome. Wie oft treten die denn auf? |
| P | Sehr häufig. • Mindestens • |

95
A	((2sec)) ((ea)) Naja- <u>sehr</u> häufig, ••
P	ah •• ja, olle/• mindestens jede zweite Wochn. Naja,
P[k]	((leise))

96
| A | Jede zweite Woche, das haßt oiso, ((ea)) zwei Mal im Monat, |
| P | Na!   ((ea)) Äh, m die |

97
| P | äh hoit n oba a poa Tog on, oiso des is ned so, dass des noch an Tog wieder |

98
A	Das sind die Zustände, wo Sie der Orthopäde dann infiltriert.
P	weg is. N/nur bei
P[k]	((schnalzt))

99
| P | •• da geh i nur hin, wenn s wirklich so extrem der Kopfschmerz is, dass i sog, |

100
| P | ((ing))/ • i hob Migräne, mir wird/ •• is auch noch schlecht dabei, ((ea)) oder ich |

101
| P | <u>halt</u> s vor Schmerzen nicht aus. Wonn des a bissl in an unteren Level is, ned. |

102
A	Na gut.
A[k]	((leise))
P	Do ••• loss i des.

In F 81-84 refokussiert der Arzt die Kategorie *Migräneanfälle.* Er bestimmt diese über ihre Häufigkeit und setzt dann mit einem Relativsatz an, den er jedoch zugunsten einer Selbstkorrektur abbricht.[86] Die im Relativsatz vermutlich geplante weitere Bestimmung, nämlich die Dauer der Beschwerden, erfragt er nun von der Patientin: *((Ah)), und wenn S sich jetzt • noch einmal überlegen, • einmal im also, Sie ham ein bis zwei Mal im Monat solche Attacken. Die dann/Wie lang dauert das eigentlich bis das wieder in Ordnung is.*

---

[86]   Nach dem von Schegloff/Jefferson/Sacks (1977) beschriebenen Reparatursystem handelt es sich hier um eine sogenannte selbstinitiierte Selbstkorrektur. Vgl. zu Reparaturen auch Jefferson (1974) und (1983) sowie Egbert (2009).

Die Patientin reagiert zunächst mit dem Verzögerungssignal *Naja,* und der Arzt schiebt in einer Reformulierung die von der Patientin zuvor selbst gewählte Kategorienbezeichnung *Migräne* nach, wobei er mit dem Adjektiv *sogenannt* eine Distanzierung von der Bezeichnung als diagnostische Kategorie vornimmt: *Diese sogenannte Migräne.* Die Patientin bleibt in ihrer Antwort bei ihrer Bezeichnung *die richtige Migräne* und verschiebt den Fokus vom Aspekt der Dauer auf den der Bewältigung: *Ah, die richtige Migräne also die schaff i dann meistens nur, indem i zum Orthopäden geh • und sogen bitte, • Spritzen do rein.* Auf die folgende insistierende Frage[87] des Arztes (*Na, ja, aber wie lang brauchen Sie bis des in Ordnung is.*) gibt die Patientin die Dauer unter Einsatz von Therapiemaßnahmen an: *Aah, mit den Spritzen • geht s meistens sufurt wieder.* Der Arzt stellt klar: *Na, wenn Sie nix ••• spritzen lossen.* In ihrer Antwort stuft die Patientin zunächst die Dauer der Schmerzen hoch (*Ohne •• Spritzen, des konn bis zu ana Wochn a dauern.*), relativiert diese dann jedoch wieder, indem sie eine Besserung einräumt (*••• Also es, es • dämmt sich dann a bissl ein, aber der Kopfschmerz, des is...*). Hier setzt sie zu einer Kontrastierung an, mit der sie die Kategorie des *Kopfschmerzes* wieder aufruft und andeutet, dass dieser trotz Besserung der *richtigen Migräne* bestehen bleibt.

An dieser Stelle unterbricht der Arzt sie aber mit einer Bestätigungsfrage: *Und da erbrechen Sie eine Woche hindurch.* Die Patientin verneint dies und beschreibt nun den Prozess der Besserung: *•• Ah, na, der, des is nur, wenn s extrem stoak wird und wenn s dann a bissl im Obklingen is, dann is zwoa der Kopfschmerz nach wie vor da, aber dann wird mir nimmer mehr schlecht. Und des Schauen geht a, oba die Kopfschmerzen san do, des san oft ((ea)) wie gsagt, tagelang.*

Im Unterschied zu den oben zitierten Darstellungen der Entwicklung von Stufe 1 zu Stufe 2 beschreibt die Patientin den rückläufigen Prozess hier weniger als einen graduellen Übergang, sondern vielmehr als die Rückbildung einer Überlagerung: Die *richtige Migräne* klingt ab und der *Kopfschmerz* als Stufe 1 bleibt übrig bzw. tritt in den Vordergrund. Die Begleiterscheinungen Übelkeit und Sehstörungen werden dabei als Negativ-Identifizierungsmerkmale herangezogen: Über ihr Fehlen wird die Stufe 1 (*Kopfschmerzen*) charakterisiert. Wie schon oben in F 40ff hebt die Patientin auch in dieser Darstellung die *Kopfschmerzen* hervor und stuft deren Dauer hoch.

Der Arzt fokussiert nun in einem überlappenden Beitrag auf diese Kopfschmerzvariante: *Na, und diese Kopfschmerzen, diese sogenannten ohne Übelkeit und ohne so • Zusatzsymptome. Wie oft treten die denn auf?* In seiner Frage nach der Häufigkeit dieser Schmerzen übernimmt er die Begrifflichkeit der Patientin, wenn auch mit einer Distanzierung (*diese sogenannten*), und reformuliert die Kategorie über die von der Patientin genannten Merkmale, die er als Fehlen von Übelkeit und Zusatzsymptomen abstrahiert.

In ihrer Antwort stuft die Patientin die Kopfschmerzen erneut in ihrer Relevanz hoch, indem sie die Auftretenshäufigkeit betont: *Sehr häufig. • Mindestens • ah •• ja, olle/• mindestens jede zweite Wochn.* Der Arzt reagiert auf diese Angabe mit einer Rückstufung (*Najasehr häufig, •• Jede zweite Woche, das haßt oiso, ((ea)) zwei Mal im Monat,*), woraufhin die Patientin die vorgenommene Hochstufung – möglicherweise auch zur Rechtfertigung des Ambulanzbesuchs – verteidigt: *((ea)) Äh, m die äh hoitn oba a poa Tog on, oiso des is ned so, dass des noch an Tog wieder weg is.*

---

[87]   „Insistieren" bedeutet das Beharren auf einem zurückgewiesenen Inhalt bzw. einer zurückgewiesenen Intention eines vorangegangenen Sprechbeitrags. Vgl. dazu Apeltauer (1979); Franke (1983) und aus dialoggrammatischer Sicht Hundsnurscher (1976).

Auf die verständigungssichernde Bestätigungsfrage des Arztes (*Das sind die Zustände, wo Sie der Orthopäde dann infiltriert.*) stellt die Patientin richtig: *N/nur bei •• da geh i nur hin, wenn s wirklich so extrem der Kopfschmerz is, dass i sog, ((ing))/ • i hob Migräne, mir wird/ •• is auch noch schlecht dabei, ((ea)) oder ich halt s vor Schmerzen nicht aus. Wonn des a bissl in an unteren Level is, ned. Do ••• loss i des.* Für diese Art der Schmerzbewältigung gibt sie also eine Intensitätsgrenze an, die sie durch einen selbst vorgenommenen Kategorisierungsakt (*dass i sog, ((ing))/ • i hob Migräne*) bestimmt: die Kategorisierung als Migräne, die Identifizierung der Begleiterscheinung Übelkeit oder die Kategorisierung als eine Schmerzerträglichkeitsgrenze überschreitend.

Die beiden Schmerzvarianten werden hier also wieder deutlich als eigene, klar voneinander abgrenzbare und definierbare Kategorien dargestellt, sodass sie immer stärker als eigenständige Schmerztypen hervortreten.

Im weiteren Verlauf des Gesprächs tritt die Orientierung an der Differenzierung der verschiedenen Schmerzvarianten in den Hintergrund und wird erst im Rahmen der diagnostischen Einschätzung durch den Arzt wieder aufgenommen: *((ea)) und • i glaube, dass also in erster Linie •• äh die Schilddrüse is soweit okay, äh dass hier in erster Linie das Problem •• nicht so sehr eine Migräne ist, sondern Sie ham • die Störungen da hinten im Nacken ((ea)) und das muss ordentlich behandelt werden. Und dann wenn dann wirklich noch Beschwerden übrig bleiben, ((ea)) dann muss man eine entsprechende • Akuttherapie machen.* Mit dieser diagnostischen Erläuterung weist der Arzt *Migräne* als diagnostische Kategorie zurück und identifiziert das Problem stattdessen als *Störungen da hinten im Nacken*, die er als die primär behandlungsbedürftigen Beschwerden hochstuft. Darüber hinausgehenden Beschwerden (*wenn dann wirklich noch Beschwerden übrig bleiben*), deren Eintreten er durch die Wenn-dann-Konstruktion und das assertiv verstärkende Satzadverb *wirklich*[88] als unwahrscheinlich darstellt, weist er eine sekundäre Behandlungsbedürftigkeit zu. Seine Einschätzung untermauert er durch den Verweis auf eine vorausgehende Darstellung der Patientin, wonach sie nach einem Kuraufenthalt mit physikalischen Anwendungen lange Zeit ohne Beschwerden gewesen sei: *Sie sagen ja selber, Sie worn ein Jahr in [Name Kurort]/also Sie waren nach [Name Kurort] ((ea)) praktisch ein Jahr beschwerdefrei. ((ea)) Und genau das ist ja der Effekt, da ham Sie auch weder diese ((ea)) halbmigränischen Zustände ghabt, noch die anderen offensichtlich.* Auch hier distanziert sich der Arzt wieder von *Migräne* als diagnostische Kategorie, indem er die Beschwerden als *halbmigränisch* bezeichnet.

Abschließend lohnt noch ein Blick auf die Prozessierung der Schmerzdifferenzierung im Zuge der Besprechung der therapeutischen Maßnahmen. Der Arzt thematisiert nun die Behandlung der von ihm zuletzt als *halbmigränische Zustände* bezeichneten Schmerzform und identifiziert diese über ihre starke Intensität, die kurze Dauer und die geringe Auftretenshäufigkeit: *Und • wenn Sie also jetzt so eine Attacke haben, vom ähm ••• die starken Attacken, •• die Sie also nur • stundenweise ham, selten. Dann ahm •• ham Sie eigentlich abgesehen von dem Parkemed noch irgend a Medikament ausprobiert.*

Im Rahmen der Medikamentenverordnung stellt der Arzt dann erneut die beiden Schmerzvarianten einander gegenüber: *Ich geb Ihnen ein Medikament namens Zomig, ja? ((ea)) Das ist aber jetzt nicht für den normalen Schmerz gedacht, das hat überhaupt keinen Sinn. Das ist dann, wenn Sie diesen Zustand haben, wo Ihnen so schlecht wird dabei und wo Sie also so wie Sie sagen, Migräne. ((ea)) Wobei i ned gonz im/sicher bin, ob des wirklich a*

---

[88]   Vgl. dazu Zifonun/Hoffmann/Strecker (1997, Bd. 2: 1535 und 1127f).

Migräne is, oba jetzt probier ma das damit amal aus, ((ea)) dann können Sie sich damit ein-mal hier sozusagen austesten. Die Charakterisierung der beiden Typen erfolgt hier über das Merkmal Normalität (für den normalen Schmerz; später vom Arzt auch als *Routinekopf-schmerz* bezeichnet) für die Kopfschmerzen und über die Merkmale Begleiterscheinungen und Übelkeit und die Eigenkategorisierung durch die Patientin für den zweiten Schmerztyp. Auch hier distanziert sich der Arzt wieder, diesmal expliziter, von dieser Eigenkategorisie-rung als Migräne als diagnostische Kategorie und klassifiziert die Medikamenteneinnahme gewissermaßen als weiteres Diagnoseinstrumentarium (*dann können Sie sich damit einmal hier sozusagen austesten*). Im Gegensatz zu obiger Sequenz ist die Zurückweisung der dia-gnostischen Kategorie Migräne an dieser Stelle nicht so stark, diese wird hier eher als unsi-cher und zu überprüfend markiert. Die den Beitrag des Arztes überlappenden, teils abgebro-chenen Ratifizierungen der Patientin *A richtiger...* und *Ja. A richtige* sowie *Ja, • i nenn s hoit so.* verweisen dabei wieder auf den Akt der Eigenkategorisierung der *richtigen Migräne* durch die Patientin.

Die abschließende Besprechung des Kopfschmerzkalenders, in dem die Patientin ihre Kopfschmerzen über einen längeren Zeitraum sorgfältig dokumentieren soll, illustriert nochmals deutlich die Entwicklung der Schmerzdifferenzierung: *Und • Sie nehmen bitte* <u>zwei</u>*färbige Kugelschreiber, an blauen und an roten, oder was auch immer, und •• so dass Sie •• das, was Sie als Migräne bezeichnen, ((ea)) andersfärbig als diese • langanhaltenden Ver-spannungsschmerzen markieren, damit ma s besser auseinander halten können, ja?*

Aus den am Gesprächsanfang von der Patientin nur sehr implizit differenzierten Schmerzvarianten sind im Laufe des Gesprächs zwei graduell verlaufende Stufen eines Schmerzprozesses und schließlich durch die interaktive Arbeit beider GesprächpartnerInnen zwei kategorial voneinander trennbare Schmerztypen konstruiert worden. Durch die Auf-gabe, beide Schmerzvarianten aufzuzeichnen und mit verschiedenen Farben zu markieren, wird für den weiteren Verlauf die Voraussetzung für eine maximale kategoriale Trennung der Schmerzen geschaffen.

Nach dieser Fallanalyse, die die interaktive Prozessierung von Schmerzdifferenzierung im Kontext illustriert hat, sollen nun fallübergreifend die Prozessierungen durch die Ärzte einerseits und die Weiterführungen durch die Patientinnen andererseits systematisch in den Blick genommen werden.

7.2.2 Prozessierung durch den Arzt

Was die Prozessierung der Schmerzdifferenzierung durch den Arzt betrifft, so lassen sich die ärztlichen Prozessierungszüge grundsätzlich danach unterscheiden, ob sie eine Orientierung an einer von der Patientin vorgenommenen Schmerzdifferenzierung zeigen oder nicht (siehe 7.1.2).

7.2.2.1 Prozessierungsverfahren und ihre Realisierungen

7.2.2.1.1 Orientierung an Schmerzdifferenzierung

Betrachten wir zunächst einmal den Fall, dass der Arzt sich in seiner Reaktion an einer vo-rausgehenden Schmerzdifferenzierung der Patientin orientiert. Dies kann entweder eine explizit ausgeführte oder eine implizit vermittelte Schmerzdifferenzierung sein.

Die im Datenmaterial gefundenen konkreten Prozessierungsverfahren für den ersten Fall sind:

- die Übernahme und Weiterführung einer explizit ausgeführten Schmerzdifferenzierung und

- die interaktive Unterstützung der explizit ausgeführten Schmerzdifferenzierung in Form von nicht turn-beanspruchenden Rückmeldungen und Kommentaren.[89]

Mit beiden Prozessierungsverfahren bewirkt der Arzt eine Hochstufung der kommunikativen Aufgabe der Schmerzdifferenzierung.

Für den zweiten Fall, die Orientierung des Arztes an einer implizit vermittelten Schmerzdifferenzierung, ergeben sich aus dem Datenmaterial für die erste Reaktion des Arztes zwei verschiedene Prozessierungsverfahren: Der Arzt kann

1)   die implizit vermittelte Schmerzdifferenzierung explizit machen oder

2)   eine explizite Schmerzdifferenzierung erwartbar bis hin zu konditionell relevant machen.

Im Anschluss an 1) oder 2) kann der Arzt in seinen weiteren Beiträgen

3)   die Schmerzdifferenzierung als aktuellen inhaltlichen Hauptfokus und im interaktiven Vordergrund durch explizites Ausführen der Schmerzdifferenzierung weiterführen.

Auch mit diesen drei Verfahren geht eine Hochstufung der kommunikativen Aufgabe der Schmerzdifferenzierung einher.

Die Prozessierung der Schmerzdifferenzierung durch den Arzt im Falle einer Orientierung an einer Schmerzdifferenzierung der Patientin soll weiter hinsichtlich ihrer Formen und Strukturen beschrieben werden. Zunächst zeigt sich, dass diese ärztlichen Reaktionen in Bezug darauf, welche Schmerzvarianten sie in den Fokus stellen, in verschiedene Formen unterteilt werden können: Der Arzt kann in seiner Reaktion eine einzige Variante fokussieren oder aber das Gesamtphänomen, er kann verschiedene Varianten kontrastiv in den Blick nehmen oder eine Variante in weitere Unterformen subdifferenzieren. Die Fokussierungsaktivität selbst kann dabei in „formulations" unterschiedlicher Art manifest werden, nämlich in Ankündigungen, Paraphrasen, Erläuterungen oder eben expliziten Fokussierungen.

Zudem lassen sich die ärztlichen Reaktionen in Hinblick auf ihre strukturelle Äußerungsgestaltung beschreiben. Mit Spranz-Fogasy (2005: 27ff) lassen sich die folgenden Kategorien unterscheiden:

- Rückmeldesignale:[90]

  Diese lassen sich nach Spranz-Fogasy (ebd.) weiter unterteilen in Aufmerksamkeitssignale (die dem Gesprächspartner aufmerksames Zuhören signalisieren), abwartende Rückmeldesignale (die dem Gesprächspartner signalisieren, dass er sich bei seiner Formulierung Zeit nehmen kann), bestätigende Rückmeldesignale (die Verstehen signalisieren), Gliederungssignale (die den Diskurs strukturieren und gleichzeitig Ratifizierungen darstellen), sichernde Rückmeldungen (die das gemeinsame Wissen sicherstellen), antizipierende Rückmeldesignale (die die Äußerung der Patientin überlappen und vollenden) sowie Rückmeldungen von Verstehensproblemen (die dem Gesprächspartner ein Verständnisproblem mitteilen und ihn zu dessen Klärung auffordern). Zusammen mit der Kategorie der sichernden Rückmeldung soll hier die von Spranz-Fogasy zwar

---

89   Vgl. zu nicht turn-beanspruchenden Rückmeldungen und Kommentaren Bublitz (1988).
90   Eine zentrale Stellung unter den Rückmeldesignalen nimmt sicherlich die Interjektion *hm* bzw. *hmhm* ein. Vgl. dazu insbesondere die Systematik von Ehlich (1986).

erwähnte, aber nicht als systematische Kategorienbezeichnung verwendete verständnissichernde Reformulierung erfasst werden, die dadurch charakterisiert ist, dass sie Formulierungen der Patientin zusammenfasst bzw. mehr oder weniger wörtlich wiederholt, aber deutlich länger ist als die eher kurzen Rückmeldesignale und das Rederecht übernimmt (vgl. ebd.).

- Kommentare:

Bemerkungen des Arztes zu einer Darstellung der Patientin treten nach Spranz-Fogasy (ebd.) einerseits in gesprächsorganisatorischer Funktion auf, z.B. als Zwischenruf oder zur Vorbereitung einer Turn-Übernahme. Andererseits können sie aber auch Beziehungsfunktion erfüllen, wenn sie der Patientin positives oder negatives Feedback geben.

- Fragen des Arztes:

Diese lassen sich nach Spranz-Fogasy (ebd.) in Präzisierungsfragen einerseits und Komplettierungsfragen andererseits unterteilen. Präzisierungsfragen sind dadurch charakterisiert, dass sie patientenangeleitet sind, d.h., sich an den Äußerungen der Patientin orientieren, patientenorientiert, also auf Patientenebene angesiedelt sind, transparent, wenig interventiv und wenig dominant sind (ebd.). Komplettierungsfragen hingegen sind wissensgeleitet, d.h., vom Wissen des Arztes her strukturiert, arzt- bzw. krankheitsorientiert, weil auf Arztebene angesiedelt, oft für die Patientin nicht durchschaubar, stark interventiv und dominant (ebd.). Der wesentliche Unterschied zwischen den beiden Fragetypen besteht darin, dass ein „Zusammenhang zwischen den Worten der Patientin und der ärztlichen Intervention" bei Präzisierungsfragen gegeben ist, während dies bei Komplettierungsfragen nicht der Fall ist (ebd.: 37).

Die Darstellung von Spranz-Fogasy legt m.E. die Vorstellung nahe, dass die beiden Fragetypen zwei sich ausschließende Kategorien seien. Die Anwendung auf das hier vorliegende Datenmaterial zeigt jedoch, dass eine derartige Dichotomisierung wenig sinnvoll ist und die beiden Typen vielmehr als die zwei Extrempole einer Skala verstanden werden müssen. Viele Fragen können nämlich nicht eindeutig der einen oder der anderen Kategorie zugeordnet werden, sondern erweisen sich als Mischformen zwischen den beiden Typen. Mit dieser Einschränkung bietet die Typologie von Spranz-Fogasy m.E. eine gute Grobeinteilung und wird daher in der vorliegenden Untersuchung auch übernommen.

Schließlich sollen die ärztlichen Reaktionen auf initiale Schmerzdifferenzierungen von Patientinnen nach ihren kommunikativen Funktionen für die Aufgabe der Schmerzdifferenzierung beschrieben werden. Diesbezüglich stellen sich folgende Fragen: Was macht der Arztbeitrag semantisch mit der fokalen Passage der initialen Schmerzdifferenzierung? Wie verhält er sich semantisch-funktional zu ihr? Welche gesprächsorganisatorische Funktion in Bezug auf die Aufgabe der Schmerzdifferenzierung erfüllt er? Hier lassen sich im Wesentlichen fünf Funktionen unterscheiden: Die ärztlichen Beiträge können

1) zu einer Erweiterung der initialen Schmerzdifferenzierung führen, indem die ursprüngliche Schmerzdifferenzierung um weitere Schmerzvarianten oder um weitere Identifizierungsmerkmale ergänzt wird, oder

2) zu einer Reduktion der initialen Schmerzdifferenzierung, indem Schmerzvarianten oder Identifizierungsmerkmale aus der ursprünglichen Schmerzdifferenzierung weggekürzt werden, oder

3) zu einer Modifikation der initialen Schmerzdifferenzierung, indem Korrekturen in Hinblick auf Schmerzvarianten oder Identifizierungsmerkmale vorgenommen werden, z.B. die Zuordnung von Identifizierungsmerkmalen zu spezifischen Schmerzvarianten verschoben wird, oder

4) zu einer Detaillierung, indem die Schmerzdifferenzierung weiter vertieft wird, oder sie können

5) die Funktion der Sicherung der Schmerzdifferenzierung erfüllen, indem sie das Verständnis der Schmerzdifferenzierung[91] oder die gemeinsame Fokussierung einzelner Schmerzvarianten sicherstellen.

Diese Funktionen weisen Parallelen zu den vier Änderungskategorien der klassischen Rhetorik auf: Tilgung, Hinzufügung, Vertauschung und Substitution (vgl. Plett 2000; Plett 2001). Dabei entspricht die Funktion der „Erweiterung" in meiner Terminologie der klassischen Kategorie „Hinzufügung", die Funktion der „Reduktion" der Kategorie „Tilgung" und die Funktion der „Modifikation" den Kategorien „Vertauschung" oder „Substitution". Die Funktion der „Detaillierung" und die der „Sicherung" lassen sich nicht diesen klassischen Kategorien zuordnen, denn es handelt sich hier nicht um eine „Änderung" in jenem Sinne wie bei den ersten vier Funktionen.

Im Folgenden sollen nun jene ärztlichen Prozessierungsverfahren, bei denen der Arzt eine Orientierung an Schmerzdifferenzierung zeigt, anhand von Beispielen aus den Gesprächen illustriert und ihre Realisierung im Kontext mit Hilfe der gefundenen Kategorien beschrieben werden.

Orientierung an einer explizit ausgeführten Schmerzdifferenzierung

Ausschnitt 32: FTW, 1-45

1
| A Bitte sehr!
| P   • ((ea)) Oiso, ich hob zweierlei Arten von Kopfschmerzen, und

2
| P zwoa der eine Kopfschmerz • geht von der Halswirbelsäule aus, • der geht

3
| P bis noch vor in die Augen, und is eher ein ((ea)) pochender Schmerz, • ((ea))

4
| P • und da zweite Kopfschmerz is • ein ringförmiger, ((ea)) ah der immer eintritt

5
| P ah wenn ich mich sehr stark konzentrieren muss, ((ea)) beziehungsweise

6
| P beei • ah Wetterumschwüngen, ((ea)) und vor ollem auch bei Föhn.

7
| A ((schreibt mit,17s)) Bleib ma amoi bei dem ((ea)) der so von hinten nach

---

[91] Zum Phänomen der Verständnissicherung vgl. v.a. Kallmeyer (1977) und in ärztlichen Gesprächen Spranz-Fogasy (2005).

8
A vorne geht, zu den Augen, und Sie sogn der is so pochend, ((ea)) •
P Ja\/   Hmhm\/   Jo\

9
A wie stark sind diese Kopfschmerzen?
P   • Die fongen eigentlich a/ eher

10
A   Hmhm\/
P • • lang/ also • weniger stark an, und werden donn oft sehr ((ea)) extrem,

11
A   ((schreibt
P • oiso do • hob i des Gefühl des gonze • Gehirn • • arbeitet.

12
A mit, 8s)) ((ea)) Und • is der hm Kopfschmerz beidseits oder nur

13
A auf einer Seite?   ((schreibt mit?,4s)) Kommt
P   • Na er is beidseits.

14
A Übelkeit oder Erbrechen vor? • Während dieser Kopfschmerzen. • Nicht.
P   Nein.   Nein.   Nein.

15
A ((ea)) Wie is es mit hellem Licht oder Lärm?   Stört nicht.
P   Nein das stört mich nicht.   Nein.

16
A   • Überhaupt nix.   ((schreibt auf?, 7s)) San irgendwöche
P Nein.   Nein.

17
A anderen Begleiterscheinungen dabei?   • Können
P   • • • Nein, eigentlich nicht.

18
A S diese Kopfschmerzen die so von hinten nach vorn gehn durch irgendwos
P   ((Nein.))

19
A auslösen?
P   • ((ea)) Na, • meistens kommen die in da Früh, • beim Aufstehen,

20
A   ((schreibt mit?,22s))
P • • ((ea)) und • wenn ich longe beim Computer sitz.

21
A Und, diese anderen Kopfschmerzen, diese ringförmigen, wie stark sind die?

22
A	((hustet)) ((ea)) Die san a extrem.
P	• Die san oft sehr extrem. Jo, die

23
A	((schreibt mit?,3s)) Wos mochn S dann wenn S so extreme
P	san extrem.

24
A	Schmerzen ham, legen Sie sich hin?
P	((1s)) Na, h ich steh dann meistens
P[k]	((behaucht

25
A	HmV
P	auf, und geh ((ea)) ah mich kalt abwaschen, oder • benutze • ((ea)) •
P[k]	))

26
P	Franzbrandwein, • i n/ man wann s gonz extrem is nehm i donn Medikamente.

27
A	((5s)) Und da sind auch m/ • irgendwöche Begleiterscheinungen dabei?

28
P	((1s)) Na do kann s dann schon vorkommen dass ich eine • Übelkeit verspür,

29
P	• ((ea)) • und mauches Moi, wonn ich donn zu spät ein Kopfschmerzmittel

30
A	Oiso bei den ringförmigen is die Übelkeit
P	nehme, oiso donn • • h/ hob ich auch des Gefü... Jo, beim ringförmign.

31
A	eher dabei. ((ea))
P	Jo. • Jo. • • Und do hob i donn schon • des • Gefühl ich muss

32
P	mauches Moi erbrechen, unnd • hob auch ((ea)) eine • Lichtempfindlichkeit.

33
A	((schreibt auf?,14s)) ((ea)) • Und jetzt sagen Sie noch, an wievielen Tagen

34
A	pro Monat gibt s • überhaupt Kopfweh. • Olle beiden Formen

35
A	zusammengenommen.
P	((1s)) M beide zusammen eher selten, oiso es

36
A	((ea)) Ned, i mein jo, oiso wenn Sie/
P	is entweder der eine oder der andere, • ((Ah so,))
P[k]	((leise))

37	
A	((ea)) wenn Sie hmhm n <u>nicht</u> jetzt unter<u>scheiden</u>, ob des des <u>eine</u> oder

38	
A	des <u>andere</u> is, ((ea)) sondern <u>alle Tage</u> an denen Sie <u>irgend</u>eine
P	Hmhm\/

39	
A	<u>Form</u> von <u>Kopf</u>weh habm. Jo\/
P	• Des woa • <u>jahre</u>lang <u>sehr</u> ex<u>trem</u>, • donn

40	
P	bin ich ah zu einer • • <u>alternativen</u> Be<u>hand</u>lung gegangen, • und donn

41	
A	• • Na, und, wie <u>oft</u> is <u>jetzt</u>.
P	is es <u>weni</u>ger geworden. • • Na so <u>zwei</u>mal

42	
A	((3s)) Und <u>wö</u>cher is <u>öfter</u>, der hmhm ((ea))
P	die <u>Woche</u>. <u>Früher</u> woa s <u>täglich</u>.

43	
A	<u>ring</u>förmige, oder der von hintn nach <u>vorn</u>. • Und <u>wie</u> oft is <u>der</u>, und
P	Da <u>ring</u>förmige.

44	
A	wie <u>oft</u> is da <u>andere</u>?
P	• • Da <u>andere</u> is sog ma <u>zwei</u>mal die Woche, und

45	
P	da <u>ringförmige</u> der konn bis zu <u>vier</u>mal <u>auch</u> die <u>Woche</u> sein.

In diesem Beispiel orientiert sich der Arzt im Anschluss an die initiale Schmerzdarstellung und explizit ausgeführte Schmerzdifferenzierung der Patientin (siehe auch Kap. 7.1.2.1) deutlich an der kommunikativen Aufgabe der Schmerzdifferenzierung. Seine Beiträge lassen sich als Prozessierungsverfahren Übernahme und Weiterführen beschreiben. Damit stuft er die Aufgabe der Schmerzdifferenzierung hoch. Hinsichtlich der Formen der ärztlichen Reaktionen finden sich in diesem Beispiel die Fokussierung einer Variante (F 7-9: *Bleib ma amoi bei dem ((ea)) der so von <u>hinten</u> nach <u>vorne</u> geht, zu den Augen, und Sie sogn der is so pochend, ((ea)) • wie stark sind diese Kopfschmerzen?*), die Fokussierung des Gesamtphänomens (F 33ff: *Und jetzt sagen Sie noch, an <u>wievielen</u> <u>Tagen</u> pro Monat gibt s • überhaupt Kopfweh. • <u>Olle</u> beiden Formen zu<u>sammen</u>genommen.*) und die Kontrastierung der beiden Varianten (F 42ff: *Und <u>wö</u>cher is <u>öfter</u>, der hmhm ((ea)) ringförmige, oder der von hintn nach vorn. [...] • Und <u>wie</u> oft is <u>der</u>, und wie <u>oft</u> is da <u>andere</u>?*). Was die strukturelle Gestaltung der Arztäußerungen betrifft, werden in erster Linie Fragen, und zwar Komplettierungsfragen verwendet (z.B. F 9: *wie stark sind diese Kopfschmerzen?*, F 12f: *Und • is der hm Kopfschmerz beidseits oder nur auf einer Seite?*, F 13f: *Kommt Übelkeit oder Erbrechen vor?*, F 15: *Wie is es mit hellem Licht oder Lärm?*). In Bezug auf Rückmeldesignale finden sich ein Aufmerksamkeitssignal (z.B. F 10: *Hmhm\/*), sichernde Rückmeldungen (z.B. F 15: *Stört nicht.* oder F 22: *Die san a extrem.*) sowie die Rückmeldung eines Verstehensproblems (F 30f: *Oiso bei den* *ringförmigen is die Übelkeit eher dabei.*). Funktional sind alle Beiträge als Detaillierungen im Sinne von weiteren Vertiefungen der Schmerzdifferenzierung zu kategorisieren.

Ausschnitt 33: NNW, 1-35

1
|A ((ea)) Bitte sehr.

2
|P Äh ja, • ((kurzes Auflachen)) was ich weiß nicht, ich hab mim Herrn Doktor Nell auch schon geredet,

3
|A   Ja, wie Ihre Kopfschmerzen sind, wie s begonnen hat, wie s jetz is,
|P was genau wollen Sie denn wissen?

4
|A   Ja, ja differenzieren, differenziern Sie s vielleicht also
|P • Äh ich hab verschiedene Arten von Kopfschmerz,   Also...

5
|A ((ea))...
|P   • es gibt eine Art sozusagen da beginnt s im Nacken, • und strahlt so • • also ich nenn das so

6
|A   Also das geht von hinten bis •   nach vor.
|P fächerförmig,• durchs Hirn, bis vor bei den Augen, es wandert dann so durch. Ja genau.   Und
|P[k]   ((lachend   ))

7
|A   Beidseits. • Ist das.
|P wenn bei den Augen sozusagen dieser Strahl durchgeht dann • • erbrech ich meistens, • und...   Ja, ja

8
|A[k]   ((blättert in Unterlagen))
|P beidseits. ((2,2s)) Und hab Schüttelfrost und • schwitz sehr viel und mir ist trotzdem kalt, und komisch

9
|P halt. • Und da bin ich auch nicht wirklich irgendwie • fähig irgendwas zu machen. Und dann gibt s

10
|P noch so einen • Kopfschmerz den ich • ähm • ja so • dem/der mich den ganzen Tag begleitet, • • was

10
|P mit • wenig Flüssigkeit dann noch mehr wird.

11
|A ((4s)) Und wie sind diese Kopfschmerzen?
|P   • Äh die sind • unterschiedlich. Also manchmal tut mir

12
|A   HmhmV
|P der ganze Kopf weh, so ein Dröhnendes/ein Druckkopfschmerz. Manchmal ist es punktuell,

13
|P irgendwo da bei der Stirn, oder zwischen den Augen, ((3s)) Hm - manchmal pocht s so überhalb

14
A • Auch beidseits, oder wechselt das/das,
P vom Ohr, • links und rechts. Ja. Nein, beidseits. ((11s)) Ja und

15
A ((9s)) Und • der is
P wenn ich mich • <u>sehr</u> aufreg, dann • krieg ich auch akut starken Kopfschmerz.
P[k] ((gepresst lachend))

16
A dann wieder anders als die beiden, oder...
P Nnein das dann• mmeistens ein Druckkopfschmerz.

17
A ((12s)) An wie vielen <u>Taa</u>gen im Monat gibt s Kopfweh. Jetzt irgend einen dieser drei Formen, •

18
A zusammen genommen,
P ((4s)) Zwölf bis Fünfzehn. ((6s)) Und • sowas, also so wie diese/dieser Verlauf

19
A[k] ((fängt an zu blättern))
P vom Nacken vor zu den Augen, das kommt • zirka zwei bis dreimal vor

20
A Zwei bis dreimal im Monat? ((4s)) Und wie lange dauern diese heftigen Kopfschmerzen?
P im Monat. Ja. Ähm

21
P • ungefähr entweder en halben Tag, oder den ganzen Tag. • Also entweder es kommt dann

22
P so ein Flow , • wo ich mir dann irgendwie/ wo ich dann schlafen kann, es geht mir besser, oder es •

23
A Und am nächsten Tag is weg. • • Und da is Erbrechen <u>immer</u> dabei?
P ((reitet)) die ganze Zeit irgendwie also... Genau.
P[k] ((leicht lachend))

24
A Immer. ((3s)) Helles Licht und Lärm stört? ((3s)) Andere
P Ja. HmhmV Ja. • Total. • Empfindlich eigentlich.

25
A Symptome auch? HmhmV
P Ja Geruch, Gerüche. Die machen mich da • leicht reizbar, • • Ahm ((2s))
P[k] ((leise))

26
P irgendwie auch• schnelle heftige Bewegungen sind halt auch zuviel. ((1s)) Also wenn ich da im Auto

27
A Hm, Und dann wird der Kopfschmerz
P wo mitfahr und der bremst rasch ab dann ist das sofort ein „Ahh! • bitte!"
P[k] ((gepresst lachend))

```
28
A  noch ärger.   Is das dann auch so ein Pochen und Klopfen?          Oder• eher nicht.
P              Ja.                                    ((2s)) Jaa.                    Na es
P[k]                                                 ((zögerlich))
```

```
29
P  is unterschiedlich, also wenn s dieser Druckkopfschmerz is dann is noch mehr Druck, sozusagen,
```

```
30
P  und wenn s aber dieses Punktuelle irgendwo is, dann is es mehr ein•
```

```
31
A                                          Also und dieser Druckkopfschmerz ist der
P  Pochen und • und Klopfen, irgendwie komisch.
P[k]                      ((      leise          ))
```

```
32
A  erste hier oder wie?                          Oder der bei der Aufregung.
P              Der Druckkopfschmerz der ist deer...              der bei
```

```
33
A                                                      ((Also)) das is
P  der Aufregung, und der der so Standard is, der mich den ganzen Tag sozusagen begleitet.
```

```
34
A  letztlich der • zweite hier?                          HmhmV ((5s)) Und der is dann
A[k]                                                     ((leise))
P              ((gepresster Laut)) Ja. • Irgendwie schwierig das zu differenzieren.
P[k]                      ((gepresst lachend          ))
```

```
35
A  die restlichen •Tage • vorhanden?
P                  Ja.            Genau.
P[k]              ((leise))
```

In diesem Beispiel reagiert der Arzt auf die explizite Ankündigung einer Schmerzdifferenzierung durch die Patientin (F 3f: *Äh ich hab verschiedene Arten von Kopfschmerz,*) mit einer interaktiven Unterstützung in Form einer nicht turn-beanspruchenden Rückmeldung (F 4: *Ja, ja differenzieren, differenziern Sie s vielleicht also ((ea)) ... .*) und stuft damit die Aufgabe der Schmerzdifferenzierung hoch. Seine weiteren Reaktionen lassen sich allesamt als Prozessierungsverfahren Übernahme und Weiterführen kategorisieren und tragen ebenfalls zur Hochstufung der Schmerzdifferenzierung bei. Was die Formen ihrer Realisierung betrifft, so findet sich zum einen die Fokussierung einer Schmerzvariante (z.B. F 11: *Und wie sind diese Kopfschmerzen?* und F 20: *Und wie lange dauern diese heftigen Kopfschmerzen?*), zum anderen die Fokussierung des Gesamtphänomens (F 17f: *An wie vielen Taagen im Monat gibt s Kopfweh. Jetzt irgend einen dieser drei Formen, • zusammen genommen,*) sowie die Kontrastierung von Schmerzvarianten (F 15f: *Und • der is dann wieder anders als die beiden, oder...*). Die Fokussierungsaktivität selbst wird dabei z.T. manifest, indem der aktuelle Fokus sichergestellt wird (F 31ff: *Also und dieser Druckkopfschmerz ist der erste hier oder wie? [...] Oder der bei der Aufregung. [...] ((Also)) das is letztlich der • zweite hier?*). In Bezug auf die strukturelle Äußerungsgestaltung tauchen in diesem Ausschnitt hauptsächlich Fragen und sichernde Rückmeldungen auf. Beispiele für Komplettierungsfragen finden sich in F 7 (*Beid-seits.* • *Ist das.*), F 17f (*An wie vielen Taagen im Monat gibt s Kopfweh. Jetzt irgend einen die-ser drei Formen,* • *zusammen genommen,*) oder F 24 (*Helles Licht und Lärm stört?*). Beispiele für Präzisierungsfragen sieht man in F 23 (*Und da is Erbrechen immer dabei?*), F 27f (*Und dann wird der Kopfschmerz noch ärger.*), F 28 (*Is das dann auch so ein Pochen und Klopfen?*) oder F 31ff (*Also und dieser Druckkopfschmerz ist der erste hier oder wie? [...] Oder der bei der Aufregung. [...] ((Also)) das is letztlich der* • *zweite hier?*). Letztere Äußerung ließe sich allerdings auch als Rückmeldung eines Verstehensproblems einstufen. Sichernde Rückmel-dungen stellen z.B. die Beiträge in F 20 (*Zwei bis dreimal im Monat?*), F 24 (*Immer.*) und F 28 (*Oder* • *eher nicht.*) dar. Während die Beiträge in F 7, 17f, 23, 24, 27f und 28 die Funktion einer Detaillierung in Bezug auf die Schmerzdifferenzierung erfüllen, dienen die Beiträge in F 20, 24, 28 und 31ff der Sicherung der gegenseitigen Verständigung.

Orientierung an einer implizit vermittelten Schmerzdifferenzierung

Ausschnitt 34: IGW, 1-85

1
| A Bitte sehr, weshalb kommen Sie.
| P   •• Wegen meiner Migräne •probleme, die ich schon seit frühester •

2
| P Jugend, also • praktisch seit der • Pubertät hab, ((ea)) unt • die jetzt wieder • verstärkt auftreten, • und

3
| P ah • ich praktisch also • durch die Medigamente • keine Erleichterung finde. ((ea)) Wo i früher ah

4
| P ansprochn hab, also reagier ich • zum Teil jetzt überhaupt ned. ((ea)) Zur klassischen Migräne hat sich
| P[k]   *(schneller)*

5
| P jetzt de/äh Kopfschmerzen also von der Halswirbelsäule noch • dazu • gesellt, • ((ea)) und durch
| P[nv]   *((zeigt mit re Hand auf re Schulter))*   *((streicht mit*

6
| P die Verspannungen, • vom Nacken, • äh Schulter, Nacken rauf also ((ea)) tritt des noch verstärkter auf.
| P[nv] re Hand über re Schulter u. Nacken + HWS-Geste   *))*

7
| P ((ea)) Und äh zum Teil also wenn ich glaub also • die klassische Migräne die Medigamente, ((ea))

8
| P wenns von der Halswirbelsäule kommen dann nützt das nichts, • und umgekehrt also ä/i hab meist
| P[nv] ((HWS-Geste   *))*

9
| P immer also linksseit, rechtsseit . Mit extrem/also dass das da über • Tage sich erstreckt, ((ea)) aah
| P[nv]((hebt li Hand, hebt re Hand leicht hoch))

10
| P wenns halbwegs erträglich is, also versuch ich ohne Medikamente auszukommen, •• wenns aber so
| P[k]   *(schnell)*

11

| P | stark is mit ((ea)) äh Schwindel, Erbrechen, äh Schüttelfrost, ah Schweißausbruch ((ea)) un • • zum |

12

| P | Teil/also mag sein dass die irgendwos ondas no dazukommt, dass ich dann so |
| [k] | ((Klopfen und Eintreten eines anderen Arztes A2)) |

13

A2	Später?
A2[k]	((leise))
A	Später.
A[k]	((leise, zur hereinschauenden Person))
P	a Druckgefühl hab, ((ea)) ah dann versuch ich halt •• mit äh Medigamenten aber wie gsagt,
P[nv]	((weist mit beiden
Händen auf Brustraum))
[k]	((Schließen der Türe))

14

| P | die zum Teil auch nicht helfen oder nur ((ea)) ah • stundenweise, und dann tritt das Problem wieder |

15

| A | Des heißt im Prinzip können Sie • zwei unterschiedliche |
| P | in voller Stärke auf. Und das ist/ • dauert über Tage. |

16

| A | Arten von Kopfweh ((ea)) • unterscheiden, wenn ich Sie richtig verstanden habe.   ((ls)) |
| P | Ja. |

17

| A | das was Sie klassische Migräne bezeichnen, ((ea)) und des Kopfweh, des mehr von • vom |
| P | Also dies   klassische Migräne   Ja. |

18

A	Nacken herkommt. HmhmV
P	Und diie • aber es is auch einseitich. Aber des is meist also rechts einseitich die Migräne, ((ea))
P[nv]	((führt re Hand zur re vorderen führt re Hand zu re vorderen Kopfhälfte))
	Kopfseite))

19

| P | ((Wenn i s)) und zieht sich von, von der Schulter über, über die Halswirbelsäule, ((ea)) übern |
| P[nv] | ((führt re Hand von re Schulter über re Hals u. Kopf   )) |

20

| A | Des heißt des ist die typische Migräne. |
| P | Hinterkopff ah • bis, bis zur Schläfe.   Des ist die von de Sch/äh |
| von |
| P[nv] | ((zeigt auf re Schläfe))   ((weist mit re Hand auf re Schulter, |
| | hinauf zu re Halsseite)) |

21

| A | Des is die Halswirbelsäule. Also bleib ma amal bei dem von der Halswirbelsäule. |
| P | der Halswirbelsäule. ((Die...))   Die |

22

A Beginnt in der Schulter und zieht sich dann so wie Sie s ((ea)) beschrieben haben, nach vorne.
P   JaV JaV
[k]   ((Telefon läutet))

23

A   Tschuldign S an Moment bitte •• Veith? ((3sec))Grüß Sie Gott!
P JaV ((ea)) Die klassische Migräne is...   JaV
P[nv]   ((hebt li Hand leicht hoch, bricht Geste wieder ab))
[k]   ((Weibliche Stimme am Telefon

24

A ((3sec))JaV das ist richtig ((4sec)) Ah, es/jetzt im Moment is grad ungünstig, Frau Tenner, können Sie

---

25

A mich morgen am Vormittag no mal anrufen? •• Naja, so um neun, zehn herum. Ja? Gut? Ja? ••
[k]   ))

26

A Bitte sehr, Wiederhörn. ((2sec)) Aa, ja bleib ma noch bei diesem Halswirbelsäulensch/also n nn
A[k]   ((Legt auf))
P   HmhmV

27

A Schmerz, wo Sie sagen, des kommt so von ((ea)) von der von der Schulter herauf. Seit wann gibt
P   HmhmV   HmhmV   ((Gut.))
P[k]   ((leise))

28

A es diese Schmerzen?   HmhmV
P   Also die hab ich auch in etwa so so zehn, fünfzehn Jahre.   N? Aber die

---

29

A   Ja bleib ma jetzt amal bei der/ bei dem Halswirbelsäulenschmerz.   ((1s)) Seit
P klassische Migräne...   Ja. Ja.   Halswirbels... • Ja.

30

A zehn bis fünfzehn Jahren? •• Einseitig? •• Kann aber rechts oder links sein.   Ist eine
P   JaV JaV   ((   ))   Schlä/ja. Ja.

31

A Seite häufiger betroffen?   Die rechte Seite ist öfter betroffen. ((ea)) Wo/
P   Ah, die rechte Seite.   Ja. Ja.   Wobei i da bemerk
P[nv]   ((weist mit re Hand zu re Kopfseite))   ((weist mit re Hand

---

32

A   JaV   HmhmV
P dass da irgenda Verspannung sein (( )) so so a Knotn oder Knödl oder da, des is hart und wenn i da
P[nv]   zu re Hals-/Nackenbereich

33

P reindrück dann ((ea)) verstärkt sich der Schmerz also ((ea)) bis zur Schläfe. Des is wie a Leitung dann.
P[nv]   ))   ((führt re Hand 2 mal von re   ((zeigt auf re Schläfe))   ((führt re Hand 1 mal von re
                    Hals-/Nackenbereich über re Kopfseite))   Hals-/Nackenbereich über re
                                                                                      Kopfseite))

34

A Okay. ((3 sec)) <u>Wie</u> sind diese Schmerzen? Sind die • ziehend, drückend, pochend, klopfend,
P   Na des is stechend
P[nv]   *((klopft mit re Hand*

35

A   Stechend.   Wird <u>dieser</u> Schmerz, • der also von <u>hinten</u> kommt,
P immer.   Stechen, Klopfen, Stechen, jo.
P[nv] auf re vordere Kopfseite   ))

36

A <u>stärker</u>, wenn Sie sich bewegen?
P   • <u>Ja</u>. Auch. Also ich <u>bin</u> ä bei beiden/bei alln Arten also ((ea)) ä

37

A   Das heißt auch bei <u>der</u> Art, die von hinten, vom <u>Nacken</u>
P lichtempfindlich, ah • geräuschempfindlich,   Ja.   Ja.

38

A kommt, sind Sie lichtempfindlich, lärmempfindlich,
P Ja.   Ja.   Und auch bei Bewegung empfind ich also dass
P[nv]   *((hebt re*
                                                                   Hand etwas hoch

39

A   Und beim normalen Umhergehen <u>auch</u>?
P sich das beim Bewegen, Bücken, oder • <u>auch</u> verstärkt.
P[nv] nach hinten))

40

A   Wird s ärger.   Und wenn ma jetzt/ • also bei <u>dem</u> Schmerz bleiben der
P Is auch, ja.   Das heißt/<u>ja</u>.

41

A von hinten vom <u>Nacken</u> kommt. ((ea)) Legen Sie sich da <u>hin</u>, wenn s des hom?
P   ((ea)) Solang s

42

A   Na und wie oft •
P erträglich is ah •• tu ich mich normal bewegn und meinen normalen Tagesablauf ...

43

A <u>bleibt s</u> erträglich und wie oft wird s dann <u>stärker</u>?
P   •• Das is ganz <u>unter</u>schiedlich. Ich krieg s

44

P manchmal auch in •• diesen Spannungskopfschmerzen o/oder wie Sie s nennen wollen ((ea)) in der
P[nv]   *((verkürzte HWS-Geste   )) ((wie vorher   ))*

45

A   Das heißt Sie <u>wachen</u> in der Nacht auf,   <u>Wegen</u> der
P <u>Nacht</u>, • vom <u>Liegn</u>, ••• Entweder ...•   ((ha...))   Wach ich auf und <u>hab</u> diese
P[nv]   *((wie vorher*

46
A Schmerzen? Oder...   <u>Wegen</u> der Schmerzen wachen Sie auf.   Und da kommt
P Schmerzen. Ja. <u>Wegen</u> der Schmerzn.   Ja.   Ja.
P[nv]   ))

47
A dann • Lichtempfindlichkeit und Lärmempfindlichkeit irgendwann auch <u>dazu</u>.   Is Ihnen
P   Des is/jo. (( ))

48
A <u>schlecht</u> auch?   <u>Auch</u> bei dem Schmerz, der von
P   Wenn s stärker wird, hab i <u>Erbrechen</u> auch,

49
A hinten kommt.   Okay. ((2sec)) Andere Begleiterscheinungen bei dem Schmerz der
P   <u>Auch</u> bei dem, ja.

50
A vom Nacken her kommt.
P   ((1sec)) Nein, es is an und für sich/ i i merk den Unterschied äh von äh

51
A   Wortn S amal.
P von der klassischen Migräne äh zu diesem Kopfschmerz, dass...   Ja.
P[nv]   ((weist mit re Hand
               über re Schulter nach
               hinten))
A2   Grüß
A2 [k] ((Klopfen und Öffnen der Türe, ein zweiter Arzt schaut herein))

52
A   (( ))   Jo. Ess...
A2 Gott.   I wollt jetzt nur schaun, •• wird   (( )) Na, weil der Xaver wor ja beim <u>Friseur</u>,

53
A   Naja.   Nächste...
A[k]   ((lacht))
A2 weißt du und er möchte wissen, was jetzt los is. Nächste Woche dann.
B   Nächste Woche

54
A Nächste Woche.   Ja ich auch. Ja٧ Ja٧
A2   Ja? • Gut. Aahm, •• I muss dann nachher mit dir noch reden, • also nicht
B   Ja. Hmhm٧

55
A   Ja٧ Ja٧   ((3sec)) Also. Wir, wir bleiben jetzt noch bei dem Kopfweh, des vom
A2 verschwinden, ja? Gut.
A2 [k] ((Schließen der Tür))

56
A Nacken her kommt. ((2sec)) Übelkeit und Erbrechen kommt bei <u>diesem</u> Kopfweh, des hinten im

57

A	Nacken beginnt, eigentlich auch vor. •• Wie oft sind die Schmerzen <u>erträglich</u> • und wie
P	Ja.

58

A	oft werden <u>starke</u> Schmerzen •• äh aus diesem ••• (( ))
P	In den letzten Monaten hat

59

P	sich das wieder gehäuft, drum hab ich mich bei Ihnen gemeldet, ((ea)) ah • Das letzte halbe Jahr

60

A	Ja\/ Ja\/
P	•• iis so gegangen, dass ich gsagt hab, entweder hat a Medigament gholfn oder es is halbwegs

61

A	Okay.
P	erträglich gwesn. ((ea)) Es hat sich jetzt verstärkt, das heißt ((ea)) äh, es ist oft <u>kombiniert</u> auch mit der
P[nv]	((weist mit re Hand Richtung li Schulter))

62

A	Hm.
P	äh • mit der normalen Migräne, ((ea)) Dass es links anfangt • und daher kann ich des nicht
P[nv]	((weist mit li Hand in Richtung li Kopfseite))

63

A	Ja.
P	unbedingt immer • trennen, Weil es wandert dann, also en ersten Tag/es fangt links an, die
P[nv]	((weist mit li Hand zu li vorderen

64

P	klassische Migräne. ((ea)) Dann äh • wird es stärker. Den dritten Tag dann • hab i Kopfweh, • und
P[nv] Kopfseite))	((beide Hände in Richtung oberer Vorderkopf))

65

P	dann wandert s nach <u>rechts</u> und da gspür ich zusätzlich den Schmerz oft, ((ea)) also ich kann des
P[nv] ((weist mit beiden Händen ((zeigt auf re Schulter + HWS-Geste))	Richtung re Schulter))

66

A	((ea)) Ja, und jetzt sagen Sie wie wie fangen <u>die</u> Kopfschmerzen an, die Sie als klassische
P	ned so genau differen<u>zieren</u>.
P[k]	((lauter))

67

A	Migräne bezeichnen. Also die is links. (( ))
P	Die fangt • meist fast immer <u>links</u> an. Fangt links an und
P[k]	((betont)) ((lauter))

68

```
P  wandert dann •• äh über normalen Kopfschmerz, • in dritten, viertenTag nach rechts. Also auch
P[nv] ((hebt beide       ((weist mit beiden Händen in Richtung   ((re Hand zu re vorderen   ((HWS-Geste)) ((re Hand berührt re
        Hände hoch ))              oberen Vorderkopf        ))    Kopfseite, li Arm quer                      Schläfen-
                                                                   über Brust      ))
```

69

```
A                                          ((HmhmV))    ((ea)) Na, und wo sind diese Schmerzen bei der Migräne?
P  einseitig. Immer in der Schläfe einseitich.
P[nv] bereich)) ((li Hand berührt ((re Hand berührt re
              li Schläfenbereich)) Schläfenbereich))
```

70

```
A                          ((   ))Vorne und nicht im Nacken.
P  Die hob i links •• seitich.                          Nein. Na, die Schmerzen, d/der Schmerz • endet
P[nv] ((li Hand berührt                   ((   wie vorher    ))  ((führt re Hand zu re   ((bewegt re Hand   ((weist
        li Schläfenbereich))                                              Schläfe   )) von re Schulter zu
                                                                                          re Schläfe   ))
```

71

```
A                   Jaja, aber Sie Sie unterscheiden ja des eine vom Nacken nach vorne, ((ea)) und
P  immer in der Schläfe.    Auch wenn er vom Nacken kommt, nur ((ziehn))   Ja.
P[nv]    auf re Schläfe   ))   ((         2 mal HWS-Geste         ))
P[k]                  ((lauter                                  ))
```

72

```
A  das andere wo Sie klassische Migräne dazu sagen. ((ea)) Und • w/wo fangt die klassische Migräne
P                                        Ja/
```

73

```
A  an.                        Da in der Schläfe.
P    Die gspür ich äh gspür ich (( )) in, in der Schläfe, beziehungsweise bin ich auch da druckempfindlich,
P[nv]  ((        klopft mit li Hand auf li Schläfe           )) ((        streicht mit li Hand über li Hals-/Nackenseite
```

74

```
A                                                  Na, wie w w warum unterscheiden Sie
P  beziehungsweis jo • auch •• wenn ma do donn drückt also...
P[nv]                  ))    ((drückt mit li Hand auf li Hals-/Nackenseite))
```

75

```
A  dann diese zwei Arten? ((ea)) Sind die so unterschie/was ist der Unterschied eigentlich ((dran    )).
P                                                            ((ea))            Gegen die
```

76

```
P  klassische Migräne, wenn ich da das eine Medigament nehm, hab ich zum Teil also • Erfolg, dass
```

77

```
A         Und • wöches Medikament is des?                    Das Zomig.
P  paar Stunden • der Schmerz dann weg is.      ((ea)) Des is des Zomig.      Ja. ((ea))
```

78

```
A                                    JaV                            Also
P  Und wenn i aber/wenn s aber da anfangt, also von rechts, dann hüft das Zomig auch nicht.
P[nv]          ((        HWS-Geste        )) ((führt re Hand von
                                          re Schulter leicht hinunter))
```

79

A	beim...　　　　　　　　　　　　　　　　　JaV
P	Da hab i dann äh des • Arthrotec • also, aber des hat ma in letzter Zeit <u>auch</u> nicht mehr gholfn. •••

80

A	Das heißt...　　　　　　　　　　Das heißt das Zomig • hilft •• bei •• den Schmerzz,
P	Und da krieg ich halt immer <u>Mogn</u>schmerzen auch drauf.

81

A	zu dem Sie klassische Migräne sogn, •• wie <u>lank</u>?　　　Und dann kommt der Schmerz wieder?
P	Vier Stunden in etwa.　　　　　　　　In

82

A	Okay. ((ea)) Und wenn des im <u>Nacken</u> beginnt, dann nehmen Sie ein Arthrotec,
P	voller <u>Stärke.</u> • Wieda.

83

A	Und das hat früher geholfen...　　　　　　　　　　Und der Zomig hilft bei
P	•• Ja. ((Wenns　）)　　　　Und hilft •• jetzt eigentlich <u>nicht</u> mehr.
P[nv]	((verkürzte HWS-Geste))

84

A	dem Schmerz <u>gar</u> nicht?　　((1sec))　　　　　　　　　　Na, des is ja a wichtige
P	Nicht. • Nein.　　Des worn nur meine <u>Fest</u>stellungen.
P[k]	((lachend))

85

A	Beobachtung.

Dieses Gespräch wurde in Kap. 6 bereits ausführlich analysiert. Wie lassen sich nun die ärztlichen Reaktionen auf die initiale Schmerzdifferenzierung der Patientin mithilfe der eingeführten Kategorien einordnen?

Das Gespräch ist ein Beispiel für die ärztliche Orientierung an einer von der Patientin implizit vermittelten Schmerzdifferenzierung. Die vom Arzt in seinen ersten Beiträgen eingesetzten Prozessierungsverfahren lassen sich als explizite Thematisierungen kategorisieren, die die Aufgabe der Schmerzdifferenzierung hochstufen (F 15ff: *Des heißt im Prinzip können Sie • zwei unterschiedliche Arten von Kopfweh ((ea)) • unterscheiden, wenn ich Sie richtig verstanden habe. ((Is)) das was Sie klassische Migräne bezeichnen, ((ea)) und des Kopfweh, des mehr von • vom Nacken herkommt.*, F 20: *Des heißt des ist die typische Migräne.*, F 21: *Des is die <u>Hals</u>wirbelsäule.*). Dabei fokussiert der Arzt in F 15ff auf das Gesamtphänomen, in F 20ff initiiert durch die Patientin auf eine einzelne Schmerzvariante. Strukturell handelt es sich in allen drei Beiträgen um verständnissichernde Reformulierungen bzw. um sichernde Rückmeldungen mit der Funktion der Verständnissicherung. Des Weiteren finden sich zahlreiche Aktivitäten der Kategorie Weiterführen durch explizites Ausführen der Schmerzdifferenzierung. Von diesen lassen sich einige strukturell und funktional als Fokussierung jeweils einer Schmerzvariante einordnen (F 21: *Also bleib ma amal bei dem von der Halswirbelsäule.*, F 26f: *Aa, ja bleib ma noch bei diesem Halswirbelsäulensch/also n nn <u>Schmerz</u>, wo Sie sagen, des kommt so von ((ea)) von der von der Schulter herauf.*, F 29: *Ja bleib ma jetzt amal bei der/ bei dem Halswirbelsäulenschmerz.*, F 40f: *Und wenn ma jetzt/ • also bei <u>dem</u> Schmerz bleiben der von hinten vom <u>Nacken</u> kommt.*, F 55: *Also. Wir, wir bleiben jetzt noch bei dem Kopfweh, des vom Nacken her kommt.*). Etliche andere Aktivitäten dieser Kategorie sind strukturell als

Komplettierungsfragen mit der Funktion einer Detaillierung realisiert (z.B. F 27f: *Seit wann gibt es diese Schmerzen?*, F 30: *Ist eine Seite häufiger betroffen?*, F 34: *Wie sind diese Schmerzen? Sind die • ziehend, drückend, pochend, klopfend*, F 41: *Legen Sie sich da hin, wenn s des hom?*, F 47f: *Is Ihnen schlecht auch?*) oder als Präzisierungsfragen mit derselben Funktion (z.B. F 39: *Und beim normalen Umhergehen auch?*, F 42f: *Na und wie oft • bleibt s erträglich und wie oft wird s dann stärker?*, F 77: *Und • wöches Medikament is des?*, F 82f: *Und der Zomig hilft bei dem Schmerz gar nicht?*). Überaus häufig setzt der Arzt in diesem Beispiel auch sichernde Rückmeldungen bzw. verständnissichernde Reformulierungen ein (z.B. F 29f: *Seit zehn bis fünfzehn Jahren? •• Einseitig? •• Kann aber rechts oder links sein.*, F 31: *Die rechte Seite ist öfter betroffen.*, F 35: *Stechend.*, F 37: *Das heißt auch bei der Art, die von hinten, vom Nacken kommt, sind Sie lichtempfindlich, lärmempfindlich*, F 40: *Wird s ärger.*, F 45: *Das heißt Sie wachen in der Nacht auf*, F 46: *Wegen der Schmerzen wachen Sie auf.*, F 46f: *Und da kommt dann • Lichtempfindlichkeit und Lärmempfindlichkeit irgendwann auch dazu.*, F 56f: *Übelkeit und Erbrechen kommt bei diesem Kopfweh, des hinten im Nacken beginnt, eigentlich auch vor.*, F 67: *Also die is links.*, F 73: *Da in der Schläfe.*, F 77: *Das Zomig.*, F 80: *Das heißt das Zomig • hilft •• bei •• den Schmerzz, zu dem Sie klassische Migräne sogn*, F 82: *Und wenn des im Nacken beginnt, dann nehmen Sie ein Arthrotec*, F 83: *Und das hat früher geholfen...*).

Im folgenden Gespräch, das oben auch bereits ausführlicher analysiert wurde, orientiert sich der Arzt ebenfalls an einer implizit vermittelten Schmerzdifferenzierung, hier wendet er aber das Prozessierungsverfahren an, eine explizite Schmerzdifferenzierung erwartbar bzw. konditionell relevant zu machen:

Ausschnitt 35: NLW2, 18-47

18

| A •• Na, gut. ((ea)) •• Also: Wie sin Ihre Kopfschmerzen, erzählen S mir ein bissl.

19

| P ((ea)) Also es fangt an an und für sich hier meistens beginnend, das ist mehr
| P[nv]   ((beide Hände greifen zu jew. Schulter, Streichbewegungen entlang Schultergürtel,

20

| P so dann ein Ziehen, und des geht dann meistens rauf, • bis hier in die Wirbeln,
| P [nv]   Streichbewegung zu Hals hinauf

21

| A Hmhm∨   Hmhm∨
| P ((ea)) und ••• geht dann z/meistens sogar weiter • bis vor, • bis zu den Schläfen
| P [nv]   verharrt in Zeigeposition auf Hals   führt beide Hände   führt beide
| zu jew. Schläfen u. Stirn

22

| A   Aber nicht immer.   Hmhm∨
| P hier in dem Bereich so vor,   ((ea)) Nicht immer, na, es is... ((ea)) mm- äh
| P[k]Hände kranzförmig über Kopf nach hinten,
| hinunter zu Nacken und wieder zurück))

23

| P bleibt dann a meistens auch, also äh öfters hinten, nur hoit wonn s/ und donn
| P [nv] ((beide Hände flach über hinteren Nacken, Absenken, Wiederholung))

24

P wonn i • extreme Migräneanfälle hob, oiso do konn i weder aufstehen, no •

25

P rausschauen, ((ea)) •• ah da is mir <u>nur</u> übel, •• oiso do konn i a nur liegen und

---

26

P des, und do hob i s im gonzen Kopf und donn hob i des Gefühl der zerplatzt.
P [nv]   ((führt beide Hände von Nacken aus   verharren vor Hals, formen Luftballon,
                    entlang Kopfseiten u. wieder zurück   Zerplatzen durch Auseinanderbewegen))

27

A   HmhmV   ((ea)) •• Ist/sind die Kopfschmerzen immer
P ••• Wie so a ••   Luftballon.

28

A gleich? Von der Art her.   Oder hom Sie verschiedene Kopfschmerzformen,
P   ((ea)) Oiso...   Nn...

29

A oder wie is des.
P   •• Na, eher, • eher gleichbleibend. Also i merk immer es, es, es/also
P [nv]   ((beide Hände weisen

30

A   HmhmV
P für <u>mich</u> is es Gefühl, es geht von hier aus nach oben weg.   Von de/• hier
P [nv]   Ri jew. Schlüsselbein, streicht 2mal mit beiden Händen über   ((Wiederholung))
              hinteren Nacken hinauf, leichtes Absenken der Hände))

31

P also so, so wie jetzta do, • so a Druck da drauf und der geht dann nach oben
P [nv]   ((greift in Nacken, drückt m. beiden Händen an Halsseiten   ((weist mit beiden Zeigefingern
              herum, wirft Kopf zurück))

32

A   Ja, Sie sind ja offenbar sehr überbeweglich, • an der Halswirbelsäule
P weiter. ((ea))   HmhmV
P [nv]   nach seitlich-oben))

33

A und •• das ((is s)) wahrscheinlich, ja. ((ea))   HmhmV
P   Ja, ich hob da der Hausarzt ah • der Orthopäde hat gsagt, er wü von dem an

---

34

A   Ja,• na ich schau ma s dann an, ja.
P Röntgen hom und do woa der Befund dazua. ((weil)) der hat mich
P[k]   ((leise   ))

35

A   ((ea)   Und ahm • also das beginnt normalerweise
A[k]   ((räuspert sich))
P weitergschickt. ((ea))

36

A mit einem Krampfgefühl im Nacken, ja?   Und dann geht s • <u>immer</u> vor
P   HmhmV

37

A bis zu den Augen? • Wie so ein Helm über den Kopf?
P   N- na, ned immer, äh   ned immer. Oiso
P [nv]   ((hebt beide Hände leicht
                                       an, senkt sie wieder ab))

38

A   HmhmV   Na, also • wie oft ist das
P nur wenn s wirklich sehr schlimm wird, extrem wird.   Dann...

39

A so der Fall.   So ungefähr. • Wie oft im Monat. Einmal, zweimal, zehnmal,
P   ((aa)) •• Haja.   ((ea))   Na, so zweimal

40

A   HmhmV   Ja.
P im Monat. Aber der Kopfschmerz ist öfter, also da, da • der Schmerz, der wos
P [nv]   ((beide Hände zu Schultern, streicht über hinteren

41

A   HmhmV
P im hinteren Bereich sitzt, also der ist oft <u>tage</u>lang, also der, der/i steh auf mit
P [nv]   Nacken hinauf, Wiederholung
mit nach hinten offenen gespreizten Händen))

42

A   Und wenn der
P den, i geh schlofen mit den und ((ea)) es tritt eigentlich ka...   ((   ))

43

A Kopfschmerz sich also so • verstärkt und so ausbreitet, da bis nach vor. Also • da
P   HmhmV

44

A kommt es dann • zu welchen zusätzlichen Symptomen.
P   Na, dass ma meistens

45

A   HmhmV
P schlecht wird, •   und dass eben • ja, die helle Licht dann unangenehm

---

46

A   HmhmV
P würd, •• und eben a laute Geräusche und •• dess dann auch eher unangenehm

---

47

A   ••• Und wie lang <u>dauert</u> so ein Zustand.
P werden.   ((ea)) ((2sec)) Najo, kann a scho

48

P moi an ganzen Tag a dauern.

Im Anschluss an eine implizit vermittelte Schmerzdifferenzierung der Patientin setzt der Arzt ein explizites Ausführen der Schmerzdifferenzierung konditionell relevant (F22: *Aber nicht immer.*). In einem weiteren Beitrag thematisiert er Schmerzdifferenzierung explizit mittels einer Präzisierungsfrage zur Detaillierung (F 27ff: *Ist/sind die Kopfschmerzen immer gleich? Von der Art her. [...] Oder hom Sie verschiedene Kopfschmerzformen, oder wie is des.*). Mit den verständnissichernden Reformulierungen in F 35f (*Und ahm •• also das beginnt normalerweise mit einem Krampfgefühl im Nacken, ja?*) und F 36f (*Und dann geht s • immer vor bis zu den Augen? • Wie so ein Helm über den Kopf?*) macht er dann noch einmal eine explizite Schmerzdifferenzierung erwartbar bzw. konditionell relevant. Ab F 38 setzt der Arzt dann das Prozessierungsverfahren „Weiterführen durch explizites Ausführen einer Schmerzdifferenzierung" ein, wobei er jeweils eine Schmerzvariante fokussiert und Präzisierungsfragen oder Komplettierungsfragen zur Detaillierung stellt (z.B. F 38f: *Na, also • wie oft ist das so der Fall. [...] So ungefähr. • Wie oft im Monat. Einmal, zweimal, zehnmal,* und F 89: *Und da erbrechen Sie eine Woche hindurch.* bzw. F 42f: *Und wenn der Kopfschmerz sich also so • verstärkt und so ausbreitet, da bis nach vor. Also • da kommt es dann • zu welchen zusätzlichen Symptomen.*, F 47: *Und wie lang dauert so ein Zustand.*, F 48: *Und ••• gibt s irgendwelche speziellen Auslöser, wo Sie wissen, ((ea)) wenn dies oder jenes is, dann kriegen S auf alle Fälle diese starken Kopfschmerzen.*).

7.2.2.1.2 Keine Orientierung an Schmerzdifferenzierung

Schließlich sollen nun noch zwei Transkriptbeispiele für jenen Fall gegeben werden, dass sich der Arzt in seiner Reaktion nicht an einer von der Patientin implizit vermittelten (Ausschnitt 36) oder explizit ausgeführten Schmerzdifferenzierung (Ausschnitt 37) orientiert. Die konkreten formalen und strukturellen Realisierungen und ihre Funktionen im Gespräch werden an dieser Stelle nicht weiter analysiert, da eben kein unmittelbarer Bezug zur Schmerzdifferenzierung besteht.

Ausschnitt 36: CAW, 23-34

23
A ((ea)) Gut. Und vorher, • ah, wie oft ham S as normalerweise?

24
P ((ea)) Ah, •• i ich muss sagen, so im letzten dreiviertel Jahr

25
P is es so, dass die ((ea)) starken Anfälle, also sag ma a mal

26
P so, wo ich ans Bett gefesselt bin, ((ea)) seltener geworden is, ((ea)) ah, •

27
P aber dafür is es zum Beispiel jetzt seit voriger Woche, da hab i a Mal

28
P a bissl stärker Migräne ghabt, ((ea)) und seit dem is es, dass ich

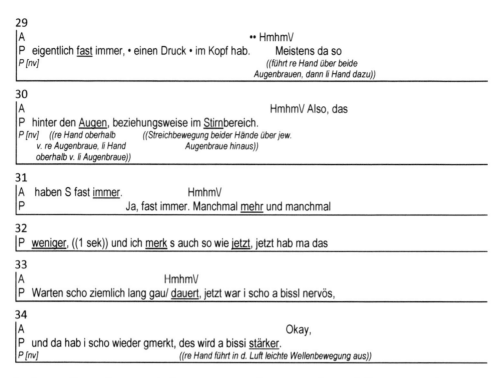

```
29
A                                                    •• HmhmV
P  eigentlich fast immer, • einen Druck • im Kopf hab.    Meistens da so
P [nv]                                                    ((führt re Hand über beide
                                                          Augenbrauen, dann li Hand dazu))
```

```
30
A                                                    HmhmV Also, das
P  hinter den Augen, beziehungsweise im Stirnbereich.
P [nv]   ((re Hand oberhalb        ((Streichbewegung beider Hände über jew.
         v. re Augenbraue, li Hand            Augenbraue hinaus))
         oberhalb v. li Augenbraue))
```

```
31
A   haben S fast immer.                HmhmV
P                      Ja, fast immer. Manchmal mehr und manchmal
```

```
32
P  weniger, ((1 sek)) und ich merk s auch so wie jetzt, jetzt hab ma das
```

```
33
A                              HmhmV
P  Warten scho ziemlich lang gau/ dauert, jetzt war i scho a bissl nervös,
```

```
34
A                                                    Okay,
P  und da hab i scho wieder gmerkt, des wird a bissi stärker.
P [nv]                          ((re Hand führt in d. Luft leichte Wellenbewegung aus))
```

In diesem Beispiel vermittelt die Patientin implizit eine Schmerzdifferenzierung (F 24-30); der Arzt orientiert sich jedoch nicht daran, sondern führt den Fokus weiter, der Anlass zur Schmerzdifferenzierung gegeben hatte, indem er die Angabe der Häufigkeit von Kopfschmerzen bestätigt (F 30f: *Hmhm\/ Also, das haben S fast immer.*). Der Arzt bleibt damit kohärent in Bezug auf seinen Fragefokus, während die Aufgabe der Schmerzdifferenzierung eine Rückstufung erfährt.

Ausschnitt 37: QFW, 104-159

```
104
A  ((ea)) Na, und, was war damals so? ((aa))        Schmerzmäßig?
P                                        •• ((schnalzt mit der Zunge))
```

```
105
A  Wie warn die Schmerzen? Erzählen S das ein bissl.
P                                        Es is ein Ziehen,
```

```
106
A                              Und wo tut s denn weh, eigentlich?
P  und heiß. ((ea)) Uund, •• ja, es zieht und es is heiß.
```

```
107
A                              hmhmV              hmhmV
P  ((ea)) Ja, es/ es zieht so v/ also vom Aug rauf, so nur die/ ganz g/ streng
P[nv] hebt beide Hände vors Gesicht, re Hand abgesenkt, li Hand von unterhalb d. li Auges über li Stirn-
```

108

A	hmhmV hmhmV
P	die linke Seite, ((ea)) und, äh, <u>da</u> vor allem auch. ((ea)) Uund, <u>da</u> in
P[nv]	u. Kopfseite u. *legt flache li Hand auf li* *streicht mit re*
	wieder zurück, *Gesichtsseite*
	Wiederholung

109

P	der Schulter viel, also in den Gelenken tut s am meisten weh, im
P[nv]	*Hand über li Schulter*

110

A	hmhmV
P	Becken, also Hüftgelenk, und ((ea)) Knie, und unten. Und es is
P[nv]	*li Hand zu li Hüfte* *zu li Knie* *und Richtung*
	li Fuß

111

A	hmhmV
P	lustig, meine Handgelenke, die knacken auch. Also, <u>da</u> ((eben)) links,
P[nv]	*Drehbewegung u. Knacken mit*
	li Handgelenk

112

A	hmhmV Nja, aber des is harmlos, des zeigt nur,
P	und rechts is gar nix. Des hab ich
P[nv]	*Drehbewegung mit re Handgelenk*

113

A	dass Sie also, • überbeweglich sind. Das, das is nix.
P	aber vorher nicht gehabt, aber ja. Ja. Okay. ((lacht))

114

A	Sagen Sie, und, ahm, das Ganze is <u>immer</u> nur auf der linken Seite?

115

A	hmhmV
P	Ja. Ich hab aber auch manchmal Kopfweh, ((ea)) äh, ((im))
P[nv]	*beide Hände zu Nacken*

116

P	ganzen Kopf, aber ich glaub, da sitz ich schlecht, und • da, wenn ich mich
P[nv]	*bewegt beide* *legt beide Hände auf jew. Nackenseite u. macht leichte*
	Hände von Stirnseiten
	entlang Kopfseiten nach hinten

117

A	hmhmV hmhmV
P	dann massier, da, im Nacken, dann wird s besser.
P[nv]	*Bewegungen*

118

A	((schnalzt mit der Zunge)) Was is jetz bei diesen Schmerzen noch dabei,

---

119
| A | • zusätzlich? ((2s)) Is das ein <u>reiner</u> Schmerz? |

[...]

157
| P | a, und wie gesagt, manchmal hab ich auch |
| P[nv] | *legt beide Hände in Nacken und führt sie über* |

158
A		hmhmⱽ ((ea)) Sagen Sie, und, ähm,
P	im ganzen Kopf, • Kopfschmerzen.	((aa))
P[nv]	*Kopf nach vorne*

159
| A | • also, irgendwelche konkreten Begleiterscheinungen ham Sie nicht? |

In diesem Beispiel reagiert der Arzt auf die von der Patientin explizit ausgeführte Schmerzdifferenzierung (F 115f: *Ich hab aber auch manchmal Kopfweh, ((ea)) äh, ((im))) ganzen Kopf, aber ich glaub, da sitz ich schlecht, und • da, wenn ich mich dann massier, da, im Nacken, dann wird s besser.*) mit einem Themenwechsel: Er greift die Differenzierung verschiedener Schmerzvarianten nicht auf, sondern wechselt nach einem bestätigenden und gliedernden Rückmeldesignal in F 117 zum Thema Begleiterscheinungen (F 118f: *Was is jetz bei diesen Schmerzen noch dabei, • zusätzlich? ((2s)) Is das ein <u>reiner</u> Schmerz?*). Auch als die Patientin in Form einer Reformulierung nochmals die zweite Schmerzvariante anbietet (F 157f: *Ja, und wie gesagt, manchmal hab ich auch im ganzen Kopf, • Kopfschmerzen.*), wechselt der Arzt nach einem Bestätigungssignal in F 158 erneut zum Thema Begleiterscheinungen (F 158f: *Sagen Sie, und, ähm, • also, irgendwelche konkreten Begleiterscheinungen ham Sie nicht?*). Auch in diesem Beispiel wird die Aufgabe der Schmerzdifferenzierung also vom Arzt rückgestuft.

Eine Übersicht über die gefundenen ärztlichen Prozessierungsverfahren, ihren Einfluss auf die Gewichtung der Aufgabe Schmerzdifferenzierung, ihre kontextuelle Einbettung, ihre Formen und Strukturen sowie ihre Funktionen gibt die folgende Tabelle 2.

Tabelle 2: Übersicht über die ärztlichen Prozessierungsverfahren und ihre Realisierung im Kontext

	Kontext	Prozessierungsverfahren	Gewichtung	Formen und Strukturen	Funktionen

Orientierung an Schmerzdifferenzierung	Orientierung an einer explizit ausgeführten Schmerzdifferenzierung	Übernahme und Weiterführung	Hochstufung	Formen:
				• Fokussierung einer Variante
				• Fokussierung des Gesamtphänomens
				• Kontrastierung
				• Subdifferenzierung
				Strukturen:
				• Rückmeldesignale
				  - Aufmerksamkeitssignal
				  - abwartendes Rückmeldesignal
				  - bestätigendes Rückmeldesignal
				  - Gliederungssignal
				• sichernde Rückmeldung/ verständnissichernde Reformulierung
				  - antizipierendes Rückmeldesignal
				  - Rückmeldung eines Verstehensproblems
				• Kommentare
				• Fragen
				  - Präzisierungsfragen
				  - Komplettierungsfragen
				• Manifeste Fokussierungsaktivitäten
					• Erweiterung
					• Reduktion
					• Modifikation
					• Detaillierung
					• Sicherung (Verständnissicherung, Sicherung des Fokus)

		Interaktive Unterstützung in Form von nicht turn-beanspruchenden Rückmeldungen und Kommentaren	Hochstufung		
	Orientierung an einer implizit vermittelten Schmerzdifferenzierung	Explizite Thematisierung	Hochstufung		
		Erwartbarmachen/ Relevantsetzen eines expliziten Ausführens der Schmerzdifferenzierung	Hochstufung		
		Weiterführen durch explizites Ausführen der Schmerzdifferenzierung	Hochstufung		
Keine Orientierung an Schmerzdifferenzierung		Weiterführen des Anlassfokus zur Schmerzdifferenzierung	Rückstufung		
		Themenwechsel	Rückstufung		

7.2.2.2 Prozessierung durch Formen der Referenz auf Kopfschmerzen

Abschließend soll noch ein weiterer Aspekt der interaktiven Prozessierung durch den Arzt kurz behandelt werden: die Prozessierung durch Formen der Referenz auf die verschiedenen Kopfschmerzvarianten. Die interessierende Frage ist hier: Mittels welcher Referenzformen führt der Arzt Kopfschmerzvarianten weiter und wie vollzieht er damit die Transformation zu einer differentialdiagnostischen Beurteilung (siehe Kap. 2.2.2)? In diesem Zusammenhang sei auf Roland Barthes' Begriff der „diagnostischen Lektüre" von Krankheitszeichen verwiesen (Barthes 1988). Das wesentliche Ziel dieser „diagnostischen Lektüre" liegt darin, dass die Krankheit einen Namen bekommt: „Das medizinische Signifikat existiert immer nur als ein benanntes" (Barthes 1988: 217).[92]

Nach der Analyse des Datenmaterials lässt sich die Prozessierung durch Referenzformen hinsichtlich verschiedener Dimensionen bestimmen:

1) Spezifität und Fokus der Referenzformen:

- nicht differenzierende, generische Referenz (Fokus auf das Gesamtphänomen) z.B. *Kopfweh, Kopfschmerz(en), Schmerz*

- unspezifische Referenz auf spezifische Kopfschmerzvarianten z.B. *so ein Zustand* (NLW, 47), *das Problem* (IGW, 14), *das*

- spezifische Referenz auf spezifische Kopfschmerzvarianten z.B. *diese heftigen Kopfschmerzen* (NNW, 20)

Hinsichtlich dieser Dimension sei festgehalten, dass sich die Spezifität nur unter Einbeziehung des lokalen Kontexts beurteilen lässt. So wird der Bezug u.U. durch indexikalische Hinweise wie „so" oder „diese" oder durch redebegleitende Gesten kontextualisiert und damit spezifiziert.

2) Art der Bezeichnung:

- Benennungen z.B. *Migräne* (NLW, 244), *klassische Migräne* (IGW, 17), *Attacken* (NNW, 113/114), *Basilarismigräne* (NNW, 267)

- Umschreibungen über
  - Merkmale, die von der Patientin zur Identifizierung eingeführt wurden
  - Merkmale, die von der Patientin eingeführt wurden, jedoch nicht als zentrale Identifizierungsmerkmale
  - Merkmale, die vom Arzt neu hinzugefügt werden z.B. *Und wenn der Kopfschmerz sich also so • verstärkt und so ausbreitet, da bis nach vor.* (NLW, 42f), *diese starken Kopfschmerzen* (NLW, 50), *diese Kopfschmerzen, diese sogenannten ohne Übelkeit und ohne so • Zusatzsymptome* (NLW, 93f), *bei den • Attacken, • wo auch Übelkeit und Erbrechen dabei sind* (NNW, 35f), *der andere Kopfschmerz, der also da von hinten nach vorne geht,* (QFW, 298), *des Kopfweh des mehr vom Nacken herkommt* (IGW, 17f), *der von der Halswirbelsäule* (IGW, 21),

---

[92] Vgl. auch Reisigl (2010). Reisigl verweist in Analogie zu Barthes' „diagnostischer Lektüre" auf die Notwendigkeit einer „‚interaktiven' und ‚gemeinsamen' Lektüre" von Krankheitszeichen, die PatientInnen und ÄrztInnen im Gespräch zusammen vornehmen. Ein solches Modell „richtet sich gegen eine Objektivierung, Vergegenständlichung der PatientInnen" (ebd.: 104).

dieser Halswirbelsäulensch/also n nn Schmerz wo Sie sagen des kommt so von ((ea))
von der von der Schulter herauf (IGW, 27), *Halswirbelsäulenschmerz* (IGW, 29)

In Bezug auf die Art der Bezeichnung ist festzuhalten, dass die beiden Kategorien „Benennungen" und „Umschreibungen über Merkmale" im untersuchten Datenmaterial nicht vollkommen trennscharf sind bzw. häufig kombiniert auftreten. So stellen z.B. Bezeichnungen wie *Druckkopfschmerz* (NNW), *Halswirbelsäulenschmerz* (IGW) oder *langanhaltende Verspannungsschmerzen* (NLW2) Benennungen dar, zumal sie bestimmte Kopfschmerzvarianten mit eigenen Namen versehen. Gleichzeitig beinhalten sie aber auch Umschreibungen über Identifizierungsmerkmale des jeweiligen Kopfschmerzes, in den genannten Beispielen über die Merkmale Qualität (*Druck*), Lokalisation (*Halswirbelsäule*) bzw. Dauer (*langanhaltend*) und Ursache (*Verspannungskopfschmerzen*). Häufig greift der Arzt Kopfschmerzvarianten, die von der Patientin eingeführt wurden, zunächst in einer Kombination von „Benennung" und „Umschreibung über Merkmale" auf. Im Gesprächsverlauf etablieren sich dann bestimmte benennende Kurzformen als Bezeichnungen für einzelne Schmerzvarianten. So referiert z.B. der Arzt im Gespräch mit der Patientin NNW auf eine von der Patientin beschriebene Kopfschmerzvariante zunächst mit einer Kombination aus Benennung und Umschreibung: *bei den • Attacken, • wo auch Übelkeit und Erbrechen dabei sind* (NNW, 35f). Im Gesprächsverlauf etabliert sich dann die Benennung *Attacken* (NNW, 113/114) als Kurzform der Referenz auf diesen Schmerz.

3)   Alltagsnähe und damit Patientenorientierung:[93]

*   Reformulierung der Patientenbezeichnung (häufig mit Distanzierungsmarkierungen wie z.B. „sogenannt")
    z.B. *diese sogenannte Migräne* (NLW, 84), *diese Kopfschmerzen, diese sogenannten ohne Übelkeit und ohne so • Zusatzsymptome* (NLW, 93f), *das was Sie als klassische Migräne bezeichnen* (IGW, 17), *dieser Druckkopfschmerz* (NNW, 31), *typische Migräne* (IGW, 20)

*   Reformulierung über Referenz auf Aspekte der aktuellen Gesprächsorganisation
    z.B. *deen • zweiten Kopfschmerzen* (NNW, 43), *also diese, und/ über die wir jetzt vorwiegend gesprochen ham.* (QFW, 297)

*   Reformulierungen über eine alltagsnahe Bezeichnung
    z.B. *Attacken* (NLW, 82; NNW, 35 und 38)

*   medizinisch-professionelle diagnostische Fachtermini
    z.B.: Basilarismigräne (NNW, 267), Migräne mit Aura, Migräne ohne Aura, chronischer Spannungskopfschmerz

Die Dimension der Alltagsnähe und damit der Patientenorientierung ist als ein Kontinuum aufzufassen: Am einen Ende der Skala sind ärztliche Prozessierungen anzusiedeln, die relativ nahe an den Darstellungen der Patientinnen bleiben, am anderen Ende stehen solche, die bereits in der Gesprächsphase der Schmerzdarstellung im engeren Sinne relativ starke Transformationen in Richtung einer medizinnahen bzw. medizinisch-professionellen diagnostischen Systematik vornehmen. Während Ärzte in manchen Gesprächen dazu tendieren, die Begrifflichkeiten der Patientin schnell in medizinisch-professionelle Termini zu überführen, zeigen andere Ärzte eine deutliche Orientierung an der Darstellung der Patientin.

Diese Beobachtungen schließen zum einen an Spranz-Fogasy (2005) an, der in Anlehnung an Balints Unterscheidung zwischen krankheitszentrierter und patientenzentrierter

---

93   Das Konzept der Patientenorientierung wurde von Balint (1957) geprägt.

Gesprächsführung (Balint 1957) differenziert zwischen einem eher patientenangeleiteten und einem eher wissensgeleiteten Konzept der Exploration. Ersteres ist folgendermaßen gekennzeichnet: „der Arzt greift die Darstellungen der Patienten (oft wortwörtlich) auf und veranlasst ihn, diese Darstellungen oder Teile davon näher zu erläutern" (Spranz-Fogasy 2005: 36). Letzteres ist dadurch charakterisiert, dass „die Ärztin sich die Schilderungen der Patientin anhört, die einzelnen Angaben gedanklich zu einem (Krankheits-)Muster zusammenfügt und von da aus recht bald gezielte Fragen nach zusätzlichen Angaben (Symptome, Zeitpunkte des Auftretens etc.) stellt (siehe dazu auch Lalouschek [1999])" (Spranz-Fogasy 2005: 37).

Zum anderen greife ich mit meinen Beobachtungen die Differenzierung zwischen nicht-professionellen (alltagssprachlichen), semi- und pseudo-professionellen und professionellen Kategorisierungen von Löning und Rehbein auf (Rehbein 1993; Löning 1994; Rehbein 1994; Rehbein/Löning 1995). Von „alltagssprachlichen, nicht-professionellen Kategorisierungen" sprechen Löning und Rehbein, wenn PatientInnen mittels alltagssprachlicher nennender Symbolfeldausdrücke auf ihre Körperempfindungen referieren und dabei ihre „wahrnehmungsmäßige Wissensrepräsentation" versprachlichen (Löning 1994: 101). „Semi-professionelle Kategorisierungen" sind nach Rehbein (1993: 6) ärztliche Transformationen von professionell-medizinischem Wissen in für LaiInnen adaptiertes medizinisches Wissen. Als „pseudo-professionelle Kategorisierungen" bezeichnet Löning (1994: 104) patientenseitige Versprachlichungen körperlicher Phänomene, „die aus alltagssprachlichen Ausdrücken des Symbolfeldes in professioneller Weise zusammengesetzt sind", dabei jedoch nicht auf tatsächlichem professionellen Wissen basieren, sondern ein solches nur vortäuschen. Von PatientInnen benutzte „professionelle Kategorisierungen" unterscheiden sich von „pseudo-professionellen Kategorisierungen" dadurch, dass erstere keine „alltagssprachliche Form" annehmen (ebd.: 110) und so dem Arzt ganz eindeutig anzeigen, dass „der Patient nicht sein Alltagswissen für die Versprachlichung der Empfindung heranzieht, sondern dass er von Professionellen übernommene Kategorisierungen benutzt" (ebd.).

Die von mir eingeführte Einteilung der Prozessierung durch Referenzformen hinsichtlich Alltagsnähe/Patientenorientierung rückt die bei Löning und Rehbein eingenommene Perspektive von angenommenen, von außen zugeschriebenen und dichotomisch einander gegenübergestellten unterschiedlichen Wissenszugängen von ÄrztInnen und PatientInnen in den Hintergrund zugunsten einer stärker konversationsorientierten Betrachtung, die verstärkt darauf achtet, wie Begriffe im Gespräch von ÄrztInnen und PatientInnen verwendet werden: ob also ein von der Patientin eingeführter Begriff vom Arzt reformuliert wird, ob der Arzt selbst-initiiert einen alltagssprachlichen Begriff wählt oder ob er einen professionellen Fachterminus wählt und als solchen einführt. Es sollen also keine Aussagen über die „innere Wirklichkeit von Patientenäußerungen" (Löning 1994: 98ff) gemacht werden, sondern gemäß der konversationsanalytischen Orientierung dieser Arbeit (siehe Kap. 4) ausschließlich über in und mit Kommunikation hergestellte Wirklichkeiten.

Eine deutliche Orientierung der Ärzte an den Darstellungen der Patientinnen wird im untersuchten Material besonders in jenen Fällen manifest, in denen ärztliche Formulierungen den von der Patientin vollzogenen Kategorisierungs- bzw. Benennungsakt explizit verbalisieren, wie z.B. in diesen Beispielen: *das andere wo Sie klassische Migräne dazu sagen* (IGW, 71), *die leichten, wo Sie sagen, des ignorier ich und des beacht ich gar nicht so* (IGW, 399f). Mit ersterer Formulierung geht wohl auch eine Distanzierung und Markierung als Begriff der Patientin einher. Dass der Arzt den Begriff nicht unkommentiert übernimmt, lässt sich u.a. wohl dadurch erklären, dass der Terminus „klassische Migräne" in der medizinisch-professionellen Terminologie früher für die heute gebräuchliche IHS- und ICD-10-Diagnose „Migräne mit Aura" verwendet wurde (vgl. http://ihs-classification.org/de/-02_klassifikation/02_teil1/01.02.00_migraine.html [27.3.2009]; siehe Kap. 2.1.1), während die Kopfschmerzen der Patientin vom Arzt als „Migräne ohne Aura" diagnostiziert werden. Mit der gewählten Formulierung markiert der Arzt also den von der Patientin verwendeten Begriff als Patientenperspektive, weist ihn aber gleichzeitig als für die Zwecke der aktuellen Kommunikation geeignet aus, indem er ihn übernimmt und auch selbst benutzt. So wird mit der gewählten Formulierung des Arztes sowohl die professionelle als auch die Patientenperspektive berücksichtigt.

7.2.3   Prozessierung durch die Patientin

Nachdem wir nun die initialen Schmerzdifferenzierungen und ihre Prozessierungen in den ärztlichen Beiträgen betrachtet haben, stellt sich die Frage, wie die auf die ärztlichen Beiträge folgenden Prozessierungen der Schmerzdifferenzierungen durch die Patientinnen aussehen.

7.2.3.1   Prozessierungsverfahren und ihre Realisierung

Auch die patientenseitigen Prozessierungsverfahren lassen sich zunächst einmal hinsichtlich der kontextuellen Einbettung differenzieren: Was den globalen Kontext betrifft, so können sich die betreffenden Beiträge der Patientinnen einerseits auf eine ursprünglich explizit ausgeführte Schmerzdifferenzierung, andererseits auf eine ursprünglich implizit vermittelte Schmerzdifferenzierung beziehen. Hinsichtlich des lokalen Kontexts lässt sich anhand des Datenmaterials unterscheiden zwischen einer patientenseitigen Prozessierung 1) im Rahmen einer lokal vom Arzt vorgegebenen Orientierung an Schmerzdifferenzierung, 2) im Rahmen einer aufrechterhaltenen Orientierung an Schmerzdifferenzierung und 3) außerhalb einer vorgegebenen oder aufrechterhaltenen Orientierung an Schmerzdifferenzierung. Diesen drei Bedingungen des lokalen Kontexts entsprechen drei Prozessierungsverfahren:

1)   ein lokales Berücksichtigen der Aufgabe Schmerzdifferenzierung,

2)   ein Weiterführen der Schmerzdifferenzierung und

3)   eine lokal selbstinitiierte Wiederaufnahme von Schmerzdifferenzierung.

Dabei ist das erste Verfahren hinsichtlich der kommunikativen Gewichtung der Aufgabe Schmerzdifferenzierung als neutral zu beschreiben, während die beiden anderen Verfahren die Aufgabe der Schmerzdifferenzierung hochstufen.

Betrachten wir nun, welche Schmerzvarianten in den Prozessierungen der PatientInnen in den Fokus gestellt werden, so ergeben sich folgende Formen: die Fokussierung einer Variante, die Fokussierung des Gesamtphänomens, die Kontrastierung verschiedener Varianten und die Subdifferenzierung einer Variante in einzelne Unterformen.

Als Funktionen der Prozessierung tauchen auch hier die Erweiterung, die Reduktion, die Modifikation und die Detaillierung der bisherigen Differenzierung verschiedener Schmerzvarianten auf.

Die beschriebenen Kategorien sollen nun anhand der oben z.T. bereits dargestellten Transkriptausschnitte illustriert werden.

Beispiele für lokales Berücksichtigen der Aufgabe Schmerzdifferenzierung im Rahmen einer lokal vom Arzt vorgegebenen Orientierung an Schmerzdifferenzierung finden sich in folgenden Gesprächen:

Im Gespräch mit der Patientin NLW2

- in F 22ff als Reaktion auf den Arztbeitrag (*Aber nicht immer.*) mit der Funktion einer Erweiterung der Schmerzdifferenzierung: *Nicht immer, na, es is... ((ea)) mm- äh bleibt dann auch meistens auch, also äh öfters hinten, nur hoit wonn s und donn, wonn i extreme Migräneanfälle hob, oiso do konn i weder aufstehen, no rausschauen ((ea)) •• ah da is mir nur übel, oiso do konn i a nur liegen und des und donn hob ich s im gonzen Kopf und do hob i des Gefühl, der zerplatzt. ••• Wie so a •• Luftballon.* Die formale Realisierungsform ist hier die einer Subdifferenzierung und gleichzeitigen Kontrastierung.

- in F 29 als Reaktion auf die Arztfrage nach unterschiedlichen Kopfschmerzformen (*Ist/sind die Kopfschmerzen immer gleich? Von der Art her. [...] Oder hom Sie verschiedene Kopfschmerzformen, oder wie is des.*): •• *Na, eher, • eher gleichbleibend.* Funktional ist diese Reaktion eine Reduktion in Hinblick auf die Schmerzdifferenzierung. Der Fokus der Darstellung liegt hier auf dem Gesamtphänomen.

- in F 37ff als Reaktion auf die verständnissichernde Reformulierung des Arztes (*Und dann geht s • immer vor bis zu den Augen? • Wie so ein Helm, über den Kopf?*): *N- na, ned immer, äh ned immer. Oiso nur wenn s wirklich sehr schlimm wird, extrem wird.* Die formale Realisierungsform ist auch hier wieder die einer Subdifferenzierung und gleichzeitigen Kontrastierung. Damit wird funktional wieder eine Erweiterung in Bezug auf die Schmerzdifferenzierung erreicht.

Im Gespräch mit der Patientin LCW

- in F 16ff als Reaktion auf die Arztfrage (*Und, ahm, war das vor der, ah,/ vor einandhalb Monaten, war das da anders wie sonst immer, oder war s nur stärker. [...] Aber es war ((jetzt)) • das Gleiche.*): *((Na.)) Stärker. Also, so was von stoark, wo ich wirklich glaubt hab, i hoit s nimma aus. ((2 sek)) Da hab i sogar g/ • waß i net, a Stund lang, wirklich gread. ((1 sek)) Obwohl i des eigentlich • versuch zum verhindern, weil • der Druck dann a no dazua, des is hoit dann schlimm, na?* Die Patientin berücksichtigt hier den Fokus Schmerzdifferenzierung nur kurzfristig mit der Kontrastierung der beiden Varianten, dann wechselt sie zur Fokussierung einer Variante. Die Funktion dieser patientenseitigen Prozessierung lässt sich als Detaillierung interpretieren, da die vertiefte Schmerzbeschreibung der einen Variante deutlich in den Vordergrund gestellt wird.

Die beiden patientenseitigen Prozessierungsverfahren „Weiterführen der Schmerzdifferenzierung im Rahmen einer aufrechterhaltenen Orientierung an Schmerzdifferenzierung" und „lokal selbstinitiierte Wiederaufnahme von Schmerzdifferenzierung im Rahmen einer nicht vorgegebenen oder aufrechterhaltenen Orientierung an Schmerzdifferenzierung" lassen sich gut am folgenden Transkriptausschnitt aus dem Gespräch mit der Patientin QFW illustrieren:

Ausschnitt 38: QFW, 293-302

293
| A Na gut. • Also, was würden Sie sagen/ jetz ham wir, heute ist • Dienstag,

294
| A ja?   Wenn Sie sich jetzt die <u>letzte</u> Woche überlegen, ja?
| P   hmhm\/   Ja.

295
| A Wie oft ham Sie da Kopfweh ghabt?   hmhm\/
| P   Zwei Mal.   Also, <u>diese</u>
| P[nv]   li Hand bogenförmig von vorne

296
| A   Ja, also <u>diese</u>,
| P Kopfweh, ich hab auch normal, ((ea)) ganzen Kopf, Kopfweh.
| P[nv]   nach hinten über   li Hand von
| li Gesichtshälfte   hinten nach vorne
| geführt   über li Gesichtshälfte

297
| A und/ über die wir jetz vorwiegend gesprochen ham. Zwei Mal.
| P   Ja.

298
| A Und der andere Kopfschmerz, der also da von hinten nach vorne geht,
| P   Ja.

299
| A wos is mit dem? • Wie oft woar der?   hmhm\/
| P   ((1s)) Drei bis vier Mal.

300
| A ((1s)) Und wie lang dauert <u>der</u> eigentlich?   Dieser Druck, do hinten.
| P   ((ea))

301
| A   hmhm\/ • Aber das stört Sie nicht sehr?
| P hmhm\/ Halbe bis dreiviertel Stunde.   Und da is dann...

302
| A   hmhm\/ •• Na, gut.
| P ((ea)) Ja, es is schon unangenehm ((aa)).

Zunächst sehen wir in F 295f eine lokal selbstinitiierte Wiederaufnahme von Schmerzdifferenzierung im Rahmen einer nicht vorgegebenen oder aufrechterhaltenen Orientierung an Schmerzdifferenzierung: Nachdem die Patientin früher im Gespräch schon einmal auf eine zweite Kopfschmerzvariante hingewiesen hat, dieser Hinweis vom Arzt jedoch nicht weitergeführt wurde (siehe oben Ausschnitt 37), verweist die Patientin nun anlässlich der Frage nach der Kopfschmerzhäufigkeit in Form einer Kontrastierung erneut auf diese Schmerzvariante, die von der im Gespräch bisher ausschließlich behandelten Kopfschmerzvariante zu differenzieren ist: *Also, <u>diese</u> Kopfweh, ich hab auch normal, ((ea)) ganzen Kopf, Kopfweh.* Funktional ist dieser Beitrag als Erweiterung in Bezug auf die Schmerzdifferenzierung zu kategorisieren. An dieser Stelle greift der Arzt die eingebrachte Schmerzdifferenzierung nun auch auf und fokussiert auf die andere Kopfschmerzform: F 298: *Und der andere Kopfschmerz, der also da von hinten nach vorne geht, wos is mit dem?* • *Wie oft woar der?*, F 300: *Und wie lang dauert der eigentlich? Dieser Druck, do hinten.*, F 301: *Aber das stört Sie nicht sehr?* Die Reaktionen der Patientin auf diese Beiträge lassen sich nun als „Weiterführen der Schmerzdifferenzierung im Rahmen einer aufrechterhaltenen Orientierung an Schmerzdifferenzierung" fassen.

Weitere Beispiele für lokal selbstinitiierte Wiederaufnahmen von Schmerzdifferenzierung außerhalb einer vorgegebenen oder aufrechterhaltenen Orientierung an Schmerzdifferenzierung findet man im Gespräch CAW unmittelbar im Anschluss an den obigen Ausschnitt 36:

Ausschnitt 39: CAW, 35-51

```
35
P  ((2 sek)) Aber es war net so, so... Es is net so rich... Wenn a richtiger
P [nv]          ((beide Hände bewegen s.   ((beide Hände
                geöffnet seitlich vor Kopf))  leicht abgesenkt
                                            li Hand umfasst re))
```

```
36
A        HmhmV                              HmhmV Und, ah,
P  Migräneanfall is, dann is es meistens dann einseitig. Aber • i sag immer,
P [nv]              ((re geöffnete    ((beide Hände   ((li Hand berührt Stirn
                    Hand bewegt s.    leicht abgesenkt
                    vor re Schläfenseite))  geschlossen))
```

```
37
A           des is...          HmhmV Aber des is/ Wenn s stark is,
P  der Mittelpunkt • geht von da weg.
P [nv]        zw. Augenbrauen          ))
```

```
38
A  is ((ea)) halbseitig?     ((Bel))/ Is des a immer a andere Seite?
P              Ja,                                      Ja, des
```

```
39
A              ((6 sek)) Und wie würden S as beschreiben?
P  is verschieden.                              ((1,5 sek))
```

```
40
P  Also, wie gsagt, bei mir is da, sag ich immer, der Mittelpunkt, und es
P[k]                            ((/amal))
P [nv]   ((            li Hand greift zw. Augenbrauen              ))
```

```
41
A       HmhmV
P  strahlt dann entweder nach links oder nach rechts aus, is meistens
P [nv]  ((beide Hände geöffnet vor Augen, re Hand bewegt s.   ((li Hand weist
        nach re, li nach links, re Hand in den Schoß))
```

42
A	HmhmV
P	hinter dem <u>Auge</u>, hinter den <u>Augen</u>brauen, •• ein ziemlich <u>starker</u>
P[k]	zu/ berührt li Augenbraue)） ((li Hand ganz leicht abgesenkt, leicht

43
A	HmhmV
P	Druck, und wenn das Ganze <u>no</u> stärker wird, dann hab i da oben, • i sag
P [nv]	geschlossen)) ((re Hand dazu, beide (((li Hand flach auf Schädeldecke gelegt,
	leicht abgesenkt))

44
A	HmhmV
P	amal, • so ein <u>Schwingen</u> im Kopf. Des <u>drückt</u> auf den •• <u>Kopf</u>, und
P[nv]	bewegt s. leicht auf und ab)） (((li Hand wieder vor Brustraum geführt,

45
P	is so... ((ea)) ((Beim))/ I sag imma • <u>vergleichbar</u>, wie wann a <u>Eisenkugel</u>
P [nv]	beide Hände formen Eisenkugel

46
A	HmhmV <u>Pulsierend</u>
P	im <u>Gehirn</u> wär, und das <u>rollt</u> so • hin und ((also <u>do</u>)). Ah,...
P [nv]	)） ((ineinander greifende Hände rollen nach re und dann nach li,
	bleiben in der Mitte stehen, dann abgesenkt in Schoß))

47
A	könnt ma sagen? Oder... HmhmV ((5 sek)) ((ea)) Ah, wie <u>stark</u> von Eins
P	Ja, ja.

48
A	bis <u>Zehn</u>? ((aa)) Ja,
P	((1 sek)) Ah, • <u>derzeit</u>, oder we/ wenn a <u>starker</u>

49
A	Na, wenn s, wenn s <u>stark</u> is.
P	<u>Migräne</u>anfall is? ((2 sek)) Na, wenn s stark is,

50
A	HmhmV HmhmV ((ea))
P	<u>Zehn</u>. Aber da bin i dann, wie gsagt, da lieg i dann eigentlich • im

51
A	HmhmV Okay.
P	<u>Bett</u>, und bin net ansprechbar.

Die Patientin reorientiert sich hier lokal selbstinitiiert auf die Aufgabe der Schmerzdifferenzierung und stuft diese somit hoch, indem sie eine Kontrastierung zur anderen Kopfschmerzvariante vornimmt: *Aber es war net so, so... Es is net so rich... Wenn a <u>richtiger</u> Migräneanfall is, dann is es meistens dann <u>einseitig</u>. Aber • i sag immer, der Mittelpunkt • geht von <u>da</u> weg.* Ebenso in F 48f, als sie auf die Frage des Arztes nach der Schmerzstärke rückfragt: *Ah, • <u>derzeit</u>, oder we/ wenn a <u>starker</u> <u>Migräne</u>anfall is?* Funktional sind diese Beiträge als Erweiterungen in Bezug auf die Schmerzdifferenzierung zu sehen.

Betrachten wir abschließend nochmals den oben bereits analysierten Ausschnitt aus dem Gespräch NLW2, der eine weitere Funktion von patientenseitigen Prozessierungen illustriert:

Ausschnitt 40: NLW2, 81-101

81
|A • ((Ah)), und wenn S sich jetzt • noch einmal überlegen,

82
|A   • einmal im also, Sie ham ein bis zwei Mal im Monat solche Attacken.
|P HmhmV

83
|A Die dann/Wie lang dauert das eigentlich bis das wieder in Ordnung is.
|P   Naja,

84
|A Diese sogenannte Migräne.
|P hm-   ((ea)) Ah, die richtige Migräne also die schoff i

85
|P dann meistens nur, indem i zum Orthopäden geh • und sogen bitte, • Spritzen
|P [nv]   ((zeigt mit

86
|A   •• Na, ja, aber wie lang brauchen Sie bis des in Ordnung is.
|P do rein.   Aah, mit den
|P [nv]   Zeigefingern
| zu Nackenseiten))

87
|A   Na, wenn Sie nix •••   spritzen lossen.
|P Spritzen • geht s meistens sufurt wieder.   Ohne •• Spritzen, des konn
|P[k]   ((lachend))

88
|A   HmhmV   ((ea)) Ja.
|P bis zu ana Wochn a dauern. ••• Also es, es • dämmt sich dann a bissl

89
|A   Und da erbrechen Sie eine Woche hindurch.
|P ein, aber der Kopfschmerz, des is...   •• Ah, na, der,

90
|P des is nur, wenn s extrem stoak wird und wenn s dann a bissl im Obklingen is,

91
|P dann is zwoa der Kopfschmerz nach wie vor da, aber dann wird mir nimmer mehr

92
|P schlecht. Und des Schauen geht a, oba die Kopfschmerzen san do, des san

93
|A   Na, und diese Kopfschmerzen, diese sogenannten ohne Übelkeit und ohne
|P oft ((ea)) wie gsagt, tagelang.   HmhmV

94	
A	so • Zusatzsymptome. Wie oft treten die denn auf?
P	Sehr häufig. • Mindestens •

95	
A	((2sec)) ((ea)) Naja- <u>sehr</u> häufig, ••
P	ah •• ja, olle/• mindestens jede zweite Wochn. Naja,
P[k]	((leise))

96	
A	Jede zweite Woche, das haßt oiso, ((ea)) zwei Mal im Monat,
P	Na! ((ea)) Äh, m die

97	
P	äh hoit n oba a poa Tog on, oiso des is ned so, dass des noch an Tog wieder

98	
A	Das sind die Zustände, wo Sie der Orthopäde dann infiltriert.
P	weg is. N/nur bei
P[k]	((schnalzt))

99	
P	•• da geh i nur hin, wenn s wirklich so extrem der Kopfschmerz is, dass i sog,

100	
P	((ing))/ • i hob Migräne, mir wird/ •• is auch noch schlecht dabei, ((ea)) oder ich

101	
A	Na gut.
A[k]	((leise))
P	<u>halt</u> s vor Schmerzen nicht aus. Wonn des a bissl in an unteren Level is, ned. Do ••• loss i des.

Nachdem in dieser Sequenz der Fokus bis F 89 auf der Kopfschmerzvariante *richtige Migräne* liegt, bringt die Patientin in F 89 mit *aber der Kopfschmerz, des is... * eine Kontrastierung und damit erneut eine Erweiterung in Hinblick auf die Schmerzdifferenzierung ein. Auf die Frage des Arztes *Und da erbrechen Sie eine Woche hindurch.* greift die Patientin dann ausführlicher auf das Muster Differenzierung zurück: •• *Ah, na, der, des is nur, wenn s extrem stoak wird und wenn s dann a bissl im Obklingen is, dann is zwoa der <u>Kopf</u>schmerz nach wie vor da, aber dann wird mir nimmer mehr schlecht. Und des Schauen geht a, oba die Kopfschmerzen san do, des san oft ((ea)) wie gsagt, tagelang.* Die Funktion dieses Beitrags ist dabei als Modifikation, konkret als Korrektur in Hinblick auf das ärztliche Verständnis der Schmerzdifferenzierung anzusehen. Ebenso weiter unten, als der Arzt in der verständnissichernden Bestätigungsfrage *Das sind die Zustände, wo Sie der Orthopäde dann infiltriert.* sein Verständnis zur Ratifikation anbietet: Auch hier reagiert die Patientin mit einem Rückgriff auf die Schmerzdifferenzierung, um die falsche Zuordnung der Merkmalsausprägung durch den Arzt zu korrigieren: *N/nur bei •• da geh i nur hin, wenn s wirklich so extrem der Kopfschmerz is, dass i sog, ((ing))/ • i hob Migräne, mir wird/ •• is auch noch schlecht dabei, ((ea)) oder ich <u>halt</u> s vor Schmerzen nicht aus. Wonn des a bissl in an unteren Level is, ned. Do ••• loss i des.*

Die patientenseitigen Prozessierungsverfahren, ihr Einfluss auf die Gewichtung der Aufgabe Schmerzdifferenzierung, ihre kontextuelle Einbettung, ihre Formen und Funktionen sollen an dieser Stelle ebenfalls in einer Tabelle (Tabelle 3) zusammengefasst werden.

Tabelle 3: Übersicht über die patientenseitigen Prozessierungsverfahren und ihre Realisierung im Kontext

Globaler Kontext	Lokaler Kontext	Prozessierungs-verfahren	Gewichtung	Formen	Funktionen
	lokal vom Arzt vorgegebene Orientierung an Schmerzdifferenzierung	lokales Berücksichtigen der Aufgabe Schmerzdifferenzierung	--		
• ursprünglich explizit ausgeführte Schmerzdifferenzierung • ursprünglich implizit vermittelte Schmerzdifferenzierung	aufrechterhaltene Orientierung an Schmerzdifferenzierung	Weiterführen der Schmerzdifferenzierung	Hochstufung	• Fokussierung einer Variante • Fokussierung des Gesamtphänomens • Kontrastierung • Subdifferenzierung	• Erweiterung • Reduktion • Modifikation • Detaillierung
	keine vorgegebene oder aufrechterhaltene Orientierung an Schmerzdifferenzierung	lokal selbstinitiierte Wiederaufnahme von Schmerzdifferenzierung	Hochstufung		

7.2.3.2   Prozessierung durch Formen der Referenz auf Kopfschmerzen

Auch die von den PatientInnen benutzten Formen der Referenz auf ihre unterschiedlichen
Kopfschmerzen lassen sich hinsichtlich der in Kap. 7.2.2.2 eingeführten Dimensionen
bestimmen:

- hinsichtlich der Spezifität und des Fokus der Referenzformen:

  - nicht differenzierende, generische Referenzen (Fokus auf das Gesamtphänomen)
    z.B. *Kopfweh* (IGW, 121), *Kopfschmerz(en)* (NLW2, 8), *Schmerz* (IGW, 132), *Mig-*
    räne (IGW, 389), *Migräneprobleme* (IGW, 1)
  - unspezifische Referenzen auf spezifische Kopfschmerzvarianten
    z.B. *der Kopfschmerz* (NLW2, 40 und 69)
  - spezifische Referenzen auf spezifische Kopfschmerzvarianten
    z.B. *die richtige Migräne* (NLW2, 84), *die starken Anfälle, also sag ma a mal so, wo*
    ich ans Bett gefesselt bin (CAW, 25f), *Migräne* (IGW, 185, 215 und 223), *das ärgste*
    Kopfweh (LCW, 9f)

- hinsichtlich der Art der Bezeichnung:

  - Benennungen
    z.B. *klassische Migräne* (IGW, 7), *Kopfschmerz* (NLW2, 69 und 89), *a richtiger Mig-*
    räneanfall (NLW, 70), *Migräneanfall* (LCW, 28)
  - Umschreibung über Merkmale
    z.B. *wenns von der Halswirbelsäule kommen* (IGW, 7f), *extreme Migräneanfälle*
    (NLW2, 24), *das ärgste Kopfweh* (LCW, 9f)

- hinsichtlich der Orientierung an der alltäglichen Lebenswelt („voice of the lifeworld")
  oder der Welt der Medizin („voice of medicine") (Mishler 1984, siehe Kap. 2.2.2)

  - alltagsnahe Bezeichnungen (vgl. die Kategorie der „alltagssprachlichen, nicht-
    professionellen Kategorisierungen" bei Löning und Rehbein; siehe Kap. 7.2.2.2)
    z.B. *Kopfschmerzen von der Halswirbelsäule* (IGW, 5), *das ärgste Kopfweh* (LCW,
    9f), *Druckkopfschmerz* (NNW, 12), *Anfälle* (CAW, 15)
  - pseudo-professionelle Bezeichnungen (nach Löning 1994; siehe auch Kap. 7.2.2.2)
    z.B. *klassische Migräne* (IGW, 4), *Migräne, Migräneanfall* (LCW, 28; NNW, 48f),
    basaler Migräneanfall (NNW, 187), *Spannungskopfschmerzen* (IGW, 43)

Die häufig anzutreffende Orientierung von PatientInnen an medizinischer Terminologie in
Verbindung mit Unsicherheits- und Distanzierungsmarkierungen lässt sich als Orientierung
an der Autorität medizinischen Wissens interpretieren (Heritage 1997).

Wie die Beispiele zeigen, sind auch hier die Kategorien der einzelnen Dimensionen
teilweise nicht trennscharf: Zum einen treten sie im Gespräch in Kombination auf (z.B. *a*
starker Migräneanfall als Kombination aus Benennung und Umschreibung über das Merkmal Intensität bzw. als Kombination einer alltagsnahen Umschreibung mit dem pseudo-professionellen Terminus *Migräne*). Zum anderen treten die gleichen Referenzformen in unterschiedlichen Verwendungen in Bezug auf Spezifität und Fokus auf; so wird z.B. die Bezeichnung *der Kopfschmerz* von ein und derselben Patientin einmal als nicht differenzierende, generische Referenz auf das Gesamtphänomen und ein anderes Mal als unspezifische
Referenz auf eine spezifische Kopfschmerzvariante verwendet (NLW2), eine andere Patientin benutzt den Terminus *Migräne* einerseits als nicht differenzierende, generische Referenz
mit Fokus auf das Gesamtphänomen und andererseits als jeweils spezifische Referenz auf
zwei verschiedene Kopfschmerzvarianten (IGW). Daraus wird zum einen ersichtlich, dass

Spezifität und Fokus prinzipiell erst über die Verwendung im jeweiligen Kontext hergestellt werden. Zum anderen zeigt sich in den Analysen aber auch, dass genau diese Uneindeutigkeit der Referenzformen im Gespräch bisweilen zum Problem wird, wenn nämlich der aktuelle Kontext nicht ausreicht, um die Referenz einer Form auf eine spezifische Kopfschmerzvariante zu vereindeutigen (siehe dazu z.B. die Analyse der interaktiven Prozessierung in der Fallanalyse IGW in Kap. 6.1.2).

7.3 Diagnostische und therapeutische Ergebnisse der Schmerzdifferenzierungen

Nachdem im bisherigen Verlauf von Kap. 7 ausführlich behandelt wurde, wie Schmerzdifferenzierung zum einen im Gespräch eingeführt wird (initiale Schmerzdifferenzierung, siehe Kap. 7.1), und zum anderen, wie sie im weiteren Gesprächsverlauf interaktiv prozessiert wird (siehe Kap. 7.2), soll nun Schmerzdifferenzierung als diagnostisches und therapeutisches Ergebnis beleuchtet werden. Dabei wird einerseits das im ÄrztInnen-PatientInnen-Gespräch kommunizierte diagnostische Ergebnis berücksichtigt, wie es in den Gesprächsphasen Diagnosestellung und Therapiebesprechung (siehe Kap. 7.1.2.) kommunikativ vermittelt wird, andererseits werden die in den Krankenakten festgehaltenen Diagnosen hinzugezogen, die ja die Grundlage für jede weitere medizinische Bearbeitung in den Folgegesprächen darstellen. Es werden also jeweils die gesprochensprachlichen und die schriftlichen Ergebnisse in Bezug auf die Schmerzdifferenzierung betrachtet. Darüber hinaus wird festgehalten, wie sich die vorgenommenen Schmerzdifferenzierungen in den geplanten Therapiemaßnahmen wiederfinden: ob z.B. für jede Schmerzvariante eine eigene therapeutische Maßnahme verordnet wird, ob im Rahmen der Therapie nicht mehr zwischen im Gespräch differenzierten Schmerzvarianten unterschieden wird oder ob etwa eine Schmerzvariante einer Behandlung zugeführt wird, während die andere therapeutisch nicht weiter berücksichtigt wird.

Die Ergebnisse werden im Folgenden fallbezogen für die sechs in der Arbeit hauptsächlich behandelten Gespräche dargestellt. Der besseren Anschaulichkeit wegen werden sie in Tabellenform wiedergegeben (Tabellen 4 bis 15).[94] Dabei wird jeweils auch die initiale Schmerzdifferenzierung mit Hilfe der oben eingeführten Kategorien dargestellt und die interaktive Prozessierung der Schmerzdifferenzierung durch Arzt und Patientin zusammengefasst. Außerdem wird angeführt, ob – und wenn ja, wie – in den Darstellungen der Patientinnen Schmerzdifferenzierung über die bisherigen Therapiemaßnahmen vollzogen wird. Dies ist etwa dann der Fall, wenn eine Patientin (z.B. IGW) angibt, die von ihr beschriebenen Schmerzvarianten u.a. darüber differenzieren zu können, dass dafür jeweils unterschiedliche Medikamente wirksam sind.

Für die initiale Schmerzdifferenzierung und die Diagnosemitteilung im ÄrztInnen-PatientInnen-Gespräch sowie für die in den Krankenakten festgehaltene Diagnose werden je-

---

[94] Die Darstellung gesprächsforscherischer Erkenntnisse in Form von Tabellen oder Diagrammen ist v.a. in der Tradition der ethnomethodologischen Konversationsanalyse nicht unproblematisch. In der Tat ist die Darstellbarkeit von Interaktion in Tabellenform deutlich begrenzt, da sich vermittels Tabellen niemals die Komplexität authentischer mündlicher Kommunikation abbilden lässt. Doch bietet diese Form der Darstellung gerade durch die notwendige Reduktion und den Zwang zur Festlegung auf Kategorien den entscheidenden Vorteil, dass sie einen – im Vergleich zu Fließtext optisch wesentlich besser fassbaren – Überblick über globale Strukturen und Prozesse in Gesprächen gibt. Aus diesem Grund wird sie in der vorliegenden Arbeit als Ergänzung zu den ausführlichen Mikroanalysen gewählt.

weils die entsprechenden Passagen aus den Transkripten bzw. aus den Krankenakten zitiert.
Für die interaktive Prozessierung können die jeweiligen Passagen aus den Transkripten aus
Platzgründen nicht angeführt werden. Die Ergebnisse sind für jede Patientin auf jeweils zwei
gegenüberliegenden Seiten dargestellt, wobei auf der ersten Seite die Kategorien bzw. zusammenfassende Einschätzungen angeführt sind und auf der zweiten Seite die entsprechenden Zitate aus den Transkripten bzw. Krankenakten.

Legende zu den Tabelle 4 – 15

A   ………………….....   Arzt

P / Pat   ………………….....   Patientin

KS   ………………….....   Kopfschmerzen

DD   ………………….....   Differentialdiagnose

bd   ………………….....   beide

li   ………………….....   links

Tabelle 4: CAW – Diagnostische und therapeutische Ergebnisse der Schmerzdifferenzierung: Kategorien bzw. zusammenfassende Einschätzung

Darstellung im ÄrztInnen-PatientInnen-Gespräch	**Initiale Schmerzdifferenzierung**	• selbstinitiierte Schmerzdifferenzierung durch die Patientin: starke Anfälle/Migräne vs. Druck im Kopf • implizites Vermitteln einer Schmerzdifferenzierung • anlassgebundene Schmerzdifferenzierung
	Interaktive Prozessierung durch A und P **(Zusammenfassende Einschätzung)**	• zunächst keine Orientierung an Schmerzdifferenzierung durch A • P orientiert sich weiter an der Schmerzdifferenzierung, d.h., sie benutzt die von ihr eingeführten Kategorien weiter • A berücksichtigt dann diese Kategorien und benutzt sie schließlich selbst
	Schmerzdifferenzierung über bisherige Therapiemaßnahmen	Avamigran bei starken Anfällen/Migräne
	Diagnosemitteilung	• keine eigene explizite Diagnosemitteilung • nur implizite Vermittlung einer Diagnose im Rahmen der Therapieplanung: Migräne/die starken Schmerzen vs. Druck
Festgehaltene Diagnosen in den Krankenakten	• Migräne • vs. permanentes leichteres Druckgefühl hinter bd. Augen	→ „Migräne ohne Aura"
Schmerzdifferenzierung in geplanten Therapiemaßnahmen	• Migräne: Zomig Rapimelt • Druck im Kopf: Avamigran weglassen Schmerzmittel (Mexalen)	

Tabelle 5: CAW – Diagnostische und therapeutische Ergebnisse der Schmerzdifferenzierung: Zitate aus dem Transkript bzw. der Krankenakte

die ((ea)) starken Anfälle, also sag ma a mal so, wo ich ans Bett gefesselt bin, [...] a bissl stärker Migräne   *[...] einen Druck • im Kopf*
Zur Zeit nehm ich bei Anfällen, ah, • Avamigran, [...]   *Uund, •• ja, wenn ich die Migräne st•ark hab, also sag ma so diese Zehnerstufe, ((ea)) dann nehm ich zwei •• sobald es möglich ist, von • von meiner Übelkeit her, ((ea)) und dann zwei vorm Schlafengehn.*   *[...]*   *Na ja, wie gsagt, die <u>Avamigran</u>, die • nehm ich eigentlich nur, wenn i wirklich an <u>starken</u> Anfall hab. Also, nur wenn ein <u>Druck</u> vorhanden is…((ea))*
Dass ma Ihnen da einmal so ei/ ein Zomig oder so, •• etwas aufschreibt, dass san so Medikamente, die, ((ea)) ah, • spezifisch gegen die Migräne • sind. [...]   *Ich würd a Mal versuchen, ah, • das Avamigran ganz weg zu lassen. Also, vielleicht verschwindet dann auch dieser Druck, den Sie da haben ,[...]*   *Genau. Des is nur für die starken, • äh, • Schmerzen, sozusagen,*
„Die Pat. leidet seit 1996 rel. häufig an einer Migräne, zuvor hatte sie nur selten Migräneattacken. [...] In den letzten Tagen gibt die Pat. ein permanentes leichteres Druckgefühl hinter bd. Augen an. [...] Zusammenfassend besteht eine Migräne ohne Aura"

**Tabelle 6: FTW – Diagnostische und therapeutische Ergebnisse der Schmerzdifferenzie-
rung: Kategorien bzw. zusammenfassende Einschätzung**

Darstellung im ÄrztInnen-PatientInnen-Gespräch	Initiale Schmerzdifferenzierung	• selbstinitiierte Schmerzdifferenzierung durch P: zweierlei Arten von Kopfschmerzen: der eine […] und der zweite Kopfschmerz • explizites Ausführen einer Schmerzdifferenzierung • Schmerzdifferenzierung als Schmerzdarstellung
	Interaktive Prozessierung durch A und P (**Zusammenfassende Einschätzung**)	• A orientiert sich an der Schmerzdifferenzierung und führt sie weiter • P orientiert sich weiter an der Schmerzdifferenzierung
	Schmerzdifferenzierung über bisherige Therapiemaßnahmen	keine
	Diagnosemitteilung	keine Diagnosemitteilung
Festgehaltene Diagnosen in den Krankenakten		2 Arten von KS: 1. […] → Migräne oder Spannungskopfschmerz 2. […]
Schmerzdifferenzierung in geplanten Therapiemaßnahmen		vorerst keine Änderung der Therapie, nur Führen eines KS-Kalenders

Tabelle 7: FTW – Diagnostische und therapeutische Ergebnisse der Schmerzdifferenzie-rung: Zitate aus dem Transkript bzw. der Krankenakte

• ((ea)) Oiso, ich hob <u>zweierlei</u> <u>Arten</u> von <u>Kopfschmerzen</u>, und zwoa der <u>eine</u> Kopfschmerz • geht von der <u>Halswirbelsäule</u> aus, • der geht bis noch <u>vor</u> in die <u>Augen</u>, und is <u>e</u>her ein ((ea)) <u>poch</u>ender <u>Schmerz</u>, • ((ea)) • und da <u>zwei</u>te Kopfschmerz is • ein <u>ringförmiger</u>, ((ea)) ah der immer <u>ein</u>tritt ah wenn ich mich <u>sehr</u> <u>stark</u> konzen<u>trieren</u> muss, ((ea)) beziehungsweise beei • ah <u>Wet</u>-<u>terumschwüngen</u>, ((ea)) und vor <u>ollem</u> auch bei <u>Föhn</u>.
„Die Pat. beschreibt 2 Arten von KS: • Schmerzen, die [...]   • Beschreibt die Pat. ringförmig lokalisierte KS, die [...]   [...]   dzt. zweifelsfrei DD zwischen Migräne und Spannungskopfschmerz nicht sicher möglich"

Tabelle 8: IGW – Diagnostische und therapeutische Ergebnisse der Schmerzdifferenzierung: Kategorien bzw. zusammenfassende Einschätzung

Darstellung im ÄrztInnen-PatientInnen-Gespräch	Initiale Schmerzdifferenzierung	• selbstinitiierte Schmerzdifferenzierung durch P: klassische Migräne vs. Kopfschmerzen von der Halswirbelsäule • implizites Vermitteln einer Schmerzdifferenzierung • Schmerzdifferenzierung zur Hochstufung der Beschwerden

	Interaktive Prozessierung durch A und P (Zusammenfassende Einschätzung)	• A thematisiert Schmerzdifferenzierung explizit und stuft sie hoch; er verfolgt eine getrennte Abhandlung der beiden Schmerzen
		• P beschreibt beide Varianten als zwei Schmerzstationen innerhalb eines Gesamtverlaufs; eine getrennte Fokussierung gelingt ihr nicht
		• Weitere Differenzierungsdimensionen treten hinzu:
		    • leichtere vs. starke Kopfschmerzen
		    • Kopfschmerzen, die nicht rasch bzw. durch Alltagsmaßnahmen vergehen, vs. Kopfschmerzen, die rasch bzw. durch Alltagsmaßnahmen vergehen
		    • einseitige Migräneschmerzen vs. nur Kopfschmerzen in der Nacht

	Schmerzdifferenzierung über bisherige Therapiemaßnahmen	• klassische Migräne: Zomig • Kopfschmerzen von der Halswirbelsäule: Arthrotec • starke Kopfschmerzen/Kopfschmerzen, die nicht rasch bzw. durch Alltagsmaßnahmen vergehen/einseitige Migräneschmerzen: Medikamenteneinnahme • leichtere Kopfschmerzen/Kopfschmerzen, die rasch bzw. durch Alltagsmaßnahmen vergehen/nur Kopfschmerzen in der Nacht: keine Medikamenteneinnahme
	Diagnosemitteilung	• Differenzierungsdimension 1: Diagnosemitteilung im Rahmen der Therapiebesprechung auf Nachfrage der P: beide Arten migräneartig • restliche Differenzierungsdimensionen: keine Diagnosemitteilung
Festgehaltene Diagnosen in den Krankenakten		• 2 Arten von Kopfweh • leichte Schmerzen → Migräne ohne Aura
Schmerzdifferenzierung in geplanten Therapiemaßnahmen		• starke Kopfschmerzen: Attackenbehandlung: Eumitan Kopfschmerzen von der Halswirbelsäule: Eumitan probieren • leichte Kopfschmerzen: keine Behandlung Biofeedback Führen eines KS-Kalenders

Tabelle 9: IGW – Diagnostische und therapeutische Ergebnisse der Schmerzdifferenzie-rung: Zitate aus dem Transkript bzw. der Krankenakte

Zur klassischen Migräne hat sich jetzt de/äh Kopfschmerzen also von der Halswirbelsäule noch • dazu • gesellt,
Also die Schmerzen, die, die hinten im Nacken beginnen, ••• wenn da auch • Lichtempfindlichkeit, Lärmempfindlichkeit dabei ist, ((ea)) dann ist das sicher auch ein Schmerz, ((ea)) der migräneartig ist.
„Die Pat. differenziert 2 Arten von Kopfweh: einerseits Schmerzen, die [...] Weiters treten Schmerzen auf, die [...] *Darüber hinaus bestehen offenbar nicht selten leichte Schmerzen, die von der Pat. nicht weiter beachtet werden. [...]* *Zusammenfassend erfüllen beide KS-Arten formal die Kriterien der Migräne ohne Aura, eine definitive cervicogene Komponente des im Nacken beginnenden KS ist nicht fassbar."*

Tabelle 10: LCW – Diagnostische und therapeutische Ergebnisse der Schmerzdifferenzierung: Kategorien bzw. zusammenfassende Einschätzung

Darstellung im ÄrztInnen-PatientInnen-Gespräch	**Initiale Schmerzdifferenzierung**	• selbstinitiierte Schmerzdifferenzierung durch P: eigentlich nie gleich: […] das ärgste Kopfweh • explizites Ausführen einer Schmerzdifferenzierung • Schmerzdifferenzierung als Schmerzdarstellung
	Interaktive Prozessierung durch A und P **(Zusammenfassende Einschätzung)**	• A berücksichtigt Schmerzdifferenzierung und führt sie weiter • P berücksichtigt Schmerzdifferenzierung, führt sie jedoch nicht mehr weiter P führt weitere Differenzierungen ein: - unterschiedliche Lokalisationen - einmaliger sogenannter Migräneanfall
	Schmerzdifferenzierung über bisherige Therapiemaßnahmen	keine
	Diagnosemitteilung	• chronischer Spannungskopfschmerz, keine Migräne, • zu viele Medikamente → Kopfschmerzen können chronifizieren
Festgehaltene Diagnosen in den Krankenakten		• KS in wechselnder Lokalisation • vor 10 Jahren sehr starke KS, begleitet von Übelkeit und Erbrechen → chron. Spannungskopfschmerz, wahrscheinlich auch ein Medikamentenübergebrauch
Schmerzdifferenzierung in geplanten Therapiemaßnahmen		• chron. Spannungskopfschmerz: Ixel • Medikamentenübergebrauch: Analgetikaentzug mit Miranax verschoben; zunächst: Evaluation des Übergebrauchs mittels KS-Kalenders

Tabelle 11: LCW – Diagnostische und therapeutische Ergebnisse der Schmerzdifferenzierung: Zitate aus dem Transkript bzw. der Krankenakte

((3 sek)) ((ea)) Aah ((aa)) •• de san eigentlich <u>nie</u> gleich •• Aber meistens, das ärgste Kopfweh hab i <u>dann</u>, ((ea)) da hab i s <u>Gfüh</u>, • mir hebt s die Schädeldecken wirklich <u>oo</u>. ••• Da tät i ma am liebsten <u>o</u>man alles <u>o</u> schneiden, ((1 sek)) und dass da endlich a Mal da <u>Überdruck</u> ois aussa geht. ((1 sek)) Und das war halt vor einandhalb Monat • es <u>erschte</u> Mal • <u>so</u> dermaßen akut, ((ea)) dass i wirklich glaubt hab, i <u>bring</u> mi um.
Also, ich glaub eigentlich, dass Sie so einen <u>Spannungskopfschmerz</u> haben. •• So an • <u>chronischen</u> Spannungskopfschmerz, weil Sie haben net wirklich a wa/ so wie a <u>Migräne</u> is eigentlich <u>nicht</u>, ((2 sek)) Und ((aa)) •• jaa, und, ah, Sie <u>nehmen</u>, • hm- <u>grenzwertig</u> viele Medikamente. Oder eigentlich zu <u>viele</u>. ((2 sek)) Des is <u>des</u>. Und des kann ((die, die,)) die Kopfschmerzen <u>chronifizieren</u> auch.
„Fast jeden Tag mit zumindest mittelstarker Intensität auftretende pochende KS in wechselnder Lokalisation [...] Vor 10 Jahren hatte die Pat. sehr starke KS begleitet von Übelkeit und Erbrechen. Dzt. besteht keine vegetative Begleitsymptomatik. [...] Zusammenfassung: [...] chron. Spannungskopfschmerz, wahrscheinlich auch ein Medikamentenübergebrauch von einem Analgetikamischpräparat."

**Tabelle 12: NLW 2 – Diagnostische und therapeutische Ergebnisse der Schmerzdifferen-
zierung: Kategorien bzw. zusammenfassende Einschätzung**

Darstellung im ÄrztInnen-PatientInnen-Gespräch	**Initiale Schmerzdifferenzierung**	• gemeinsame schrittweise Schmerzdifferenzierung durch P und A: Kopfschmerz bleibt hinten vs. Kopfschmerz breitet sich aus (extreme Migräneanfälle)
		• implizites Vermitteln einer Schmerzdifferenzierung; A macht Schmerzdifferenzierung konditionell relevant
		• Schmerzdifferenzierung als Schmerzdarstellung
	Interaktive Prozessierung durch A und P **(Zusammenfassende Einschätzung)**	• A thematisiert Schmerzdifferenzierung explizit
		• P geht zunächst nicht darauf ein
		• A macht Schmerzdifferenzierung erneut erwartbar
		• P berücksichtigt Schmerzdifferenzierung
		• A fokussiert 2 Schmerzvarianten getrennt
		• P stellt 2 Schmerzvarianten einander gegenüber
		• P und A orientieren sich im weiteren Gespräch an 2 deutlich getrennten Schmerztypen
	Schmerzdifferenzierung über bisherige Therapiemaßnahmen	• richtige Migräne: Spritzen vom Orthopäden
		• Kopfschmerz, der hinten bleibt: keine Behandlung
	Diagnosemitteilung	Diagnosemitteilung in Verbindung mit Therapievorschlag: nicht so sehr eine Migräne; Beschwerden sind neuro-orthopädisch:
		• Problem der Wirbelsäule
		• evtl. bleiben nach Behandlung der Wirbelsäule noch Beschwerden übrig
Festgehaltene Diagnosen in den Krankenakten		• Syndrom einer hypermobilen Dysfunktion der HWS
		• Migräne ?
Schmerzdifferenzierung in geplanten Therapiemaßnahmen		• Stationäre orthopädische Therapie
		• Migräne ?: Zomig ausprobieren

Tabelle 13: NLW 2 – Diagnostische und therapeutische Ergebnisse der Schmerzdifferenzierung: Zitate aus dem Transkript bzw. der Krankenakte

P: Also es fangt an an und für sich hier meistens beginnend, das ist mehr so dann ein Ziehen und des geht dann meistens rauf, • bis hier in die Wirbeln ((ea)) und ••• geht dann z/meistens sogar weiter • bis vor, • bis zu den Schläfen hier in dem Bereich so vor, *A: Aber nicht immer.* *P: ((ea)) Nicht immer, na, es is... ((ea)) mm- äh bleibt dann auch meistens auch, also äh öfters hinten, nur hoit wonn s und donn, wonn i extreme Migräneanfälle hob, oiso do konn i weder aufstehen, no rausschauen ((ea)) •• ah da is mir __nur__ übel, oiso do konn i a nur liegen und des und donn hob ich s im gonzen Kopf und do hob i des Gefühl, der zerplatzt. ••• Wie so a •• Luftballon.*
Ah, die richtige Migräne also die schoff i dann meistens nur, indem i zum Orthopäden geh • und sogen bitte, • Spritzen do rein. [...] N/nur bei da geh i nur hin, wenn s wirklich so extrem der Kopfschmerz is, dass i sog, ((ing))/ • i hob Migräne, mir wird/ •• is auch noch schlecht dabei, ((ea)) oder ich __halt__ s vor Schmerzen nicht aus. Wonn des a bissl in an unteren Level is, ned. Do ••• loss i des.
Also Sie sind sehr überbeweglich, und • ich glaub, dass das Ganze in erster Linie ein Problem der Wirbelsäule ist. [...] *i mein das ghört sicher zu beiden, also Ihre m Ihre Beschwerden sind sicherlich neuro•orthopädisch. [...]* *und • i glaube, dass also in erster Linie •• äh die Schilddrüse is soweit okay, äh dass hier in erster Linie das Problem •• nicht so sehr eine Migräne ist, sondern Sie ham • die Störungen da hinten im Nacken ((ea)) und __das__ muss ordentlich behandelt werden. Und dann wenn dann wirklich noch Beschwerden übrig bleiben, ((ea)) dann muss man eine entsprechende • Akuttherapie machen.*
„KS [...] Es kommt dabei zu einem krampfartigen Verspannungsgefühl im unteren Nacken- und Schulterbereich, welches sich über den Hinterkopf z.T. helmförmig bis frontal ausbreitet. [...] Etwa 2 x im Monat kommt es aber auch zu einer Schmerzexacerbation [...] Diese Zustände bezeichnet die Pat. als Migräne [...] *Zusammenfassend handelt es sich um ein Syndrom einer hypermobilen Dysfunktion der HWS mit Zunahme auf körperliche Belastung und gelegentlichen Exacerbationen mit vegetativen Begleiterscheinungen (die zumindest nach Definition nicht eindeutig die Kriterien einer Migräne erfüllen)."*

Tabelle 14: NNW – Diagnostische und therapeutische Ergebnisse der Schmerzdifferenzierung: Kategorien bzw. zusammenfassende Einschätzung

Darstellung im ÄrztInnen-PatientInnen-Gespräch	**Initiale Schmerzdifferenzierung**	• selbstinitiierte Schmerzdifferenzierung durch P: verschiedene Arten von Kopfschmerz: eine Art […] Und dann gibt s noch so einen • Kopfschmerz […] • explizites Ausführen einer Schmerzdifferenzierung • Schmerzdifferenzierung als Schmerzdarstellung
	Interaktive Prozessierung durch A und P **(Zusammenfassende Einschätzung)**	• A unterstützt Schmerzdifferenzierung und führt sie weiter; • P orientiert sich weiter an der Schmerzdifferenzierung: Subdifferenzierung von KS 2; • P führt eine neue Kategorie ein: Kopfschmerz bei Aufregung; • es werden interaktiv 2 Hauptarten und 3 Subformen von KS 2 prozessiert; • P rutscht aus dem etablierten Fokus auf KS 1 heraus; interaktive Klärung der Zuordnungen; P verbalisiert explizit ihre Schwierigkeit der Differenzierung zwischen den verschiedenen Kopfschmerzen; • beiläufig und an relativ später Stelle kommt eine dritte Art zur Sprache (Basilarismigräne)
	Schmerzdifferenzierung über bisherige Therapiemaßnahmen	• KS 1 (Migräneanfall): Muskel fest drücken lassen • KS 2: viel Wasser trinken
	Diagnosemitteilung	• Diagnosemitteilung für Basilarismigräne: Migräne mit Aura: basilarisartige Migräne • dabei auch Diagnosemitteilung für die Attacken: Form der Migräne
Festgehaltene Diagnosen in den Krankenakten		• Migräne ohne Aura • häufiger episodischer Spannungskopfschmerz • möglicherweise Erstmanifestation einer Migräne mit Aura (Migräne vom Basilaristyp)
Schmerzdifferenzierung in geplanten Therapiemaßnahmen		• Migräne ohne Aura: ASS • häufiger episodischer Spannungskopfschmerz: Biofeedback • Migräne mit Aura: Observanz

Tabelle 15: NNW – Diagnostische und therapeutische Ergebnisse der Schmerzdifferenzierung: Zitate aus dem Transkript bzw. der Krankenakte

Äh ich hab verschiedene Arten von Kopfschmerz, Also... […] • es gibt eine Art sozusagen da beginnt s im Nacken, • und strahlt so •• also ich nenn das so fächerförmig,• <u>durchs</u> Hirn, bis vor bei den Augen, es wandert dann so durch. Ja genau. Und wenn bei den Augen sozusagen dieser Strahl durchgeht dann •• erbrech ich meistens, • und... […] Ja, ja beidseits. ((2,2s)) Und hab Schüttelfrost und • schwitz sehr viel und mir ist trotzdem kalt, und komisch halt. • Und da bin ich auch nicht wirklich irgendwie • fähig irgendwas zu machen. Und dann gibt s noch so einen • Kopfschmerz den ich • ähm • ja so • dem/der mich den ganzen Tag begleitet, •• was mit • wenig Flüssigkeit dann noch mehr wird.
P: Ähm ((2s)) ich leite meine Umgebung dazu an, ((lachendes Ausatmen)) weil das selber nicht so wirkt, also wenn ich diesen Migräne/ • vor diesen Migräneanfall bin, dann • hilft s wenn man <u>da</u> • den Muskel total fest drückt. Also so fest wie ich die Menschen finden kann die sich das trauen. Die• möchten das meistens nicht, weil sie meinen das tut mir sehr weh, es tut mir auch sehr weh, aber irgendwann • wird s dann besser. *A: Und was machen Sie bei diesen leichteren Schmerzen? ((1s)) Die stehn Sie so durch ganz einfach.* *P: Jaa, ((1,8s)) ja, was soll ich n machen. ((aa)) ((lacht auf)) Also ich mein, s ja, • ja. Ja. Na, was könnte man machen, Ich weiß nicht. Ich mein ich • schau dass ich viel Wasser trink, weil ich ein ziemliches • Dursps•gefühl hab,*
Also •• die • <u>zweite</u> •• Form • der Migräne, neben den Attacken, die Sie da kennen, is eben diese Migräne mit Aura, wo Sehstörungen auch so s wie Sie s jetzt beschrieben haben ((ea)) sehr typisch sind. […] • <u>Was</u> da aber <u>niicht</u> dazu passt sind eben • so motorische Unruhe, oder Erinnerungslücken, ((ea)) • unt • s bei einer einer Sonderform der Migräne, eben bei dieser basilarisartigen Migräne, <u>da</u> kann <u>daas</u> auch der Fall sein. […] ((3s)) Aller<u>dings</u> • ahh • ist das wenn nur <u>eine</u> so eine Attacke da war • nicht mit Gewissheit zu sagen. • Ja? […]<u>is</u> es • auch sehr wahrscheinlich dass es so eine Sonderform eben der Migräne • <u>war</u>.
„Die Pat. beschreibt 2 unterschiedliche Arten von Kopfweh, einerseits Schmerzen, die […]. Darüber hinaus bestehen Kopfschmerzen, die […] *Episode, die mit einer Hemianopsie nach li., welche sich langsam entwickelte, einsetzte. In der Folge sei es zu einem anfallsartigen Zustand gekommen und die Pat. hat eine Amnesie für zumindest 1Std.* *Zusammenfassend bestehen bei der Pat. eine Migräne ohne Aura, ein häufiger episodischer Spannungskopfschmerz sowie eine Episode, die möglicherweise als Erstmanifestation einer Migräne mit Aura (Migräne vom Basilaristyp) zu werten ist.“*

In diesem Kapitel wurden für sechs ausgewählte Patientinnen die in den vorangegangenen Kapiteln erarbeiteten Kategorien zur Beschreibung der interaktiven Schmerzdifferenzierung den diagnostischen und therapeutischen Ergebnissen der Gespräche gegenübergestellt. Die fallbezogene tabellenförmige Übersicht bietet einen ersten qualitativen Zugang zur Frage, wie die mündlichen kommunikativen Schmerzdarstellungen der Patientinnen in der Interaktion mit den ÄrztInnen in den Krankenakten schriftlich weiterverarbeitet werden. Dieser Transformationsprozess ist von erheblicher Relevanz, wenn man davon ausgeht, dass die Informationen aus der Krankenakte als schriftliche Grundlage (bspw. in Form von Arztbriefen) in alle weiteren ärztlichen (Folge-)kontakte mit einfließen.

Ausgehend von dieser Übersicht lassen sich einige Beobachtungen und Hypothesen zum Zusammenhang zwischen den kommunikativen Darstellungen der Schmerzdifferenzierung in den Gesprächen und den diagnostischen und therapeutischen Ergebnissen formulieren:

1) Zusammenhang Schmerzdifferenzierung im Gespräch – Kopfschmerzdiagnosen

Die Tabellen 4-15 zeigen zum einen, dass es Patientinnen gibt, die kommunikativ verschiedene Schmerzen differenzieren, aber nur *eine* Kopfschmerzdiagnose bekommen. Die Übersicht über das gesamte Datenmaterial in Tabelle 1 zeigt zum anderen, dass es Patientinnen gibt, die in ihren kommunikativen Darstellungen keine Schmerzdifferenzierungen vornehmen, aber *zwei* verschiedene Kopfschmerzdiagnosen bekommen. Diese Beobachtung führt zu der Hypothese, dass die patientenseitigen Schmerzdifferenzierungen im Gespräch und die gestellten Kopfschmerzdiagnosen relativ unabhängig von einander sind.

2) Zusammenhang Kopfschmerzdiagnosen – Diagnosemitteilung im Gespräch

Die Tabellen 4-15 zeigen, dass in den ausgewählten Gesprächen einem Teil der Patientinnen ihre Diagnosen nicht oder nicht explizit mitgeteilt werden. Jenen Patientinnen, denen die Diagnosen mitgeteilt werden, werden aber *alle* gestellten Diagnosen kommuniziert.

3) Zusammenhang Kopfschmerzdiagnosen – Therapie

Zum Zusammenhang zwischen den gestellten Kopfschmerzdiagnosen und den verordneten Therapien lässt sich auf der Grundlage der ausgewählten Gespräche keine eindeutige Hypothese formulieren.

Um diese Beobachtungen und Hypothesen zu überprüfen und fundierte Aussagen über etwaige Muster und Regelmäßigkeiten machen zu können, ist eine deskriptiv-statistische Auswertung des gesamten Datenmaterials notwendig, für die die in dieser Arbeit vorgenommene qualitative Kategorienbildung die Grundlage darstellt.

8 Schmerzdifferenzierung in verlaufsübergreifender Betrachtung

In den vorangegangenen Kapiteln richtete sich der Blick auf die Entwicklung der Schmerzdifferenzierung im Verlauf des Gesprächs. Es wurde gezeigt, wie Schmerzdifferenzierung im Gespräch eingeführt wird, und es wurden Verfahren der interaktiven Prozessierung von Schmerzdifferenzierung beschrieben. Bei der Analyse des Datenmaterials zeigte sich, dass PatientInnen unterschiedliche Methoden zur Schmerzdifferenzierung benutzen. Diese sollen nun im Folgenden aus verlaufs*übergreifender* Perspektive beschrieben und anhand von Beispielen aus den Gesprächen illustriert werden. Die unterschiedlichen Methoden lassen sich als Formen der konversationellen Konstruktion von Varianz (Kap. 8.1), als Darstellungsformen (Kap. 8.2) und als Struktur der Schmerzdifferenzierung (Kap. 8.3) systematisieren.

8.1 Formen der konversationellen Konstruktion von Varianz

8.1.1 Differenzierung verschiedener Ausprägungen eines Schmerzmerkmals

Zunächst einmal finden sich in den Gesprächen Aktivitäten, die ich als „Differenzierung verschiedener Ausprägungen eines Schmerzmerkmals" bezeichnen möchte. Dabei handelt es sich um differenzierende Darstellungen in Bezug auf eine bestimmte Schmerzbeschreibungskategorie (wie z.B. Dauer, Intensität, Lokalisation etc.), aus denen aber (noch) keine unterschiedlichen Schmerzformen konstituiert werden. Diese Differenzierungen sind dadurch gekennzeichnet, dass lediglich ein Merkmal hinsichtlich seiner Ausprägungen differenziert wird.

Das folgende Beispiel soll diese Methode zur konversationellen Konstruktion von Varianz illustrieren:

Ausschnitt 41: ELM 17ff

((ea)) Ahm, • dann war das weg, und eigentlich hab ich s vergessen, und dann kam das, ähmm, nach glaub ich, eineinhalb Jahren wieder. ((ea)) Und is halt dann immer wieder gekommen. Ähm, bis zum letzten Sommer, ((ea)), ähm, so unterschiedliche Intervalle, so ein Jahr, ma/ manchmal ein halbes Jahr, • ((d s)) zwei Wochen gedauert, manchmal drei Wochen, ((ea)) und letztes Jahr hat s eben mal zwei Monate gedauert.

In diesem Ausschnitt nimmt der Patient eine zweifache Differenzierung vor: In Bezug auf die Frequenz der Schmerzen differenziert er unterschiedliche Auftretensintervalle und nennt exemplarisch zwei Ausprägungen dieses Merkmals: *so unterschiedliche Intervalle, so ein Jahr, ma/ manchmal ein halbes Jahr,*. In Bezug auf die Dauer der Schmerzen führt er ebenfalls eine Differenzierung ein, indem er beispielhaft drei Ausprägungen dieses Merkmals anführt: *((d s)) zwei Wochen gedauert, manchmal drei Wochen, ((ea)) und letztes Jahr hat s eben mal zwei Monate gedauert.*

Diese einfache Art der Differenzierung bildet die Grundlage für die beiden weiteren, komplexeren Formen der Konstruktion von Varianz, die ich als „Differenzierung von Schmerzformen" einerseits und „Differenzierung von Schmerztypen" andererseits bezeichnen will. Diese beiden Formen sind jedoch nicht als kontradiktorisch zu denken, sondern als die Pole eines Kontinuums mit graduellen Abstufungen. Die beiden Formen unterscheiden sich nun grob gesprochen danach, wie stark verschiedene Auftretens- bzw. Schmerzvarianten als eigenständige Typen konturiert werden. Das heißt, abhängig davon, wie viel Formulierungsaufwand sie für die Abgrenzung und Konturierung verschiedener Schmerz- bzw. Auftretensvarianten betreiben,[95] bilden die TeilnehmerInnen entweder eigenständige Schmerztypen aus oder differenzieren lediglich verschiedene Formen von Schmerzen. Für die Bildung von eigenständigen Schmerztypen greifen die TeilnehmerInnen auf verschiedene sprachliche Verfahren zurück (siehe Kap. 8.1.3).

8.1.2 Differenzierung von Schmerzformen

Wenn zu verschiedenen Ausprägungen eines Schmerzmerkmals zusätzlich Ausprägungen weiterer Merkmale zugeordnet werden (Varianz mehrerer Merkmale) und daraus konversationell unterschiedliche Realisierungsformen von Schmerzen konstituiert werden, die jedoch interaktiv (noch) nicht zu eigenständigen, konturierten Typen ausgebaut werden, dann spreche ich von ‚Differenzierung verschiedener Schmerzformen‘.

Diese Methode kann z.B. im Rahmen der Unterscheidung von Phasen eines Kopfschmerzes eingesetzt werden, wie das folgende Beispiel zeigt:

Ausschnitt 42: ELM, 142ff

Ähm, Sauerstoff hab ich versucht letztes Jahr, das nützt aber nur dann was, wenn die, wenn die Schmerzen relativ schwach sind. ((ea)) Also, eher so am Anfang einer Phase, ähm, wenn also nicht weit/ wirklich immer dann bis zum extremen Schmerz führt, dann • nützt teilweise Sauerstoff was. • Aber nicht, wenn ich s wirklich stark hab.

Über die Differenzierung verschiedener Ausprägungen der Schmerzmerkmale Intensität, Wirkung einer therapeutischen Maßnahme (Sauerstoff) und Phasenverlauf werden implizit Schmerzformen unterschieden: einerseits schwächere Schmerzen am Anfang einer Schmerzphase, bei denen Sauerstoff hilft, und andererseits starke Schmerzen zu einem fortgeschritteneren Zeitpunkt der Schmerzphase, die nicht mehr auf Sauerstoff reagieren.

Ausschnitt 43: CAW, 39-46

39		
A	((6 sek)) Und wie würden S as beschreiben?	
P	is verschieden.	((1,5 sek))

40		
P	Also, wie gsagt, bei mir is da, sag ich immer, der Mittelpunkt, und es	
P[k]	((/amal))	
P [nv]	((li Hand greift zw. Augenbrauen	))

---

[95] Ich spreche hier von „Formulierungsaufwand" als einerseits quantitativem Maß für die Bearbeitung einer Aufgabe und andererseits als qualitativer Beschreibungskategorie im Sinne von „Formulierungsanstrengung/-arbeit" im Sinne von Gülich (1994), die darunter „Indizien des Versprachlichungsprozesses" (z.B. Verzögerungen, Wiederholungen, Selbstkorrekturen, Abbrüche, Neuansätze etc.), „Bearbeitungsverfahren" (Reformulierungen, Generalisierungen, Exemplifizierungen) und „metadiskursive Äußerungen" (Redebewertung und -kommentierung) versteht (ebd.: 80ff).

```
41
A        HmhmⱯ
P  strahlt dann entweder nach links oder nach rechts aus, is meistens
P [nv]    ((beide Hände geöffnet vor Augen, re Hand bewegt s.     ((li Hand weist
                   nach re, li nach links, re Hand in den Schoß))
```

```
42
A                          HmhmⱯ
P  hinter dem Auge, hinter den Augenbrauen, •• ein ziemlich starker
P[k]       zu/ berührt li Augenbraue                )) ((li Hand ganz leicht abgesenkt, leicht
```

```
43
A                              HmhmⱯ
P  Druck, und wenn das Ganze no stärker wird, dann hab i da oben, • i sag
P [nv]    geschlossen))        ((re Hand dazu, beide     ((li Hand flach auf Schädeldecke gelegt,
                                leicht abgesenkt))
```

```
44
A                          HmhmⱯ
P  amal, • so ein Schwingen im Kopf. Des drückt auf den •• Kopf, und
P[nv]     bewegt s. leicht auf und ab        )) ((li Hand wieder vor Brustraum geführt,
```

```
45
P  is so... ((ea)) ((Beim))/ I sag imma • vergleichbar, wie wann a Eisenkugel
P [nv]             beide Hände formen Eisenkugel
```

```
46
P  im Gehirn wär, und das rollt so • hin und ((also do)).
P [nv]             )) ((ineinander greifende Hände rollen nach re und dann nach li,
                        bleiben in der Mitte stehen, dann abgesenkt in Schoß))
```

In diesem Beispiel werden Kopfschmerzformen in Bezug auf Intensität differenziert. Dabei werden den jeweiligen Ausprägungen dieses Merkmals bestimmte Ausprägungen weiterer Merkmale zugeordnet. Die Patientin beginnt mit der Darstellung eines Kopfschmerzes, der erst retrospektiv durch das Hinzufügen einer weiteren Kopfschmerzform als eigene Schmerzform erkennbar wird: Sie beschreibt ihn über seine Lokalisation (punktuelle Lokalisation: *bei mir is da, sag ich immer, der Mittelpunkt; is meistens hinter dem Auge, hinter den Augenbrauen*; dynamische Lokalisation – Ausdehnung: *und es strahlt dann entweder nach links oder nach rechts aus,*) sowie seine Qualität und Intensität (*ein ziemlich starker Druck,*). Mit *und wenn das Ganze no stärker wird,* führt die Patientin dann eine hinsichtlich der Intensität zu unterscheidende Schmerzform ein, die sie ebenfalls in ihrer Qualität und Lokalisation beschreibt (*so ein Schwingen im Kopf. Des drückt auf den •• Kopf, [...] vergleichbar, wie wann a Eisenkugel im Gehirn wär, und das rollt so • hin und ((also do))*. Die beiden Kopfschmerzformen werden nicht als kategorial voneinander zu unterscheidende, sondern als graduell verlaufende Formen dargestellt (*und wenn das Ganze no stärker wird,...*).

8.1.3 Differenzierung von Schmerztypen: Typenbildung

Bei der von mir als „Typenbildung" bezeichneten Methode der konversationellen Konstruktion von Varianz kommt es im Vergleich zur vorhergehenden Methode zu einer komplexeren Differenzierungsaktivität mit spezifischen Verfahren zur Typenbildung (s.u.). Kennzeichnend ist die komplexe Varianz mehrerer Merkmale, d.h., Merkmalsausprägungen wer-

den nicht einfach korreliert, sondern als komplex miteinander in Beziehung stehend dargestellt. Verschiedene Schmerztypen werden meist als kategorial unterschiedlich perspektiviert.

Während beim ersten Verfahren also für ein *Schmerzmerkmal* verschiedene Ausprägungen differenziert werden, werden bei den beiden anderen Verfahren verschiedene *Schmerzen*
differenziert. Ich möchte die Unterscheidung verschiedener Ausprägungen eines Schmerzmerkmals als „einfache Schmerzdifferenzierung", die von Schmerzformen und Schmerztypen als „komplexe Schmerzdifferenzierung" oder „Schmerzdifferenzierung im engeren Sinne" bezeichnen. Der primäre Fokus dieser Arbeit liegt gemäß dem in der Einleitung und in
Kap. 5.3 dargestellten Hauptinteresse bei komplexen Schmerzdifferenzierungen. Es zeigt
sich, dass Differenzierungen verschiedener Ausprägungen eines Schmerzmerkmals häufig
Differenzierungen von Schmerzformen oder Schmerztypen vorbereiten und somit „possible
differentiation points" darstellen (siehe Kap.7.1.1.4).

Im Folgenden sei zur Illustration zunächst noch einmal der Beginn des Gesprächs FTW
gezeigt, der ein typisches Beispiel für die Methode der Typenbildung darstellt, bevor anschließend sprachliche Verfahren zur Typenbildung skizziert werden.

Ausschnitt 44: FTW, 1-32

1
| A   Bitte sehr!
| P   • ((ea)) Oiso, ich hob zweierlei Arten von Kopfschmerzen, und
_____

2
| P   zwoa der eine Kopfschmerz • geht von der Halswirbelsäule aus, • der geht
_____

3
| P   bis noch vor in die Augen, und is eher ein ((ea)) pochender Schmerz, • ((ea))
_____

4
| P   • und da zweite Kopfschmerz is • ein ringförmiger, ((ea)) ah der immer eintritt
_____

5
| P   ah wenn ich mich sehr stark konzentrieren muss, ((ea)) beziehungsweise
_____

6
| P   beei • ah Wetterumschwüngen, ((ea)) und vor ollem auch bei Föhn.
_____

7
| A   ((schreibt mit,17s)) Bleib ma amoi bei dem ((ea)) der so von hinten nach
_____

8
| A   vorne geht, zu den Augen, und Sie sogn der is so pochend, ((ea)) •
| P   JaV   HmhmV   Jo\
_____

9
| A   wie stark sind diese Kopfschmerzen?
| P   • Die fongen eigentlich a/ eher
_____

10
| A   HmhmV
| P   • • lang/ also • weniger stark an, und werden donn oft sehr ((ea)) extrem,
_____

11
| A | ((schreibt |
| P | • oiso do • hob i des Gefühl des gonze • Gehirn • • arbeitet. |

12
| A | mit, 8s)) ((ea)) Und • is der hm Kopfschmerz beidseits oder nur |

13
| A | auf einer Seite? ((schreibt mit?,4s)) Kommt |
| P | • Na er is beidseits. |

14
| A | Übelkeit oder Erbrechen vor? • Während dieser Kopfschmerzen. • Nicht. |
| P | Nein. Nein. Nein. |

15
| A | ((ea)) Wie is es mit hellem Licht oder Lärm? Stört nicht. |
| P | Nein das stört mich nicht. Nein. |

16
| A | • Überhaupt nix. ((schreibt auf?, 7s)) San irgendwöche |
| P | Nein. Nein. |

17
| A | anderen Begleiterscheinungen dabei? • Können |
| P | • • • Nein, eigentlich nicht. |

18
| A | S diese Kopfschmerzen die so von hinten nach vorn gehn durch irgendwos |
| P | ((Nein.)) |

19
| A | auslösen? |
| P | • ((ea)) Na, • meistens kommen die in da Früh, • beim Aufstehen, |

20
| A | ((schreibt mit?,22s)) |
| P | • • ((ea)) und • wenn ich longe beim Computer sitz. |

21
| A | Und, diese anderen Kopfschmerzen, diese ringförmigen, wie stark sind die? |

22
| A | ((hustet)) ((ea)) Die san a extrem. |
| P | • Die san oft sehr extrem. Jo, die |

23
| A | ((schreibt mit?,3s)) Wos mochn S dann wenn S so extreme |
| P | san extrem. |

24
A	Schmerzen ham, legen Sie sich hin?
P	((1s)) Na, h ich steh dann meistens
P[k]	((behaucht

25	
A	HmV
P	auf, und geh ((ea)) ah mich kalt abwaschen, oder • benutze • ((ea)) •
P[k]	))

26	
P	Franzbrandwein, • i n/ man wann s gonz extrem is nehm i donn Medikamente.

27	
A	((5s)) Und da sind auch m/ • irgendwöche Begleiterscheinungen dabei?

28	
P	((1s)) Na do kann s dann schon vorkommen dass ich eine • Übelkeit verspür,

29	
P	• ((ea)) • und mauches Moi, wonn ich donn zu spät ein Kopfschmerzmittel

30	
A	Oiso bei den ringförmigen is die Übelkeit
P	nehme, oiso donn • • h/ hob ich auch des Gefü... Jo, beim ringförmign.

31	
A	eher dabei. ((ea))
P	Jo. • Jo. • • Und do hob i donn schon • des • Gefühl ich muss

32	
P	mauches Moi erbrechen, unnd • hob auch ((ea)) eine • Lichtempfindlichkeit.

Sprachliche Verfahren zur Typenbildung

Grob gesprochen kann man sagen, dass Schmerztypen interaktiv gebildet werden,

- wenn TeilnehmerInnen erhöhten Formulierungsaufwand zur Abgrenzung bzw. Konturierung verschiedener Schmerzen leisten,
- wenn TeilnehmerInnen zeigen, dass sie auf bereits etablierte Kategorien zurückgreifen, d.h., Schmerzen als einer bestimmten Kategorie zugehörig behandeln.

Dazu lassen sich verschiedene sprachliche Verfahren identifizieren. Typenbildung wird allerdings erst durch das Zusammenwirken mehrerer solcher Verfahren erreicht:

- Kontrastierung:

Einem Schmerz wird ein anderer gegenübergestellt.

Beispiel 15: CAW

Und kann ich gegen... •• Also, wie gesagt, so, so wie s jetzt is, i hab zwar kan Migräneanfall, aber der Druck im Kopf, also diesen/ hinter den Augen ((des so runter)), ((ea)) kann ich gegen den jetzt etwas tun?

- Kategoriale Perspektivierung:

Der Unterschied zwischen verschiedenen Schmerzen wird als kategorial, also als qualitativer Unterschied und nicht als Grad-Unterschied perspektiviert.

Beispiel 16: FTW

der eine Kopfschmerz • geht von der Halswirbelsäule aus, • der geht bis noch vor in die Augen, und is eher ein ((ea)) pochender Schmerz, • ((ea)) • und da zweite Kopfschmerz is • ein ringförmiger, ((ea)) ah der immer eintritt ah wenn ich mich sehr stark konzentrieren muss, ((ea)) beziehungsweise beei • ah Wetterumschwüngen, ((ea)) und vor ollem auch bei Föhn.

Hier wird der Unterschied als ein qualitativer dargestellt („kategoriale Perspektivierung"), im Gegensatz zur Darstellung als Grad-Unterschied („graduelle Perspektivierung") etwa in Bsp. 17:

Beispiel 17: IGW

wenn sch/stärker wird. [hab ichs] häufiger.

- Benennungen:

Es wird eine fixe Referenzform für eine Schmerzvariante etabliert.

Beispiel 18: IGW

die klassische Migräne

- Aufrufen von semi-professionellen und professionellen diagnostischen Kategorien

  – z.B. wenn Patientinnen professionelle Expertenkategorisierungen oder Eigenkategorisierungen zitieren:

Beispiel 19: LCW

I hab zwar a Mal • an sogenannten, i vermut, dass das a Migräneanfall war, • das hab i a Mal ghabt,

Beispiel 20: NLW2

wenn s wirklich so extrem der Kopfschmerz is, dass i sog, ((ing))/ • i hob Migräne, mir wird/ •• is auch noch schlecht dabei,

  – z.B. wenn Ärzte auf die subjektiven Kategorisierungen von Patientinnen zurückgreifen und sie als Ressource nutzen (auch wenn sie sich – wie in den folgenden Beispielen – gleichzeitig von der diagnostischen Zuordnung distanzieren):

Beispiel 21: NLW2

Diese sogenannte Migräne

Beispiel 22: NLW2

Das ist dann, wenn Sie diesen Zustand haben, wo Ihnen so schlecht wird dabei und wo Sie also so wie Sie sagen, Migräne. ((ea)) Wobei i ned gonz im/sicher bin, ob des wirklich a Migräne is,

Beispiel 23: NLW2

in Bezug auf das Ausfüllen des Kopfschmerzkalenders: und •• so dass Sie •• das, was Sie als Migräne bezeichnen, ((ea)) andersfärbig als diese • langanhaltenden Verspannungsschmerzen markieren, damit ma s besser auseinander halten können, ja?

- Quasi-Definitionen:

  Eine Schmerzvariante wird gleichsam definiert, z.B.

  – durch erweiternde Reformulierungen:

    Beispiel 24: CAW
    die ((ea)) <u>starken</u> Anfälle, also sag ma a mal so, wo ich ans <u>Bett</u> gefesselt bin,

    Beispiel 25: CAW
    Das Zomig, das is aber jetzt <u>nur</u>, wenn ich •• w/ wirklich <u>Migräne</u> bekomme. Einen <u>starken</u> <u>Anfall</u> sozusagen.

    Beispiel 26: CAW
    aber der <u>Druck</u> im Kopf, also diesen/ hinter den Augen ((des so runter)),

    Beispiel 27: NLW2
    Aber der Kopfschmerz ist öfter, also da, da • der Schmerz, der wos im hinteren Bereich sitzt,

  – oder durch Erklärungen:

    Beispiel 28: NLW2
    Weil s eben Migräneanfälle waren. Also ned nur Kopfschmerz, sondern eben a richtiger Migräneanfall woa. Wei i hob ned ((schaun)) kennan.

- Spätere Referenz mittels anaphorischer Verweisformen mit bestimmtem Artikel, die zeigen, dass eine Schmerzvariante als Kategorie etabliert ist und als solche wieder aufgenommen werden kann:[96]

Beispiel 29: NNW
die starken Kopfschmerzen

Beispiel 30: FTW
die ringförmigen

Beispiel 31: IGW
der Schmerz, der von hinten kommt

---

[96]   Vgl. zu anaphorischen Verweisformen Zifonun/Hoffmann/Strecker (1997, Bd. 1: 544ff).

8.1.4 Vergleichende Analysen zu den Formen der konversationellen Konstruktion von Varianz

Abschließend sollen die drei dargestellten Formen der konversationellen Konstruktion von Varianz anhand zweier Fallbeispiele, in denen jeweils verschiedene dieser Formen vorkommen, im Vergleich gezeigt werden.

8.1.4.1 Beispiel LCW

Ausschnitt 45: LCW, 1-31

1
| A | Jetzt, ah • aufgrund der <u>Kopf</u>schmerzen... Haben S nix mehr. |
| P | Aber da hab i <u>nix</u> mehr in der Hand. |

2
| A | Irgend a <u>Röntgen</u> einmal gemacht worden? Oder ein |
| P | Da hab i nix mehr.   Ja, |

3
| A | <u>CCT</u> oder so was? |
| P | Na, so was • <u>überhaupt</u> net. <u>Röntgen</u> is zwar a Mal |

4
| P | gmacht worden, ((1 sek)) uund <u>Gehirnströme</u> san a Mal gmacht, • also gmessen |

5
| A | HmhmV   HmhmV Und das, |
| P | worden,   aber des is alles schon • <u>zig</u> Jahre her. |

6
| A | ah, Röntgen war ein normales <u>Schädelröntgen</u>, oder...   HmhmV |
| P | Normales Schädelröntgen |

7
| A | ((11 sek)) Und da is nichts <u>raus</u>kommen. |
| P | war das.   ((2 sek)) M'm' |

8
| A | ((7 sek)) So. Und • jetzt bitte die <u>Kopfschmerzen</u> erzählen, |
| P | ((3 sek)) ((ea)) |

9
| P | Aah ((aa)) •• de san eigentlich <u>nie</u> gleich. •• Aber meistens, das ärgste |

10
| P | Kopfweh hab i <u>dann</u>, ((ea)) da hab i s <u>Gfüh</u>, • mir hebt s die Schädeldecken |
| P [nv] | *((ikon. Geste li Hand* |

11
P	wirklich <u>oo</u>. ••• Da tät i ma am liebsten <u>o</u>man alles <u>o</u> schneiden, ((1 sek))
P [k]	*((hoch))*
P [nv]	*))* *((ikon. Geste li Hand))*

12

P und dass da endlich a Mal da <u>Überdruck</u> ois aussa geht. ((1 sek)) Und das

13

P war halt vor einandhalb Monat • es <u>erschte</u> Mal • <u>so</u> dermaßen akut, ((ea))

14

P dass i wirklich glaubt hab, i <u>bring</u> mi um. ((2 sek)) Und <u>warum</u> i eigentlich

15

A   HmhmV
P her kumm is, ((1 sek)) weil s ma scho z <u>lang</u> dauert und • weil i <u>einfach</u> schon

16

A   ((8 sek)) Hmhm/\ ((ea)) Und, ahm, war das vor der, ah,/
P   z viel Pulver nimm.

17

A   vor einandhalb Monaten, war das da <u>anders</u> wie <u>sonst</u> immer, oder

18

A   war s nur stärker.   Aber es war ((jetzt)) • das <u>Gleiche</u>.
P   ((Na.)) Stärker. Also, so was von <u>stoark</u>, wo ich wirklich glaubt
P[k]   ((leise))

19

P hab, i <u>hoit</u> s nimma <u>aus</u>. ((2 sek)) Da hab i sogar g/ • waß i net, a Stund

20

P lang, wirklich <u>gread</u>. ((1 sek)) Obwohl i des eigentlich • versuch zum <u>verhindern</u>,

21

A HmhmV Okay,   HmhmV
P weil • der <u>Druck</u> dann a no dazua,   des is hoit dann <u>schlimm</u>, na?

22

A Und, ahm, • <u>wie</u> sind die Kopfschmerzen? Normalerweise?
P   • Pochend.

23

A ((1 sek)) Und <u>wo</u>?
P   ((2 sek)) <u>Des</u> is eben verschieden. ••• Ah, des klopft a Mal

24

P gegen die <u>Augen</u>, dann klopft s wieder gegen die <u>Schläfen</u>, •• dann
P [nv]   ((beide Hände an

25

P klopft s wieder wi/ <u>hinten</u>, dann hab i wieder des Gfüh, ((ea)) des geht
P [nv] *Kopfseiten mit Abstand,*   ((beide H berühren Genick seitlich
beide H berühren unteren Hinterkopf))

```
26
A                                               HmhmV •• Also im/ is
P  mehr vom Genick aus, • jo. ((1 sek)) Er is net imma gleich.
P [nv]                        )) ((Schulterzucken
                                  + Handgeste
                                  Weiß-nicht))
```

```
27
A  immer anders.
P              HmhmV I hab zwar a Mal • an so genannten, i vermut, dass
```

```
28
A                                               HmhmV
P  das a Migräneanfall war, • das hab i a Mal ghabt, aber das is schon gut
```

```
29
P  zehn Jahr her, ((ea)) wo i wirklich verdunkeln hab miassn, und ((ea))
```

```
30
P  wo ma wirklich speiübel woar, •• und wo i mi net a mal bewegen hab
```

```
31
P  kennan. Aber des war eben •• nur a einzigs Mal, net?
```

Eingeleitet durch *Aah ((aa)) •• de san eigentlich nie gleich.* führt die Patientin hier eine Schmerzdifferenzierung explizit aus (siehe Kap. 7.1.2.1). Mit dieser vorgreifenden Verdeutlichung[97] deutet sie eine breite Varianz an, vermittelt aber gleichzeitig implizit, dass es keine konstante Typologie gibt: Während nämlich Formulierungen der Art *• Äh ich hab verschiedene Arten von Kopfschmerz,* (NNW) von vornherein eine Differenzierung einzelner Typen mit kategorialer Perspektivierung des Unterschieds aufrufen, impliziert die hier gewählte Formulierung *nie gleich,* dass die Kopfschmerzen eben keiner systematischen Typologie folgen. Die Patientin löst das daraus entstehende Darstellungsproblem, indem sie eingeleitet mit dem adversativen Konjunktor *aber* eine Kopfschmerzform herausgreift. Dabei setzt sie zunächst an, die häufigste Form herauszugreifen (*meistens*), nimmt dann aber einen Konstruktionswechsel vor und wählt stattdessen den Extremwert auf einer subjektiven Intensitätsskala (*das ärgste*). Es folgt eine die Kopfschmerzen hochstufende, verallgemeinernde deskriptive Darstellung (siehe Kap. 8.2), mit der sie weiter in Richtung einer graduellen Perspektivierung ihrer Kopfschmerzen geht.

Die Patientin nimmt dann eine Konkretisierung vor: *Und das war halt vor einandhalb Monat • es erschte Mal • so dermaßen akut, ((ea)) dass i wirklich glaubt hab, i bring mi um.* Sie stellt hier eine konkrete Kopfschmerzepisode dar, die sie durch die Formulierung *es erschte Mal* als sich wiederholend kennzeichnet und als konkrete Extremform auf der subjektiven Intensitätsskala verortet. Auffallend ist dabei die Häufung von Extremformulierungen in Form von expliziten Verbalisierungen mittels Verstärker wie *so dermaßen akut,* oder *wirklich* (F 11,14), von ikonischen Gesten sowie der Verbalisierung von Phantasien über Gegenmaßnahmen („Umbringen", „Schädeldecke abschneiden").

Nach einer selbstinitiierten Formulierung des „chief complaint" (siehe Kap. 2.2.2) durch die Patientin in F 14f refokussiert der Arzt die erwähnte konkrete Kopfschmerzepisode: *Und, ahm, war das vor der, ah,/ vor einandhalb Monaten, war das da anders wie sonst immer, oder*

---

[97] Kallmeyer (1978). Siehe dazu Kap. 7.1.2.

war s nur stärker. Durch diese Alternativfrage,[98] in der er Qualitätsunterschied und Intensi-tätsunterschied als Alternativen anbietet, stellt der Arzt die Perspektivierung als kategorialen vs. graduellen Unterschied zur Auswahl. Die Patientin verneint zunächst die erste Alternati-ve nonverbal und leise verbal (in der Aufnahme nur schwer verständlich), um dann mit *Stärker* den Unterschied als einen der Intensität einzustufen. Im Anschluss daran beginnt sie die dramatisierende Darstellung der Kopfschmerzepisode zu reformulieren. Der Arzt stellt nun in einem überlappenden Beitrag sicher, dass es sich nicht um einen kategorialen Unter-schied handelt (*Aber es war ((jetzt))* • *das Gleiche.*). Die Patientin setzt ihre Darstellung einer an der subjektiven Erträglichkeitsgrenze verorteten Extremform fort.

Insgesamt stellt die Patientin die angekündigte Varianz des Schmerzerlebens nicht dar, indem sie verschiedene Schmerzformen oder Schmerztypen entwirft, sondern indem sie eine Schmerzform skizziert, nämlich das ärgste Kopfweh. Durch die Darstellung der Kopf-schmerzepisode als Extremform auf ihrer subjektiven Erträglichkeitsskala perspektiviert sie die Varianz im Schmerzerleben als graduell und nimmt keine Typenbildung vor.

Der Arzt geht in seiner Reaktion nicht auf die dramatisierende, hochgestufte Darstel-lung der Kopfschmerzepisode ein, sondern verschiebt den Fokus auf die Qualität der Kopf-schmerzen: *Und, ahm,* • *wie sind die Kopfschmerzen? Normalerweise?*. Durch die nachge-stellte Spezifizierung *Normalerweise?* defokussiert er die konkrete Kopfschmerzepisode, behandelt sie ebenfalls als eine von einer Normalform abweichende Extremform und legt den Fokus auf die Darstellung jener Normalform. Nach der nicht-differenzierenden, mit geringstem Formulierungsaufwand vorgenommenen, nicht-dramatisierenden und eher medizinnahen Qualitätscharakterisierung durch die Patientin (• *Pochend.*) fokussiert der Arzt in seiner weiteren Abfrage auf die Lokalisation (*Und wo?*). Die Patientin greift mit *Des is eben verschieden.* die ursprünglich erwartbar gemachte Differenzierung eines in sich hete-rogenen Phänomens auf. Durch eine Listenbildung, bei der die Qualitätsbezeichnung *klopft* – bis auf den letzten Listenplatz – konstant bleibt und nur die Ortscharakterisierung verän-dert wird, konstruiert sie einen Schmerztyp mit verschiedenen Ausprägungen des Merkmals Lokalisation. Mit der Reformulierung *Er is net imma gleich.* schließt sie dann den Rahmen bzw. bildet sie retrospektiv einen Rahmen (*Des is eben verschieden.* bis *Er is net imma gleich.*). Dabei fällt auf, dass durch das Referenzpronomen im Singular *Er* der Kopfschmerz als ein Kopfschmerz konstruiert wird, der in verschiedenen Formen auftritt. Während sich *Des* in *Des is eben verschieden.* auf die im Fragefokus stehende Lokalisation (wo?) bezieht, kann sich das Pronomen im rahmenschließenden Element *Er is net imma gleich.* nur auf „der Schmerz" beziehen. So wird in diesem Beispiel eine ursprüngliche Differenzierung in Bezug auf ein Merkmal retrospektiv als Differenzierung verschiedener Schmerzformen ge-rahmt.

In der folgenden Passage von F 27-31 finden wir nun die in meiner Kategorisierung dritte Form der konversationellen Konstruktion von Varianz, die Typenbildung: Die Patien-tin stellt hier eine singuläre Kopfschmerzepisode dar, die sie als einmaliges Ereignis in Ab-grenzung zu dem von ihr als *Kopfweh* bezeichneten Typ konstruiert. Der *Migräneanfall* wird deutlich als eigener Typ konturiert:

---

[98]   Mit einer Alternativfrage „wird dem Adressaten eine Entscheidung darüber aufgegeben, welche von mehreren gegebenen – thematisierten – Sachverhalten wahr sind" (Zifonun/Hoffmann/Strecker 1997, Bd. 1: 532).

- Er wird klar kategorial perspektiviert.

- Er erhält eine eigene semi-professionelle Bezeichnung.

- Sein einmaliges Auftreten wird hervorgehoben und dadurch ein Kontrast zum iterativ dargestellten *Kopfweh* hergestellt (*a Mal, das hab i a̱ Mal ghabt, aber das is schon gut zehn Jahr her, Aber des war eben •• nur a einzigs Mal, net?*).

- Durch die Konstruktion *zwar einmal Migräneanfall ... aber schon gut zehn Jahr her ... aber des war eben nur a einzigs Mal.* wird dieser Typ für die Gesprächssituation in seiner Relevanz herabgestuft, obwohl gleichzeitig die starke Einschränkung durch diesen Typ hochgestuft wird. Auch dadurch wird der Migräneanfall in Abgrenzung zu den aktuellen Kopfschmerzen, welche für die Gesprächssituation hochgestuft werden, als eigener Typ konturiert.

- Inhaltlich wird er über andere Merkmale beschrieben als das *Kopfweh*, nämlich nicht über Qualität und Intensität, sondern über die einschränkende Symptomatik.

8.1.4.2   Beispiel NLW2

Dass die konversationelle Konstruktion von Varianz als globales Gesprächsphänomen betrachtet werden muss, lässt sich anhand des in Kap. 7.2.1 im Detail analysierten Gesprächs NLW2 zeigen, in dessen Verlauf eine Entwicklung von einer impliziten Differenzierung von Schmerzformen zu einer expliziten Differenzierung zweier Schmerztypen stattfindet.

In ihrer initialen Schmerzdarstellung skizziert die Patientin eine Normalform von Kopfschmerz (*meistens*), die in sich mehrere Ausprägungen des Merkmals dynamische Lokalisation (Ausdehnung) enthält. Damit wird die Existenz einer von dieser Normalform abweichenden Form impliziert (die Gegenhäufigkeit zu „meistens"):

Also es fangt an an und für sich hier meistens beginnend, das ist mehr so dann ein Ziehen und des geht dann meistens rauf, • bis hier in die Wirbeln ((ea)) und ••• geht dann z/meistens sogar weiter • bis vor, • bis zu den Schläfen hier in dem Bereich so vor,

Der Arzt macht in seinen Beiträgen eine explizite Differenzierung der implizierten Schmerzformen konditionell relevant (*Aber nicht immer.*) und fragt schließlich explizit nach einem Qualitätsunterschied (*Ist/sind die Kopfschmerzen immer gleich? Von der Art her. Oder hom Sie verschiedene Kopfschmerzformen, oder wie is des.*). Das verneint die Patientin an dieser Stelle; im Gesprächsverlauf greift sie dann jedoch von sich aus die beiden Kopfschmerzformen auf, und Patientin und Arzt prozessieren sie als kategorial unterschiedliche Typen. Dies zeigt sich anschaulich gegen Ende des Gesprächs, wo es um die Therapieplanung geht und der Arzt deutlich von zwei Typen (*normaler Schmerz* vs. *Migräne*) ausgeht:

Ich geb Ihnen ein Medikament namens Zomig, ja? [...] ((ea)) Das ist aber jetzt nicht für den normalen Schmerz gedacht, das hat überhaupt keinen Sinn. Das ist dann, wenn Sie diesen Zustand haben, wo Ihnen so schlecht wird dabei und wo Sie also so wie Sie sagen, Migräne. ((ea)) Wobei i ned gonz im/sicher bin, ob des wirklich a Migräne is, oba jetzt probier ma das damit amal aus, ((ea)) dann können Sie sich damit einmal hier sozusagen austesten.

Besonders deutlich wird die im Gesprächsverlauf stattgefundene Transformation ganz am Ende des Gesprächs, wo es um das Ausfüllen des Kopfschmerzkalenders geht und der Arzt die Patientin auffordert:

Und • *Sie nehmen bitte* zweifärbige *Kugelschreiber, an blauen und an roten, oder was auch immer, und* •• *so dass Sie* •• *das, was Sie als Migräne bezeichnen, ((ea)) andersfärbig als diese* • *langanhaltenden Verspannungsschmerzen markieren, damit ma s besser auseinander halten können, ja?*

Die zu Gesprächsbeginn kaum als eigene Schmerzformen hervortretenden Schmerzvarianten werden am Schluss des Gesprächs also vom Arzt über diese Aufforderung maximal getrennt, indem die kategoriale Trennung nun durch die zwei verschiedenfarbigen Kugelschreiber vergegenständlicht wird.

8.2   Darstellungsformen

Neben der Unterscheidung verschiedener Formen der konversationellen Konstruktion von Varianz lässt sich die Differenzierung verschiedener Schmerzen durch Patientinnen auch in Hinblick darauf beschreiben, welche Formen der Darstellung eingesetzt werden. Diesbezüglich zeigen sich Unterschiede in zwei verschiedenen Dimensionen:

1)   in der Dimension des Vertextungsmusters (szenisch-episodische Erzählung, Re-Inszenierung, Chronik/Bericht, Beschreibung)

2)   in der Dimension Veranschaulichung vs. Abstraktion

8.2.1   Vertextungsmuster

Kommen wir zunächst zur ersten genannten Dimension. In ärztlichen Gesprächen dominiert aufgrund der spezifischen institutionellen Konstitution und der Funktionsweise des biomedizinischen Diskurses (siehe Kap. 2.2.2) prinzipiell das Muster Frage-Antwort (mit der Verteilung: ÄrztInnen fragen, PatientInnen antworten). Längere Diskurseinheiten, insbesondere Erzählungen der PatientInnen sind im biomedizinischen Gespräch zumeist unerwünscht (vgl. Bliesener 1980; Bliesener/Köhle 1986; Koerfer/Köhle/Obliers 2000). Die Präferenz für das Frage-Antwort-Muster zeigt sich auch im hier untersuchten Datenmaterial. Dennoch wird dieses Muster bisweilen durch andere Vertextungsmuster durchbrochen: So sind in die Frage-Antwort-Sequenzen immer wieder Textsorten wie Erzählungen, Re-Inszenierungen, Chroniken/Berichte oder Beschreibungen eingebettet. Dass diese in ihrer Vollform realisiert werden, stellt jedoch eher die Ausnahme als die Regel dar; zumeist finden sich fragmentarische Realisierungen.

Die theoretische Auseinandersetzung mit verschiedenen Vertextungsmustern bzw. Textsorten führt uns unweigerlich zu einer Vielzahl linguistischer und soziologischer Typologien, die je verschiedene Einteilungen vorschlagen. Auf diesen Diskurs kann an dieser Stelle nur kursorisch eingegangen werden, weil er erstens den gegebenen Rahmen sprengen würde und sich zweitens eine umfangreichere Aufarbeitung für die vorliegenden Fragestellungen letztlich als wenig fruchtbar erweist.

Im Handbuch „Text- und Gesprächslinguistik" von Brinker et al. (Hg.) (2000/2001) wird grundsätzlich zwischen den folgenden Textsorten oder „Vertextungsmustern" unterschieden: deskriptiv (beschreibend), narrativ (erzählend), explikativ (erklärend) und argumentativ (begründend) (vgl. für Überblicksdarstellungen jeweils Stutterheim/Kohlmann 2001; Quasthoff 2001; Klein 2001). Innerhalb dieser Textsorten werden häufig noch weitere Binnendifferenzierungen vorgenommen und Diskursformen wie Erzählen (vgl. v.a. Ehlich (Hg.) 1980; Quasthoff 1980; Gülich 1980; Ehlich (Hg.) 1984; Quasthoff 2001; Lucius-Hoene/Deppermann 2004), Schildern, Chronik, Berichten (Rehbein 1984 und 1989) und Illustrieren (Schwitalla 1991) unterschieden. Häufig wird auch eine grobe Binnendifferenzierung in erzählende und nicht-erzählende Formen vorgenommen. Luckmann und Bergmann (v.a. Luckmann 1986, Luckmann 1988, Bergmann/Luckmann 1995 und Bergmann 2000), die den Oberbegriff der „kommunikativen Gattung" verwenden, unterscheiden unter den „rekonstruktiven Gattungen" (also Formen zur Darstellung vergangener Ereignisse und Erfahrungen) zwischen narrativen und nicht-narrativen. Zu den narrativen rekonstruktiven Gattungen rechnen sie prototypisch das Erzählen, zu den nicht-narrativen u.a. die „szenische Darstellung" (Bergmann 2000). Im Forschungskontext der medizinischen Kommunikation trifft Gülich (2005a: 77) eine Unterscheidung zwischen „narrativen Rekonstruktionen" einerseits und „verallgemeinernden, eher beschreibenden Darstellungen" andererseits. Letztere sind typischerweise durch Präsens und die häufige Verwendung von Indefinitpronomina wie „man", „jeder", „irgendwas" gekennzeichnet (ebd.). Brünner/Gülich (2002: 64f) stellen im Rahmen ihrer Untersuchung von Verfahren der Veranschaulichung in der Experten-Laien-Kommunikation PatientInnen, die ihre Anfälle „verallgemeinernd beschreiben", solchen PatientInnen gegenüber, „bei denen sich das Bild, das sie von ihrer Erkrankung vermitteln, im Grunde aus einer Vielzahl von als Beispiele präsentierten Einzelepisoden zusammensetzt, die häufig auf eigene Initiative erzählt und entweder als singuläre Ereignisse oder als wiederkehrende Handlungsfolgen präsentiert werden (vgl. Schwitalla 1991)".

Die narrativen Darstellungen (die alltagssprachlich auch mit dem Oberbegriff „Erzählen" bezeichnet werden, vgl. Ehlich 1983) umfassen ihrerseits eine ganze Reihe unterschiedlicher Diskurs- und Textformen, wovon das Erzählen im engen linguistischen Sinne nur eine ist (ebd.). Unter „Erzählen" im engen Sinne ist nach Ehlich (ebd.) eine ganz spezifische Diskursform zu verstehen, nämlich die szenisch-episodische Darstellung, die durch spezifische linguistische Merkmale gekennzeichnet ist. Davon abzugrenzen sind andere (im weiteren Sinne) erzählende Diskursformen wie v.a. das Berichten und die Chronik (vgl. auch Lucius-Hoene/Deppermann 2004: 145). Gülich unterscheidet unter den narrativen Darstellungen in Fortführung von Genette (1972) zwischen „episodischem" und „iterativem" Erzählen. Ersteres definiert sie als „Rekonstruktion einer singulären Episode, die vom übrigen Handlungs- und Ereignisablauf deutlich abgegrenzt ist", letzteres als „Rekonstruktion sich wiederholender, meist als typisch dargestellter Abläufe" (Gülich 2005a, vgl. auch Lucius-Hoene/Deppermann 2004).

Für den hier vorliegenden Zusammenhang soll unterschieden werden, ob Patientinnen im Rahmen der Schmerzdifferenzierung erzählen (im engeren linguistischen Sinne einer szenisch-episodischen Erzählung), ob sie Episoden re-inszenieren bzw. szenisch darstellen oder aber berichten bzw. chronikartig darstellen oder beschreiben.[99]

---

[99] Ähnlich unterscheidet Wodak (1980) im Rahmen der Analyse von gruppentherapeutischen Problemdarstellungen in Hinblick auf deren narrative Struktur zwischen den drei Formen „Narration", „Szene" und „Zustand".

8.2.1.1   Szenisch-episodische Erzählung und Re-Inszenierung

Die szenisch-episodische Erzählung ist dadurch gekennzeichnet, dass einzelne Episoden auf
einen Höhepunkt hin rekonstruiert werden, und zwar in einer Form, die die Zuhörerin/den
Zuhörer in die Perspektive des vergangenen Erlebens versetzt und so das Geschehen gleichsam wiederaufleben lässt (vgl. Rehbein 1984: 104ff; Lucius-Hoene/Deppermann 2004: 146).
Sprachliche Kennzeichen dieser von Quasthoff (1980) auch als „konversationelle Erzählung"
bezeichneten Erzählform sind v.a. Verfahren zur Dramatisierung wie der Gebrauch expres-
siver Sprachformen (Quasthoff 1979b), direkter Rede, des szenischen Präsens und spezifischer Gliederungs- und Verknüpfungssignale (Gülich 1970; Quasthoff 1979a). Charakteristisch ist auch eine bestimmte Ablaufstruktur: Diese besteht aus einem „abstract"
(Ankündigung, Vorschau), einer Orientierung über Ort, Zeit, handelnde Personen etc., einer
Komplikation im Handlungsablauf, einer Auflösung und einer Coda i.S. einer Moral, abschließenden Bewertung oder Ähnlichem sowie über die gesamte Erzählung hinweg auftretenden Evaluationen (Labov/Waletzky 1973). Aus konversationsanalytischer Sicht ist v.a.
herausgearbeitet worden, wie Erzählungen interaktiv durch die Zusammenarbeit von Erzäh-
ler/in und Zuhörer/in realisiert werden (Sacks 1971; Sacks 1992). Die interaktive Bearbeitung der komplexen Aufgabe einer narrativen Rekonstruktion wurde auch als das Abarbei-
ten verschiedener Teilaufgaben beschrieben: Darstellung von Inhalts- und/oder Formrelevanz, Thematisieren, Elaborieren/Dramatisieren, Abschließen und Überleiten (vgl.
Hausendorf/Quasthoff 1996; Hausendorf 2000).

Bei der Re-Inszenierung oder szenischen Darstellung, die von manchen AutorInnen zu
den narrativen Diskursformen gerechnet wird (z.B. Gülich 2005a), von anderen zu den
nicht-narrativen (Bergmann 2000), wird der Zuhörerin/dem Zuhörer ein Bild gezeichnet
bzw. eine Szene plastisch vor Augen geführt. Dazu werden spezifische Techniken wie Re-
dewiedergabe (insbesondere direkte Rede), Verwendung des Präsens, ein hoher Detaillie-
rungsgrad, dramatisierende Verfahren sowie evaluative und emotionsdarstellende Elemente
eingesetzt (vgl. Gülich 2005a: 77).

Der folgende Ausschnitt, der dem letzten Drittel des Gesprächs mit der Patientin NNW
entnommen ist, zeigt, wie die Patientin einen einmalig aufgetretenen Migräneanfall in Form
von szenisch-episodischen Erzählungen und Re-Inszenierungen rekonstruiert.

Ausschnitt 46: NNW, 181-229

181
A ((ea))   Sind bisher Untersuchungen wegen der Kopfschmerzen gemacht worden?

182
A   Ja,   Ja,
P   Ja das EEG, der Doppler   • • und eben das mitn Biofeedback. ((   )).
P[k]   ((_leicht lachend_   ))

183
A Und ah diese/diese Untersuchungen, EEG, Doppler und ((so weiter,))
P   Ham

184
A   ((   )) und die ham Sie sich selber organisiert oder wie is das?
P   gar nix ergeben. ((Also es is   ))   Nein, das war noch

185
P	• diee die Initiierung war noch wie ich auf der Station glegn bim. • Da hieß es ich muss am nächsten

186
A	Aah, auf welcher Station sind Sie gelegen?
P	Tag das entweder noch stationär machen oder ambulant. Auf der äh

187
A	Weshalb?
P	Unfallstation. Weil ich einen • angeblich • basalen • Migräneanfall hatte. Also das heißt

188
A	Na, • äso da auf der Notfallstation, na waas waar ((2s)) Was war/das war <u>ein</u> einziges
P	ich hab sowas...

189
A	Mal? War vorher nicht und nachher nicht mehr? Dieses ja.
P	Ja? Dieses • Ausmaß? Nein, nein, war noch nie.

190
A	Und das <u>war</u> am? Und was is da passiert?
P	Am vorletzten Mi/Mittwoch ((glaub)) ich. Ähm, ich hab

191
P	zuerst ghabt, ich bin von der Arbeit heimgfahrn, • und hab zuerst ghabt Gesichtsfeldausfall, links,

192
P	Und so ein • komisches Brummen im Ohr, äso auch so • eingeschränkt irgendwie hörn,

193
P	und meine Chefin is zufällig mit mir gefahren, und hat mich dann irgendwie

194
P	aus dem • m • Zug raus•gebracht, kann mich nicht mehr so gut erinnern, und dann • is dort auf

195
P	diesen • Sitz wo ich war, is anscheinend so was wie ein epileptischer Anfall, nur halt ohne

196
A	HmhmV
A[k]	((leise))
P	ohne den gleichen Ursachen abgelaufen, • also motorische • Action, Und ja, • und dann

197
A	((3s)) Und/also m deer • an den Anfall können
P	war ich halt irgendwo im Krankenhaus. • Und • ja.
P[k]	((leicht lachend))

198
A	Sie sich gar nicht erinnern? Und Sie wissen, dass Sie aus dem Zug hinaus sind, und
P	`m`m

199
A wos wissen S dann wieder?
P   Wieder weiß ich dass ich mich da über den Arzt geärgert hab, ((lacht))
P[k]   *((lachend))*

200
P weil • äh • was war? Ja genau, der hat mich glaub ich • eine Viertelstunde lang gefragt wie
P[k]   *((leise))*

201
P lang ich Kopfweh hab, und ich hab s ihm nicht sagen können, ich mein • ich hab nicht mal

202
P gewußt • wie lang ich hier/wie lang der Zeitpunkt her is. Seit wann ich irgendwo war oder

203
P nicht war. Keine Ahnung. Und da weiß ich dass ich da irgendwie ((   )). Weil er die
P[k]   ((*lachend*   ))

204
P ganze Zeit gfragt hat: "Wissen Sie wie lang der Kopfweh gedauert hat?" "Nein." „Wissen Sie

205
P seit wann Sie das Ko/Kopfweh haben?" "Nein." "Wissen Sie ungefähr die Zeitspanne vom

206
P Kopfschmerz?" "Nein." ((lacht)) •• Also da, • ja, da war ich dann wieder irgendwie bei Sinnen. • Und i
P[k] ((*lachend*   ))

207
A   ((27s)) Da steht, dass
P glaub das war eh um den/um die Zeit wo er den Brief gschrieben hat.

208
A Sie in der Rettung hyperventiliert hätten,   Mein, warn diese/und hier steht nämlich nix
P   ((Hyper was?))
P[k]   *((leise))*

209
A von so anfallsartigen • ah •• Zuständen, Äh i • bei Hyperventilation kommts auch dazu, dass

210
A sich die äh/ die Hände so • verkrampfen. Wer hat/wer hat diesen • Anfall beobachtet?
P   Meine

211
A   HmhmⱯ
P Chefin,   die hat mir dann erzählt, dass ich die •• die ähm •• Sanitäter ähm

212
P ziemlich getreten hab, und • halt • ziemlich auf ((herumfuhrwerkt)) hab. Aber, ich/ich kann s nicht
P[k]   ((*leicht*

```
213
A                              Hm und is an dem Tag irgendwas besonderes vorgefallen,
P  wirklich schildern, weil ich ja • das nicht weiß.
P[k]    lachend))
```

```
214
A  oder...        • • Äso keine...                                        Also keine Aufregung
P       • • `m`m          • Da hab ich mich nicht mal aufgeregt, nein. ((lacht))
P[k]                       ((              leicht lachend              ))
```

```
215
A  und... und auch sonst ...      keine Besonderheiten.        ((5s)) Und Ihr...
P  Nein, • das war...((irgendein)) Arbeitstag, und ganz normal, ((nein.))      Ich hab auch überhaupt
```

```
216
P  das nicht auf Kopfweh zurückgeführt. • Also ich war zuerst/m mein • persönliches Problem war, dass
```

```
217
P  ich links nichts mehr gesehen hab. Und dass ich beim/ • beim Einkaufen vor m Regal gstandn bin und
```

```
218
P  • nicht gefunden hab was ich • im Augenwinkel doch irgendwo gsehn hab, aber wenn ich hingschaut
P[k] ((      leicht lachend        ))
```

```
219
A                              Unt erinnern S/erinnern Sie sich wie das begonnen hat mit
P  hab wars wieda • nicht  sichtbar irgendwie, •  und...      das hat mich persönlich verunsichert.
```

```
220
A  dieser Sehstörung? War die auf einmal da, oder is die langsam entstanden.
P                                                                    Ich bin noch in der
```

```
221
P  Arbeit gwesn, und links war das Fenster, und da is meine Chefin gsessn und
```

```
222
P  hat mit jemanden gredet. Und ich hab sie die ganze Zeit angschaut, und irgendwann hab
```

```
223
P  ich mir gedacht, irgendwie is das komisch. Ich seh da komisch. Und hab mir aber/hab das
```

```
224
A              HmhmV                        HmhmV
P  auf s Licht • zurückgeführt, weil das von links eingefallen is. • Und • dann hab ich mich schnell
```

```
225
P  angezogen, und bin gegangen, und dann am Weg hab ich irgendwie gemerkt, irgendwiie • seh ich
```

```
226
P  komisch. Und dann hab ich • so die Tests gemacht, und dann beim Einkaufen auch, da hab ich
P[k]                          ((              leicht lachend            ))
```

```
227
P  mir auch gedacht, also irgendwie • fühl ich mich grad sehr behindert. ((lacht)) Und ja. • Also das war
P[k]                                        ((lachend))        (( leise ))
```

228	
A	Ja da/ also vo/vom Rest wissen Sie dann...
P für _mich_ beunruhigend. Den Rest das •• keine Ahnung.	Nicht
P[k] ((leise, leicht lachend))	((leicht

229	
A wissen Sie dann • • nichts mehr.	
P wirklich, • nein.	
P[k] lachend))	

In der Frage-Antwort-Sequenz in F 181-190 geht es um die bisher durchgeführten Untersuchungen, von denen der Arzt die Befunde vorliegen hat. Im Zuge dessen stellt sich heraus, dass die Patientin vor kurzem auf der Notfallstation des Krankenhauses gelegen hat. Auf die Frage des Arztes nach dem Grund dafür (F 187) thematisiert die Patientin einen kürzlich aufgetretenen Migräneanfall, der auch der Anlass für die Abklärung der Kopfschmerzen auf der Kopfschmerzambulanz ist. Mit _Weil ich einen • angeblich • basalen • Migräneanfall hatte._[100] verweist sie auf ein spezifisches Ereignis und setzt zu einer konkretisierenden Reformulierung an (_Also das heißt ich hab sowas..._).

Die Patientin wird jedoch vom Arzt unterbrochen und in einer Frage-Antwort-Sequenz (F 188-190) wird das Ereignis von Arzt und Patientin gemeinsam örtlich (_Notfallstation_) und zeitlich (einmaliges Auftreten, Zeitpunkt des Auftretens) situiert. Damit wird nach Labov/Waletzky (1973) eine Orientierung vollzogen, nach Hausendorf/Quasthoff (1996) wird hier interaktiv die Inhalts- und Formrelevanz hergestellt und das Ereignis als wichtig und somit erzählenswert gekennzeichnet.

Mit der Frage _Und was is da passiert?_ (F190) weist der Arzt der Patientin schließlich einen längeren Redebeitrag zur Rekonstruktion des Ereignisses zu.

Es folgt eine ausgebaute Darstellung der Patientin (bis F 197), in der der Arzt die Zuhörerposition einnimmt. Die Patientin erfüllt mit dieser Darstellung die Teilaufgabe des „Elaborierens/Dramatisierens": Die „Komplikation" der Geschichte wird dargestellt und erreicht schließlich in der Formulierung _und dann • is dort auf diesen • Sitz wo ich war, is anscheinend so was wie ein epileptischer Anfall, nur halt ohne ohne den gleichen Ursachen abgelaufen, • also motorische • Action,_ ihren Höhepunkt. Diesen quittiert der Arzt mit einem Hörersignal (_Hmhm\/_).

Charakteristisch für eine Erzählung sind die spezifischen Gliederungs- und Verknüpfungssignale wie _zuerst_ (F 191) und _dann_ (F 193, 194 und 196) und die evaluativen Elemente _kann mich nicht mehr so gut erinnern,_ (194) und _anscheinend,_ die auf die im Anfall eingeschränkte Bewusstseins- und Wahrnehmungsfähigkeit verweisen.

Mit _Und ja, • und dann war ich halt irgendwo im Krankenhaus._ (F 196f) erfolgt schließlich die „Auflösung" oder das „Abschließen" der Geschichte, und mit • _Und • ja._ realisiert die Patientin eine „Coda", die wieder zum turn-by-turn-talk überleitet.

Nach einer Pause fokussiert der Arzt in einer Bestätigungsfrage den Anfall selbst als für die Patientin nicht erinnerbar und damit nicht rekonstruierbar: _Und/also m deer • an den Anfall können Sie sich gar nicht erinnern?_ Dies wird von der Patientin bestätigt (F 198).

---

[100]   Mit dem Begriff _basaler Migräneanfall_ referiert die Patientin auf die sogenannte „Migräne vom Basaristyp" (auch „Basilarisarterienmigräne", „Basilarismigräne" oder „Basilare Migräne"), eine seltene Form einer Migräne mit Aura (siehe Kap. 2.1.1).

Der Arzt greift dann mit *Und Sie wissen, dass Sie aus dem Zug hinaus sind*, den Beginn der Erinnerungslücke[101] auf und weist mit der offenen Frage *und wos wissen S dann wieder?*, mit der er den Endpunkt der Erinnerungslücke aufruft, erneut der Patientin den Rederaum zu.

Die Patientin nutzt diesen Rederaum für eine Re-Inszenierung: Mit *Wieder weiß ich dass ich mich da über den Arzt geärgert hab, ((lacht))* skizziert sie einen Emotionszustand, dessen Entstehen sie im Folgenden re-inszeniert: *weil • äh • was war? Ja genau, der hat mich glaub ich • eine Viertelstunde lang gefragt wie lang ich Kopfweh hab, und ich hab s ihm nicht sagen können, ich mein • ich hab nicht mal gewußt • wie lang ich hier/wie lang der Zeitpunkt her is. Seit wann ich irgendwo war oder nicht war. Keine Ahnung. Und da weiß ich dass ich da irgendwie ((   )). Weil er die ganze Zeit gfragt hat: „Wissen Sie wie lang der Kopfweh gedauert hat?" „Nein." „Wissen Sie seit wann Sie das Ko/Kopfweh haben?" „Nein." „Wissen Sie ungefähr die Zeitspanne vom Kopfschmerz?" „Nein." ((lacht))*. Mit dem Verzögerungssignal und der an sich selbst gerichteten Frage *äh • was war?* und der sprachlichen Manifestation des eigenen Erinnerns *Ja genau*, (F 200) führt die Patientin dabei vor, dass sie sich die Szene im Moment wieder in Erinnerung ruft und sie für sich und den Gesprächspartner aktualisiert. In der folgenden Re-Inszenierung sind v.a. die evaluativen und emotionsdarstellenden Elemente, die besonders in der stimmlichen Realisierung deutlich werden, sowie die Re-Inszenierung des Dialogs zwischen ihr und dem Arzt in Form von direkter Rede charakteristisch, die die Szene im aktuellen Gespräch gewissermaßen wieder aufleben lassen. Mit dem Kommentar *Also da, • ja, da war ich dann wieder irgendwie bei Sinnen.* schließt die Patientin schließlich die Re-Inszenierung ab und führt mit dem Verweis auf den Brief, den der Arzt vor sich liegen hat, wieder zurück in die aktuelle Gesprächssituation: *• Und i glaub dass war eh um den/um die Zeit wo er den Brief gschrieben hat.* (F 206f).

Von F 207 bis 219 folgt wieder eine Frage-Antwort-Sequenz zur Klärung weiterer Details des Anfalls. Diese Sequenz geht dann erneut in eine fragmentarische Realisierung einer szenisch-episodischen Erzählung über:

Mit der Frage nach einem Vorfall, der möglicherweise den Anfall ausgelöst hat, öffnet der Arzt den Raum für eine mögliche längere Diskurseinheit der Patientin: *Hm und is an dem Tag irgendwas besonderes vorgefallen, oder...* (F 213).

Die Patientin verneint dies und in Anspielung auf den früher im Gespräch behandelten Auslösefaktor Aufregung bestätigen sich Patientin und Arzt wechselseitig, dass in diesem Fall kein spezifischer Auslösefaktor identifizierbar ist (F 214f): Arzt: *• • Äso keine... Also keine Aufregung und auch sonst... und keine Besonderheiten.* – Patientin: *• Da hab ich mich nicht mal aufgeregt, nein. ((lacht))... Nein, • das war... ((irgendein)) Arbeitstag, und ganz normal, ((nein.))*.

Nach einer Pause fasst die Patientin dann in Überlappung zum Neustart des Arztes (F 215) kurz zusammen, was aus ihrer subjektiven Erlebensperspektive heraus dem Anfall vorausgegangen ist. Nachdem der Faktor Aufregung als Auslöser des Anfalls interaktiv ausgeschlossen wurde, schließt sie nun auch Kopfschmerzen als Vorboten aus und skizziert stattdessen als ihr „persönliches Problem" das Auftreten von Sehstörungen, das dem Anfall vorausging: *Ich hab auch überhaupt das nicht auf Kopfweh zurückgeführt. • Also ich war zuerst/m mein • persönliches Problem war, dass ich links nichts mehr gesehen hab. Und dass ich beim/ • beim Einkaufen vor m Regal gstandn bin und • nicht gefunden hab was ich • im Augenwinkel doch irgendwo gsehn hab, aber wenn ich hingschaut hab wars wieda • nicht*

---

sichtbar irgendwie, • und... das hat mich persönlich verunsichert. (F 215-219). Diese Darstellung enthält jedoch noch keine erzählerischen oder re-inszenierenden Elemente, sondern es wird aus der Perspektive des Hier und Jetzt heraus eine Zusammenfassung und Kategorisierung skizziert.

Mit den die abschließende Evaluation der Patientin (• *und... das hat mich persönlich verunsichert.*) überlappenden Fragen *Unt erinnern S/erinnern Sie sich wie das begonnen hat mit dieser Sehstörung? War die auf einmal da, oder is die langsam entstanden.* (F 219f) setzt der Arzt die Entwicklung der Sehstörung als Ereignis relevant. Indem er damit die Inhaltsrelevanz dieses Ereignisses herstellt, wird die von der Patientin zuvor entworfene Skizze rückwirkend zu einem abstract.

Die Patientin liefert nun einen nochmaligen Durchgang durch die Ereignisse, beginnt die Darstellung jedoch gemäß dem ärztlichen Fragefokus an einem früheren Zeitpunkt des Geschehens, nämlich mit dem Beginn der Sehstörung während der Arbeit. Zunächst erfolgt eine Orientierung über Zeit, örtliche Situierung und die handelnden Personen: *Ich bin noch in der Arbeit gwesn, und links war das Fenster, und da is meine Chefin gsessn und hat mit jemanden gredet.* Dann werden die Ereignisse elaboriert und dramatisiert und mittels charakteristischer Gliederungs- und Verknüpfungssignale (*und irgendwann* in F 222, *und dann* in F 224, 225 und 226) verbunden: *Und ich hab sie die ganze Zeit angschaut, und irgendwann hab ich mir gedacht, irgendwie is das komisch. Ich seh da komisch. Und hab mir aber/hab das auf s Licht • zurückgeführt, weil das von links eingfallen is. • Und • dann hab ich mich schnell angezogen, und bin gegangen, und dann am Weg hab ich irgendwie gemerkt, irgendwiie • seh ich komisch. Und dann hab ich • so die Tests gemacht, und dann beim Einkaufen auch, da hab ich mir auch gedacht, also irgendwie • fühl ich mich grad sehr behindert.* Im Vergleich zum zuvor gelieferten abstract ist diese Darstellung nun detaillierend und kleinschrittig und liefert ein genaues Bild der Szene. Typisch sind auch die in direkter Rede gehaltenen Wiedergaben der eigenen Gedanken (*und irgendwann hab ich mir gedacht, irgendwie is das komisch. Ich seh da komisch*, und *da hab ich mir auch gedacht, also irgendwie • fühl ich mich grad sehr behindert*) und Wahrnehmungen (*und dann am Weg hab ich irgendwie gemerkt, irgendwiie • seh ich komisch*). Der Arzt übernimmt während dieser Darstellung die Zuhörerposition und quittiert die Erzählung mit Hörersignalen (F224). Mit einem Lachen und einem *Und ja.* schließt die Patientin diese Erzählung ebenso ab wie die erste. Mit • *Also • das war für mich beunruhigend.* liefert sie eine abschließende Evaluation, die den Rahmen in analoger Weise schließt wie schon in der der Erzählung vorausgehenden Kurzfassung (F219: *und... das hat mich persönlich verunsichert*). Die Formulierung *Den Rest das •• keine Ahnung.*, mit der der Topos der Bewusstseinslücke wieder aufgegriffen wird, leitet dann wieder zum turn-by-turn-talk über: Der Arzt reformuliert *Ja da/ also vo/vom Rest wissen Sie dann... wissen Sie dann •• nichts mehr.* und die Patientin bestätigt dies überlappend mit *Nicht wirklich, nein.*

Diese Darstellung (F215-229) weist, wie soeben gezeigt, einige typische Merkmale einer szenisch-episodischen Erzählung auf, wenn es sich hier auch nicht um eine klassische „Geschichte" handelt. Es finden sich darüber hinaus typische Merkmale einer Re-Inszenierung, sodass die Darstellung insgesamt als fragmentarische Realisierung einer szenisch-episodischen Erzählung mit eingebetteten Re-Inszenierungen klassifiziert werden kann. Dass es sich hier um eine episodische Rekonstruktion handelt, ist dabei nicht weiter bemerkenswert, da es sich bei dem dargestellten Vorfall eben um eine einmalig aufgetretene Situation handelt. Dass die Patientin als Formen dieser Rekonstruktion Erzählungen und Re-Inszenierungen wählt, erscheint jedoch wichtig festzuhalten: Sie hätte auch alternative Möglichkeiten gehabt, etwa eine verallgemeinernd-berichtende Darstellung, sie wählt aber die den Zuhörer ins damalige Geschehen stärker hineinversetzenden Darstellungsformen.

8.2.1.2   Chronik/Bericht

Berichtende bzw. chronikartige Darstellungen[102] lassen sich als „sachliche, distanzierte, lineare Vermittlung von Ereignisfolgen" (Koerfer/Köhle/Obliers 2000: 92) charakterisieren, die „nicht aus der damaligen Erlebens-, sondern aus der späteren Wissens- und Bewertungsperspektive organisiert" (Lucius-Hoene/Deppermann 2004: 154) sind. Früheres wird also aus dem Hier und Jetzt der Sprechsituation (vgl. Rehbein 1989) heraus betrachtet und in zusammenfassender oder kategorisierender Weise dargestellt, dabei werden keine Szenen vorgeführt oder detailliert (ebd.). Berichte sind institutionstypische Diskursformen, deren Zweck darin besteht,

> „ein Geschehen nach der Vorgabe externer (in der Regel institutioneller) Relevanzmaßstäbe so zusammenzufassen, daß es als Instanz eines vorgegebenen Ereignistyps erscheint und für jeden wiedergegebenen Sachverhalt ein Wahrheitsanspruch erhoben werden kann" (Zifonun/Hoffmann/Strecker 1997, Bd. 1: 127).

Der Sprecher „gewichtet, reorganisiert und gliedert die gespeicherten Ereignisse als zeitlich oder sachlich geordnete Abfolge von Relevanzpunkten auf möglichst hoher Abstraktionsebene" (ebd.: 30).

Das folgende Beispiel illustriert eine solche berichtende Darstellung zu Beginn des Erstgesprächs.

Ausschnitt 47: LNW, 1-14

1
A   Okay. ((1s)) ((ea)) Erzählen Sie. Weshalb kommen Sie?

2
A   hmhmⱽ
P   Ja, also ich hab, ahm, • vor/ vor/ im Dezember, letztes Jahr,

3
P   haben, also, Kopfschmerzen angefangen, so ziemlich starke, ((ea))

4
P   und, ziemlich oft sind die vorgekommen. Also, ich bin manchmal, hm-

5
P   eine Woche, oder fünf Tage im Bett gewesen, weil ((ea)) sie nicht

6
P   weggehen wollten. Früher hatte ich vielleicht zwei, drei Mal

---

[102]   Die beiden Diskursformen „Chronik" und „Bericht" sollen hier zusammengefasst werden, wie es z.B. auch Koerfer/Köhle/Obliers (2000) für den Forschungskontext der ÄrztInnen-PatientInnen-Kommunikation tun, da eine weitere Differenzierung für die hier verfolgten Zwecke keinen nennenswerten Erkenntniszuwachs bringt. Ähnlich fasst Rehbein (1989: 165) die Chronik als eine „Diskursart vom Typ *Bericht*" auf.

7
P im Jahr richtig starke Kopfschmerzen, aber ((ea)) jetzt wurde es

8
P viel häufiger. •• Und, es ist halt/ es hat <u>plötzlich</u> angefangen,

9
P im Dezember. Und, es is schon seit Dezember so, und,

10
P in letzter Zeit wird s, immer häufiger. Also, letzte Woche hatte ich

11
P ((einen)) vier Mal, richtig stark Kopfschmerzen. Manchmal muss ich

12
P auch, also zuhause bleiben, nicht arbeiten gehen. ((ea)) Und, wenn s

13
P ganz schlimm wird, dann, äh, muss ich erbrechen • und, essen hab ich

14
P auch keine Lust.

Die Darstellung der Patientin ist nicht auf einen Höhepunkt hin ausgerichtet, sondern entlang einer kontrastiven Achse „Kopfschmerzen seit Dezember" (F 2-6; F 8-14) – „Kopfschmerzen früher" (F 6-8) organisiert. Dadurch wird eine Verschlechterungsdynamik vermittelt und somit auch der Besuch auf der Kopfschmerzambulanz gerechtfertigt. Die Darstellung ist sachlich, eher distanziert. Es erfolgt keine Versetzung in den Vorstellungsraum des Geschehens, sondern die Darstellung erfolgt aus der Origo der Sprechsituation heraus. Dadurch unterscheidet sie sich deutlich von szenisch-episodischen Erzählungen wie denen im Gespräch mit der Patientin NNW (s.o. Ausschnitt 46).

8.2.1.3   Beschreibung

Unter einer Beschreibung ist ein „mündliches, schriftliches Aufzählen der Merkmale, Kennzeichen und Besonderheiten" (Kempcke (Hg.) 1984: 166) eines Objekts oder Weltausschnitts zu verstehen, das nicht wie das Erzählen auf einen zeitlichen Verlauf oder einen Höhepunkt hin organisiert ist (vgl. Lucius-Hoene/Deppermann 2004: 160ff; Stutterheim/Kohlmann 2001). Beschreibungen sind sachlich gehalten, die Darstellungsperspektive ist statisch, ein zu beschreibender Vorgang wird als habituell perspektiviert und nicht als singuläres Geschehen (Stutterheim/Kohlmann 2001: 1281). Charakteristisch sind die Orientierung auf das zu beschreibende Objekt bzw. den zu beschreibenden Weltausschnitt mittels deiktischer Verweise und präpositionaler Phrasen, die Verwendung des Präsens als Tempus der Darstellung und die Verwendung von Perzeptionsverben (vgl. Zifonun/Hoffmann/Strecker 1997, Bd. 1: 133). So wird die Zuhörerin/der Zuhörer in einen Vorstellungsraum geführt, in dem eine Repräsentation des zu Beschreibenden hinsichtlich relevanter Merkmale der Erscheinung entsteht (ebd.).

Der folgende Ausschnitt aus dem Gespräch mit der Patientin CAW zeigt eine solche beschreibende Darstellung, die vom Arzt auch explizit als solche elizitiert wird.

Ausschnitt 48: CAW, 39-46

39	
A	((6 sek)) Und wie würden S as <u>beschreiben</u>?
P	((1,5 sek))

40	
P	Also, wie gsagt, bei mir is <u>da</u>, sag ich immer, der <u>Mittelpunkt</u>, und es
P[k]	((/amal))
P [nv]	((li Hand greift zw. Augenbrauen))

41	
A	Hmhm\/
P	strahlt dann entweder nach <u>links</u> oder nach <u>rechts</u> aus, is <u>meistens</u>
P [nv]	((beide Hände geöffnet vor Augen, re Hand bewegt s. ((li Hand weist nach re, li nach links, re Hand in den Schoß))

42	
A	Hmhm\/
P	hinter dem <u>Auge</u>, hinter den <u>Augenbrauen</u>, •• ein ziemlich <u>starker</u>
P[k]	zu/ berührt li Augenbraue)) ((li Hand ganz leicht abgesenkt, leicht

43	
A	Hmhm\/
P	<u>Druck</u>, und wenn das Ganze <u>no</u> stärker wird, dann hab i da oben, • i sag
P [nv]	geschlossen)) ((re Hand dazu, beide ((li Hand flach auf Schädeldecke gelegt, leicht abgesenkt))

44	
A	Hmhm\/
P	amal, • so ein <u>Schwingen</u> im Kopf. Des <u>drückt</u> auf den •• <u>Kopf</u>, und
P[nv]	bewegt s. leicht auf und ab)) ((li Hand wieder vor Brustraum geführt,

45	
P	is so... ((ea)) ((Beim))/ I sag imma • <u>vergleichbar</u>, wie wann a <u>Eisenkugel</u>
P [nv]	beide Hände formen Eisenkugel

46	
P	im <u>Gehirn</u> wär, und das <u>rollt</u> so • hin und ((also <u>do</u>)). Ah,...
P [nv]	)) ((ineinander greifende Hände rollen nach re und dann nach li, bleiben in der Mitte stehen, dann abgesenkt in Schoß))

Wie für Beschreibungen typisch ist diese Darstellung im Präsens gehalten, ihre Perspektive ist somit statisch und habituell. Verbal und gestisch realisierte deiktische Verweise (F 39: *da*, F 43: *da oben*, F 46: *also do*) und präpositionale Phrasen (F 42: *hinter dem Auge, hinter den Augenbrauen*, F 44: *im Kopf, auf den Kopf*, F 46: *im Gehirn*) prägen die Darstellung.

8.2.1.4   Vertextungsmuster: Fragmentarische Realisierungen und Mischformen

Die Analyse des Ausschnitts 46 (F 215-229) hat bereits gezeigt, dass die Vertextungsmuster nicht immer in ihrer Reinform bzw. Vollform auftreten. Häufig findet man auch fragmentarische Realisierungen eines Musters und Varianten oder Mischformen.

Ein weiteres Beispiel für eine fragmentarische Realisierung stellt der folgende Ausschnitt aus dem Gespräch mit der Patientin LCW dar.

Ausschnitt 49: LCW, 22-34

22
A Und, ahm, • <u>wie</u> sind die Kopfschmerzen? Normalerweise?
P   • Pochend.

23
A ((1 sek)) Und <u>wo</u>?
P   ((2 sek)) <u>Des</u> is eben verschieden. ••• Ah, des klopft a Mal

24
P gegen die <u>Augen</u>, dann klopft s wieder gegen die <u>Schläfen</u>, •• dann
P [nv]   ((beide Hände an

25
P klopft s wieder wi/ <u>hinten</u>, dann hab i wieder des Gfüh, ((ea)) des geht
P [nv]   Kopfseiten mit Abstand,   ((beide H berühren Genick seitlich
beide H berühren unteren Hinterkopf))

26
A   HmhmV •• Also im/ is
P mehr vom <u>Genick</u> aus, • jo. ((1 sek)) Er is net imma <u>gleich</u>.
P [nv]   )) ((Schulterzucken
                                + Handgeste
                                Weiß-nicht))

27
A immer <u>anders</u>.
P   HmhmV I hab zwar a Mal • an so genannten, i <u>vermut</u>, dass

28
A   HmhmV
P das a <u>Migräne</u>anfall war, • das hab i <u>a</u> Mal ghabt, aber das is schon gut

29
P zehn Jahr her, ((ea)) wo i wirklich <u>verdunkeln</u> hab miassn, und ((ea))

30
P wo ma wirklich <u>speiübel</u> woar, •• und wo i mi net a mal <u>bewegen</u> hab

31
A   ((5 sek)) Und, äh,
P kennan. Aber des war eben •• nur a einzigs Mal, net?

32
A sind die Schmerzen <u>halbseitig</u>?
P   ((2 sek)) Manchmal, ja. ((3 sek)) <u>Meistens</u>

33
A   ((5 sek)) Und, ah, sind sie durch a bestimmte Kopfbewegung
P rechts.

34
A auszulösen?
P   •• Eben net. ••• Überhaupt net.

Wie die Patientin NNW in Ausschnitt 46 stellt auch diese Patientin einen einmalig aufgetretenen Migräneanfall dar (F 27-31). Während die Patientin NNW dafür eine ausgebaute szenisch-episodische Erzählung wählt, wird eine solche in diesem Ausschnitt nur fragmentarisch realisiert. Zwar lassen sich einige Elemente einer Erzählung im engeren Sinne ausmachen. So findet sich eine Thematisierung des Ereignisses (*I hab zwar a Mal • an so genannten, i vermut, dass das a Migräneanfall war,*) und eine Orientierung auf die zeitliche Einordnung (*das hab i a Mal ghabt, aber das is schon gut zehn Jahr her,*). Die Formulierungen *((ea)) wo i wirklich verdunkeln hab miassn, und ((ea)) wo ma wirklich speiübel woar, •• und wo i mi net a mal bewegen hab kennan.* können als Detaillierungen im Sinne des Elaborierens/Dramatisierens kategorisiert werden und die Formulierung *Aber des war eben •• nur a einzigs Mal, net?,* die den mit *I hab zwar a Mal ...* aufgemachten Rahmen wieder schließt, als Abschließen der Erzählung. Mit der Rückversicherungspartikel in tag-Position (*net?*) und der folgenden längeren Pause, nach der der Arzt wieder den turn übernimmt, erfolgt die Überleitung zum turn-by-turn-talk. Alle diese Komponenten einer Erzählung finden sich hier jedoch nur in Minimalform, v.a. die Aufgabe des Elaborierens und Dramatisierens ist nur andeutungsweise realisiert, ein wirklicher Erzählhöhepunkt fehlt. Verfahren zur Dramatisierung wie expressive Sprachformen, direkte Rede, szenisches Präsens und spezifische Gliederungs- und Verknüpfungssignale fehlen ebenfalls weitgehend.

Dieses Beispiel und der Vergleich mit der Erzählung der Patientin NNW (Ausschnitt 46 oben) zeigen auch deutlich, wie die Verwendung bestimmter Vertextungsmuster an die Interaktion gebunden ist. So könnte die in Ausschnitt 49 wiedergegebene Kurzfassung des Migräneanfalls durch die Patientin LCW in der weiteren Interaktion auch als abstract einer ausgebauten szenisch-episodischen Erzählung behandelt werden, wie es im Gespräch mit der Patientin NNW geschieht. Der Arzt fordert hier jedoch keine Detaillierung des Ereignisses ein und etabliert keine Relevanz für eine längere Diskurseinheit der Patientin.[103] Stattdessen etabliert er nach einer Pause wieder das Frage-Antwort-Muster: *Und, äh, sind die Schmerzen halbseitig?* (F 31f) und *Und, ah, sind sie durch a bestimmte Kopfbewegung auszulösen?* (F 33f). Ob es zu einer ausgebauten szenisch-episodischen Erzählung oder einer Re-Inszenierung kommt, ist also auch wesentlich der Interaktion geschuldet.

Die Beobachtung, dass die dargestellten Vertextungsmuster nur teilweise in ihrer Reinform bzw. Vollform auftreten und sich häufig nur fragmentarische Realisierungen eines Musters und Varianten oder Mischformen finden, spricht dafür, die Vertextungsmuster nicht als Entweder-Oder-Kategorien anzusehen, sondern als Überlagerungs-Modell zu konzeptualisieren, bei dem Darstellungen *mehr oder weniger* charakteristisch für ein bestimmtes Vertextungsmuster sein können und aus Überlagerungen Mischformen der Muster entstehen.

8.2.2 Veranschaulichung vs. Abstraktion

Auf der zweiten Dimension, die quer zur Dimension der Vertextungsmuster liegt, soll zwischen eher veranschaulichenden und eher abstrahierenden Darstellungen unterschieden

---

[103] Im Gespräch mit der Patientin NNW hingegen fordert der Arzt durch wiederholte Fragen zur Rekonstruktion und Detaillierung des Ereignisses auf: F 190: *Und was is da passiert?,* F 197f: *Und/also m deer • an den Anfall können Sie sich gar nicht erinnern? Und Sie wissen, dass Sie aus dem Zug hinaus sind, und wos wissen S dann wieder?,* F 213: *Hm und is an dem Tag irgendwas besonderes vorgefallen, oder...*) (s.o. Ausschnitt 46).

werden. Kennzeichen für Erstere sind sogenannte „Veranschaulichungsverfahren" nach Brünner/Gülich (2002). Dazu zählen u.a. Beispiele, Konkretisierungen und Szenarios. Die Funktion solcher Verfahren sehen Brünner/Gülich (2002: 67) darin, „persönliche Erfahrungen mit der Krankheit dem Interaktionspartner dadurch nachvollziehbar zu machen, dass sie an konkrete, vorstellbare Situationen oder Handlungen rückgebunden werden", dem Anderen das eigene (Alltags-)Erleben zu vermitteln und spezifische Relevanzen zu setzen.

Ein „Beispiel" kann nach Brünner/Gülich (2002: 34) ein konkretes, individuelles Exemplar einer Kategorie sein, muss dies aber nicht notwendigerweise, denn es „erfüllt seine Veranschaulichungsfunktion auch dann, wenn es lediglich konkreter als die jeweilige Kategorie ist, die durch es erklärt oder veranschaulicht werden soll" (ebd.).

Ein Szenario ist nach Brünner/Gülich (2002: 23) der „verbale Entwurf einer vorgestellten, kontrafaktischen Situation", wobei das Geschehen neben der verbalen Schilderung unterschiedlich stark ausgemalt werden kann (ebd.).

Was die Kategorie „Konkretisierung" betrifft, so weisen Brünner/Gülich (2002: 37) darauf hin, dass auch die anderen Formen der Veranschaulichung konkretisieren. Mit der Kategorie der „Konkretisierung" werden nun Fälle erfasst, „die eindeutig Veranschaulichungsfunktion besitzen, jedoch den anderen Formen nicht zuordenbar sind" (ebd.: 37).

Im vorliegenden Korpus finden sich v.a. Veranschaulichungen mittels Beispielen. Einige Ausschnitte aus den Transkripten sollen dies illustrieren.

Ausschnitt 50: NLW2, 27-32

27
A   ((ea)) •• Ist/sind die Kopfschmerzen immer gleich?

28
A   Von der Art her.   Oder hom Sie verschiedene Kopfschmerzformen,
P   ((ea)) Oiso...   N-

29
A   oder wie is des.
P   •• Na, eher, • eher gleichbleibend. Also i merk immer es, es, es/also
P [nv]   ((beide Hände weisen

30
A   HmhmV
P   für **mich** is es Gefühl, es geht von hier aus nach oben weg.   Von de/• hier
P [nv]   Ri jew. Schlüsselbein, streicht 2mal mit beiden Händen über   ((Wiederholung))
hinteren Nacken hinauf, leichtes Absenken der Hände))

31
P   also so, so wie jetzta do, • so a Druck da drauf und der geht dann nach oben
P [nv]   ((greift in Nacken, drückt m. beiden Händen an Halsseiten   ((weist mit beiden Zeigefingern
herum, wirft Kopf zurück))

32
A   Ja, Sie sind ja offenbar sehr überbeweglich, • an der Halswirbelsäule
P   weiter. ((ea))   HmhmV
P [nv]   nach seitlich-oben))

Die Frage des Arztes nach einer möglichen Differenzierbarkeit der Kopfschmerzen in F 27-29 beantwortet die Patientin zunächst in Form einer verallgemeinernden, von einer konkreten Situation abstrahierenden Darstellung: *Na, eher, • eher gleichbleibend. Also i merk immer es, es, es/also für <u>mich</u> is es Gefühl, es geht von hier aus nach oben weg.* Im Anschluss daran greift sie auf eine Veranschaulichung zurück, indem sie nun mit Verweis auf die aktuelle Situation ein Beispiel gibt: *Von de/• hier also so, so wie jetzta do, • so a Druck da drauf und der geht dann nach oben weiter.*

Ein ähnliches Beispiel stellt der folgende Ausschnitt aus dem Gespräch mit der Patientin CAW dar:

Ausschnitt 51: CAW, 23-34

23
| A | ((ea)) Gut. Und <u>vorher</u>, • ah, wie oft ham S as normalerweise? |

24
| P | ((ea)) Ah, •• i ich muss sagen, so im <u>letzten</u> <u>drei</u>viertel Jahr |

25
| P | is es <u>so</u>, dass die ((ea)) <u>starken</u> Anfälle, also sag ma a mal |

26
| P | so, wo ich ans <u>Bett</u> gefesselt bin, ((ea)) <u>seltener</u> geworden is, ((ea)) ah, • |

27
| P | aber dafür is es zum Beispiel jetzt seit voriger Woche, da hab i a Mal |

28
| P | a bissl stärker <u>Migräne</u> ghabt, ((ea)) und seit dem is es, dass ich |

29
A		•• HmhmV
P	eigentlich <u>fast</u> immer, • einen Druck • im Kopf hab.	Meistens da so
P [nv]		((fuhrt re Hand uber beide Augenbrauen, dann li Hand dazu))

30
A		HmhmV Also, das
P	hinter den <u>Augen</u>, beziehungsweise im <u>Stirn</u>bereich.
P [nv]	((re Hand oberhalb v. re Augenbraue, li Hand oberhalb v. li Augenbraue))	((Streichbewegung beider Hände über jew. Augenbraue hinaus))

31
| A | haben S fast <u>immer</u>. | HmhmV |
| P | | Ja, fast immer. Manchmal <u>mehr</u> und manchmal |

32
| P | <u>weniger</u>, ((1 sek)) und ich <u>merk</u> s auch so wie <u>jetzt</u>, jetzt hab ma das |

33
| A | | HmhmV |
| P | Warten scho ziemlich lang gau/ <u>dauert</u>, jetzt war i scho a bissl nervös, |

34	
A	Okay,
P	und da hab i scho wieder gmerkt, des wird a bissi stärker.
P [nv]	((re Hand führt in d. Luft leichte Wellenbewegung aus))

Die Patientin greift hier gleich zweimal auf eine Veranschaulichung ihrer Darstellung mittels eines Beispiels zurück: In F 27 führt sie den ständigen Druck im Kopf seit einem Migräneanfall in der Woche zuvor an und kennzeichnet diesen Fall einer Koinzidenz der beiden Schmerzvarianten explizit als „Beispiel". Sie fährt mit einer verallgemeinernden, von konkreten Situationen abstrahierenden Darstellung dieses Drucks fort (*Meistens da so und hinter den Augen, beziehungsweise im Stirnbereich. [...] Ja, fast immer. Manchmal mehr und manchmal weniger,*) und liefert dann eine Veranschaulichung, indem sie die aktuelle Situation als Beispiel anführt: *und ich merk s auch so wie jetzt, jetzt hab ma das Warten scho ziemlich lang gau/ dauert, jetzt war i scho a bissl nervös, und da hab i scho wieder gmerkt, des wird a bissi stärker.*

Derartige Verweise auf die aktuelle Situation und den in der Situation erlebten Schmerz finden sich im vorliegenden Korpus häufig, so auch im folgenden Beispiel:

Ausschnitt 52: NLW2, 48-57

48	
A	Und ••• gibt s irgendwelche speziellen Auslöser,

49	
A	wo Sie wissen, ((ea)) wenn dies oder jenes is, dann

50	
A	kriegen S auf alle Fälle diese starken Kopfschmerzen.
P	Ah, ja, es kann vorkommen,

51	
P	dass i in der Nacht beim Liegen • irgendwie, da muss i so verkrampft oder wos
P [nv]	((beide Hände weisen Ri jew. Schlüsselbein, zuckt abwechselnd mit den Schultern, Hände auf

52	
A	HmhmV
P	liegen, ((ea)) dass i dann in der Früh mit an starken Kopf•schmerz aufsteh,
P [nv]	Brusthöhe abgesenkt, weisen nach oben

53	
A	HmhmV • Und was gibt s
P	der si donn im Laufe des Toges praktisch steigert.
P [nv]	wirft Kopf ((Hände pragmat. Geste u. abgesenkt))
	leicht nach hinten))

54	
A	noch?
P	((1sec)) Hm- beim Sitzen, ••• zum Beispiel so wie jetzt, also wie i

55	
P	herkumman bin hob i nix ghobt und jetzt draußen beim Sitzen, beim Woaten

---

56

P	hob i/merk i scho wieder, wie s ofongt <u>hier</u> zum Verkrompfen und hier zum ••
P [nv]	((beide Hände zu Halsseiten, Zeigefinger ((wirft Kopf leicht in Nacken, Hände zeigen in Nacken
	streichen entlang Halsseiten nach oben))

57

P	Steigen.
P [nv]	mit gespreizten Händen Bewegung nach oben))

Solchen Fällen veranschaulichender Darstellung stehen Fälle gegenüber, in denen die Patientinnen verallgemeinernde, von konkreten Situationen oder Handlungen abstrahierende Darstellungen ihrer Schmerzen liefern. Ein Beispiel dafür ist die bereits bekannte Anfangssequenz aus dem Gespräch mit der Patientin FTW.

Ausschnitt 53: FTW, 1-6

1

A	Bitte sehr!
P	• ((ea)) Oiso, ich hob <u>zweierlei</u> <u>Arten</u> von <u>Kopfschmerzen</u>, und

2

P	zwoa der <u>eine</u> Kopfschmerz • geht von der <u>Halswirbelsäule</u> aus, • der geht

3

P	bis noch <u>vor</u> in die <u>Augen</u>, und is <u>e</u>her ein ((ea)) <u>poch</u>ender <u>Schmerz</u>, • ((ea))

4

P	• und da <u>zwe</u>ite Kopfschmerz is • ein <u>ringförmiger</u>, ((ea)) ah der immer <u>ein</u>tritt

5

P	ah wenn ich mich <u>sehr</u> <u>stark</u> konzen<u>trieren</u> muss, ((ea)) beziehungsweise

6

P	beei • ah <u>Wetterumschwüngen</u>, ((ea)) und vor <u>ollem</u> auch bei <u>Föhn</u>.

Dieser Ausschnitt stellt ein typisches Beispiel für eine abstrahierende Darstellung dar. Die Darstellung ist systematisch entlang der Differenzierung zweier Typen von Kopfschmerzen organisiert: Eingeleitet durch das Gliederungssignal *Oiso*, kündigt die Patientin zunächst mit *ich hob zweierlei Arten von Kopfschmerzen* eine Differenzierung zweier Formen von Kopfschmerzen an, die sie dann systematisch abhandelt (*und zwoa der eine Kopfschmerz..., und da zweite Kopfschmerz...*). Die Darstellung ist also auf einem relativ hohen Abstraktionsniveau angesiedelt, auf Veranschaulichungen verzichtet die Patientin vollständig. Dies mag hier der aktuellen Gesprächsphase geschuldet sein: Der Gesprächsbeginn scheint eher für abstrahierende Darstellungen prädestiniert zu sein, während Veranschaulichungen erst im Laufe des Gesprächs eingebaut werden. Die Patientin greift jedoch auch später im Gespräch nicht auf derartige Verfahren zurück; ihre Darstellung verbleibt im Abstrakt-Distanzierten.

Abschließend sei noch ein Beispiel gegeben, anhand dessen die zwei Dimensionen der Darstellungsformen in übergreifender Weise illustriert werden sollen.

Ausschnitt 54: QFW, 94-117

94
A ja und die Kopfschmerzen sind <u>wann</u> dazu gekommen,

95
A zu diesen Zuständen?   Sie ham die
P   ((1.1s)) ((ea))

96
A Schule gewechselt, nen? Warn dann, ((ea)) in der neuen Schule,
P   Ja.

97
A warn dort die Kopfschmerzen schon da?   Oder <u>diese</u>
P   Ja, ja, die warn da.

98
A • Schmerzen. Was auch immer, nicht nur Kopf, sondern halt das Ganze.
P   Ja, Kopfschmerzen.   ((ea))
P[nv]   *li Hand über li Gesichtshälfte*

99
A   hmhm↗   Wann sind die
P Es is hauptsächlich Kopf halt.   Ja, i...
P[nv] pragmat. Geste mit beiden Händen
     vor li Gesichtshälfte

100
A aufgetreten, das erste Mal?
P   ((ea)) pfff- Ich weiß es nicht, • ich hab kein Datum.
P[k]   *((verlegen))*

101
A Naja, • muss ja nit ein Datum sein, aber ((ea)) Sie ham ja ursprünglich,

102
A •• Miss•empfindungen gehobt, aber ohne Schmerzen?   hmhm-
P   ((ea)) Ja, ich hab das ja schon ab der Zweiten

103
A   Jo, jo.
P ghabt, die Schmerzen. • Anfang der Zweiten, • hab ich die schon ghabt.
P[k]   *((ausatmend   ))*

104
A ((ea)) Na, und, was war damals so? ((aa))   Schmerzmäßig?
P   *•• ((schnalzt mit der Zunge))*

105
A Wie warn die Schmerzen? Erzählen S das ein bissl.
P   Es is ein Ziehen,

106

A   Und wo tut s denn weh, eigentlich?
P und heiß. ((ea)) Uund, •• ja, es zieht und es is heiß.

107

A   hmhmV   hmhmV
P ((ea)) Ja, es/ es zieht so v/ also vom Aug rauf, so nur die/ <u>ganz</u> g/ streng
P[nv] hebt beide Hände vors Gesicht, re Hand abgesenkt, li Hand von unterhalb d. li Auges über li Stirn-

108

A   hmhmV   hmhmV
P die linke Seite, ((ea)) und, äh, <u>da</u> vor allem auch. ((ea)) Uund, <u>da</u> in
P[nv]   u. Kopfseite u.   legt flache li Hand auf li   streicht mit re
       wieder zurück,   Gesichtsseite
       Wiederholung

109

P der Schulter viel, also in den Gelenken tut s am meisten weh, im
P[nv] Hand über li Schulter

110

A   hmhmV
P Becken, also   Hüftgelenk, und ((ea)) Knie, und unten. Und es is
P[nv] li Hand zu li Hüfte   zu li Knie   und Richtung
                                   li Fuß

111

A   hmhmV
P lustig, meine Handgelenke, die knacken auch.   Also, <u>da</u> ((eben)) links,
P[nv]   Drehbewegung u. Knacken mit
                                        li Handgelenk

112

A hmhmV   Nja, aber des is harmlos, des zeigt nur,
P   und rechts is gar nix.   Des hab ich
P[nv]   Drehbewegung mit re Handgelenk

113

A dass Sie also, • überbeweglich sind. Das, das is nix.
P aber vorher nicht gehabt, aber ja.   Ja.   Okay. ((lacht))

114

A Sagen Sie, und, ahm, das Ganze is <u>immer</u> nur auf der linken Seite?

115

A hmhmV
P Ja.   Ich hab aber auch manchmal Kopfweh, ((ea)) äh, ((im))
P[nv]   beide Hände zu Nacken

116

P ganzen Kopf, aber ich glaub, da sitz ich schlecht, und • da, wenn ich mich
P[nv] bewegt beide   legt beide Hände auf jew. Nackenseite u. macht leichte
   Hände von Stirnseiten
  entlang Kopfseiten nach hinten

117

A	hmhm\/		hmhm\/
P	dann massier, da,	im Nacken, dann wird s besser.	
P[nv]	*Bewegungen*		

Der Arzt, der prinzipiell ein relativ enges Frage-Antwort-Schema zur Exploration verfolgt, stellt gerade in diesem Ausschnitt immer wieder Fragen, die andere Patientinnen als Anlass für eine veranschaulichende Darstellung bzw. eine szenisch-episodische Erzählung nutzen. Eine Frage nach dem ersten Auftreten der Kopfschmerzen, wie sie der Arzt hier in F 99f stellt, führt z.B. bei anderen Patientinnen zur narrativen Rekonstruktion einer Episode. Hier nutzt die Patientin diese Möglichkeit zu einer solchen Darstellung jedoch nicht und weicht aus, indem sie die Arzt-Frage als eine nach einer präzisen Zeitangabe behandelt, die sie nicht geben kann: *pfff- Ich weiß es nicht, • ich hab kein Datum.* Der Arzt hebt nun den Präzisionsanspruch auf (*Naja, • muss ja nit ein Datum sein,*), reformuliert die anfänglichen Zustände der Patientin (*aber ((ea)) Sie ham ja ursprünglich, •• Miss•empfindungen gehobt, aber ohne Schmerzen?*) und die Patientin liefert schließlich einen Anfangszeitpunkt. Der Arzt versucht nun erneut eine Darstellung zu evozieren, indem er nunmehr auf eine explizite Erzählaufforderung zurückgreift: *Na, und, was war damals so? ((aa)) Schmerzmäßig? Wie warn die Schmerzen? Erzählen S das ein bissl.* Die Patientin liefert jetzt eine Darstellung ihrer Kopfschmerzen, wählt dafür aber eine verallgemeinernde, von konkreten Situationen abstrahierende Darstellung im Präsens und nicht eine szenisch-episodische Rekonstruktion oder eine Veranschaulichung. Wie schon in der Analyse des Ausschnitts 49 oben wird auch hier wieder der Einfluss der Interaktion auf die gewählten Darstellungsformen deutlich: Der Arzt fordert die Patientin zwar explizit zum Erzählen auf (*Na, und, was war damals so? ((aa)) Schmerzmäßig? Wie warn die Schmerzen? Erzählen S das ein bissl.*), unterbricht sie jedoch schon nach kurzer Zeit mit einer neuen Frage (F 27: *Und wo tut s denn weh, eigentlich?*) und gibt ihr so nicht den für eine ausgebautere Darstellung notwendigen Rederaum.

Als Fazit zu den Darstellungsformen der Schmerzdifferenzierung soll an dieser Stelle Folgendes festgehalten werden:

In den untersuchten Daten bestätigt sich die in der Literatur beschriebene Präferenz des Frage-Antwort-Musters im ärztlichen Gespräch (siehe Kap. 2.2.2). Frage-Antwort-Sequenzen machen den größten Teil der untersuchten Gespräche aus. Kommt es zu längeren Diskurseinheiten der Patientinnen, so bedarf dies in der Regel der interaktiven Unterstützung durch den Arzt: Dieser muss der Patientin das Rederecht für eine ausgebautere Darstellung zuweisen und selbst die Zuhörerrolle einnehmen und ggf. durch weitere offene Nachfragen eine detailliertere Darstellung relevant setzen. Die Untersuchung des Datenmaterials zeigt, dass es wesentlich mit dem Gesprächsführungsstil des Arztes zusammenhängt, inwieweit die Patientinnen Raum für längere Diskurseinheiten bekommen. Welches Vertextungsmuster die Patientinnen in diesem Fall wählen – ob sie eher auf distanzierende Formen wie Berichten zurückgreifen oder auf Darstellungsformen wie szenisch-episodische Erzählungen und Re-Inszenierungen, die ins Geschehen zurückführen –, dürfte von kontextuellen Faktoren wie der aktuellen Gesprächsphase abhängen, u.U. aber auch von der Art der Kopfschmerzen bzw. vom je spezifischen Krankheitserleben der Patientin. Eine entsprechende Untersuchung an einem größeren Datenkorpus könnte Aufschluss über mögliche Verteilungsmuster geben.

Auch bei Veranschaulichungen, die im untersuchten Material häufig vorkommen, wäre es lohnend, anhand eines umfangreicheren Korpus möglichen Zusammenhängen zwischen dem Rückgriff auf solche Verfahren und der Art der dargestellten Kopfschmerzen nachzugehen.

8.3   Struktur der Schmerzdifferenzierung

In der detaillierten Fallanalyse des Gesprächs IGW (Kap. 6) war aufgefallen, dass der Arzt immer wieder versucht, die im Gespräch dargestellten beiden Kopfschmerzvarianten getrennt voneinander abzuhandeln, indem er jeweils auf eine Variante fokussiert, während die Patientin versucht, die eine Variante, nämlich den Halswirbelsäulenschmerz, dadurch zu beschreiben, dass sie sie mit der anderen Variante, nämlich der klassischen Migräne, vergleicht bzw. dazu in Beziehung setzt.

Daraus soll eine Unterscheidung in Hinblick auf die Struktur von Schmerzdifferenzierung abgeleitet werden: Ich unterscheide zwei Formen, die ich als „systematisch-konsekutive Schmerzdifferenzierung" einerseits und „parallel-kontrastive Schmerzdifferenzierung" andererseits bezeichne. Die beiden Formen sollen im Folgenden als verallgemeinerte Schemata dargestellt und jeweils anhand eines Beispiels aus dem Datenmaterial veranschaulicht werden.

8.3.1   Systematisch-konsekutive Schmerzdifferenzierung

Abbildung 3: Systematisch-konsekutive Schmerzdifferenzierung

Allg. Schema	FTW, 1-6	
	vorgreifende Verdeutlichung/implizite Ankündigung einer Differenzierung verschiedener Schmerzen	*((ea)) Oiso, ich hob <u>zweierlei</u> <u>Arten</u> von <u>Kopfschmerzen</u>,*
Kopfschmerz 1	Referenz Kopfschmerz 1	*und zwoa der <u>eine</u> Kopfschmerz*
Merkmal 1	Lokalisation	*• geht von der <u>Halswirbelsäule</u> aus, • der geht bis noch <u>vor</u> in die <u>Augen</u>,*
Merkmal 2	Qualität	*und is <u>eh</u>er ein ((ea)) <u>poch</u>ender <u>Schmerz</u>,*
Merkmal 3		
⋮		
Kopfschmerz 2	Referenz Kopfschmerz 2	*• ((ea)) • und da <u>zweite</u> Kopfschmerz*
Merkmal 1	Lokalisation	*is • ein <u>ringförmiger</u>,*
Merkmal 2		
Merkmal 3	Auslöser	*((ea)) ah der immer <u>ein</u>tritt ah wenn ich mich <u>sehr</u> <u>stark</u> konzen<u>trieren</u> muss, ((ea)) beziehungsweise beei • ah <u>Wetterumschwüngen</u>, ((ea)) und vor <u>ollem</u> auch bei <u>Föhn</u>.*
⋮		

Die Patientin FTW handelt in ihrer einleitenden Schmerzdarstellung systematisch zwei Schmerzvarianten nacheinander ab: Nach einer vorgreifenden Verdeutlichung, die eine Differenzierung verschiedener Schmerzen implizit ankündigt, entwirft sie einen Kopfschmerz, den sie über die Merkmale Lokalisation und Qualität darstellt. Diesem stellt sie dann einen zweiten Kopfschmerz gegenüber, den sie ebenfalls über das Merkmal Lokalisation und zusätzlich über das Merkmal Auslöser beschreibt. Auf diese Weise kontrastiert die Patientin zwei Kopfschmerzvarianten und nicht einzelne Identifizierungsmerkmale.

8.3.2 Parallel-kontrastive Schmerzdifferenzierung

Abbildung 4: Parallel-kontrastive Schmerzdifferenzierung

Allg. Schema	IGW, 21-29	
Kopfschmerz 1: **Merkmal 1**	HWS-Schmerz: Lokalisation	A: *Also bleib ma amal bei dem von der Halswirbelsäule. Beginnt in der Schulter und zieht sich dann so wie Sie s ((ea)) beschrieben haben, nach vorne.*
Kopfschmerz 2: **Merkmal 1**	klassische Migräne: Lokalisation	P: *Ja\/ ((ea)) Die klassische Migräne is...* *((hebt li Hand leicht hoch, bricht Geste wieder ab))*
Kopfschmerz 1: **Merkmal 2**	HWS-Schmerz: Dauer	A: *Seit wann gibt es diese Schmerzen? [HWS-Schmerzen]* P: *Also die hab ich auch in etwa so so zehn, fünfzehn Jahre.*
Kopfschmerz 2: **Merkmal 2**	klassische Migräne: Dauer	P: *N? ((ea)) Aber die klassische Migräne...*
Kopfschmerz 2: **Merkmal 3**		
Kopfschmerz 1: **Merkmal 3**		

Wie in der Fallanalyse in Kap. 6.1 bereits gezeigt wurde, versucht die Patientin IGW in diesem Ausschnitt ihre verschiedenen Kopfschmerzen darzustellen, indem sie jeweils Merkmale der beiden Varianten kontrastiert. Sie kann diese Strategie einer parallel-kontrastiven Schmerzdifferenzierung jedoch nicht durchsetzen, nachdem der Arzt eine strikte Fokussierung auf eine Kopfschmerzvariante (*Kopfschmerzen von der Halswirbelsäule*) vorgibt.

Während also bei der systematisch-konsekutiven Schmerzdifferenzierung systematisch jeweils ein Kopfschmerz abgehandelt wird, indem er in Hinblick auf seine Identifizierungsmerkmale beschrieben wird, erfolgt bei der parallel-kontrastiven Schmerzdifferenzierung die thematische Organisation entlang der Identifizierungsmerkmale. Ein Kopfschmerz wird in Hinblick auf ein Identifizierungsmerkmal beschrieben und dem wird die Beschreibung dieses Identifizierungsmerkmals bei einem anderen Kopfschmerz gegenübergestellt.

Die Struktur der Schmerzdifferenzierung hängt von verschiedenen Kontextfaktoren ab. So bietet sich die systematisch-konsekutive Schmerzdifferenzierung v.a. in der Phase der initialen Schmerzdarstellung an, während die parallel-kontrastive Schmerzdifferenzierung eher an späteren Stellen der Schmerzdarstellung zu finden ist. Einfluss auf die Struktur der Schmerzdifferenzierung hat darüber hinaus der lokale thematische Fokus: Liegt dieser auf Schmerzdarstellung allgemein, so wird eher die Struktur der „systematisch-konsekutiven Schmerzdifferenzierung" gewählt, liegt er jedoch auf einzelnen Schmerzmerkmalen, wird eher auf die Struktur der „parallel-kontrastiven Schmerzdifferenzierung" zurückgegriffen. Über diese Einflüsse des lokalen Kontexts hinaus scheint es aber auch individuelle Präferenzen der Patientinnen zu geben.

9   Zusammenfassung und Auswertung

Unter „Schmerzdifferenzierung" wurde in der vorliegenden Arbeit die mehr oder weniger explizite kommunikative Konstruktion alternativer Varianten in Bezug auf das Auftreten und Erleben von Schmerzen verstanden. Schmerzdifferenzierung wurde dabei perspektiviert als eine konversationelle Aktivität der GesprächsteilnehmerInnen, als „TeilnehmerInnen-Kategorie", als Gesprächsaufgabe und Gesprächspraktik, als interaktives und prozesshaftes Geschehen und als multimodal konstituiert (Kap. 5.2).

Im Folgenden sollen die zentralen Ergebnisse dieser Arbeit zusammengefasst und ausgewertet werden. Dabei werden zunächst Aspekte der interaktiven Dynamik von Schmerzdifferenzierung dargestellt, die für das spezifisch gesprächsanalytische Interesse, die interaktive Hervorbringung von Kommunikation nachzuzeichnen (Kap. 9.1), zentral sind. Danach werden Strategien der Schmerzdifferenzierung für Patientinnen und Ärzte getrennt zusammengefasst, was sich stärker am Interesse des Untersuchungsfeldes, das kommunikative Handeln von Arzt und Patientin getrennt zu betrachten, orientiert (Kap. 9.2). Diese zweifache Perspektivierung der Ergebnisse führt unweigerlich dazu, dass sich die in Kap. 9.1 und 9.2 dargestellten Erkenntnisse zum Teil überschneiden.

9.1   Aspekte der interaktiven Dynamik von Schmerzdifferenzierung

Die vorliegende Arbeit hat zunächst einmal untersucht, wie Schmerzdifferenzierung ins Gespräch eingeführt wird (Kap. 7.1). Dabei wurde danach unterschieden, von wem die Initiative dazu ausgeht (Kap. 7.1.1). Es hat sich gezeigt, dass die Initiative von der Patientin ausgehen kann (Kap. 7.1.1.1) oder vom Arzt (Kap. 7.1.1.2) oder dass Schmerzdifferenzierung gemeinsam schrittweise thematisiert werden kann (Kap. 7.1.1.3). Weiterhin wurden zwei verschiedene Formen der Orientierung an der interaktiven Aufgabe Schmerzdifferenzierung identifiziert (Kap. 7.1.2): Schmerzdifferenzierung kann zum einen explizit ausgeführt (Kap. 7.1.2.1), zum anderen implizit vermittelt werden (Kap. 7.1.2.2). Schließlich wurden verschiedene interaktive Anlässe und Funktionen initialer Schmerzdifferenzierung herausgearbeitet: Fälle, in denen Schmerzdifferenzierung vom Arzt abgefragt wird (Kap. 7.1.3.1), Fälle, in denen Schmerz*darstellung* gewissermaßen Schmerz*differenzierung* bedeutet bzw. impliziert (Kap. 7.1.3.2), Fälle, in denen Schmerzdifferenzierung aus Anlass einer anderen lokal durchzuführenden Aktivität eingeführt wird (Kap. 7.1.3.3), und Fälle, in denen Schmerzdifferenzierung in erster Linie der Hochstufung der Beschwerden dient (Kap. 7.1.3.4).

Nach der systematischen Untersuchung der Einführung von Schmerzdifferenzierung ins Gespräch wurde nachgezeichnet, wie eine eingeführte Schmerzdifferenzierung im Gespräch interaktiv prozessiert wird (Kap. 7.2).

Es wurden Prozessierungsverfahren der Ärzte herausgearbeitet (Kap. 7.2.2), die zunächst danach zu differenzieren sind, ob Ärzte sich in ihrer Bearbeitung der Schmerzdifferenzierung durch die Patientin prinzipiell an der Aufgabe der Schmerzdifferenzierung orientieren oder nicht. Wenn der Arzt dies tut, kann er bei einer von der Patientin explizit ausgeführten Schmerzdifferenzierung diese übernehmen und weiterführen oder sie in Form von nicht turn-beanspruchenden Rückmeldungen und Kommentaren interaktiv unterstützen. Bei einer von der Patientin implizit vermittelten Schmerzdifferenzierung kann der Arzt diese explizit thematisieren, ihr explizites Ausführen konditionell relevant machen oder die Schmerzdifferenzierung selbst explizit weiterführen.

Der Arzt kann sich an der Aufgabe Schmerzdifferenzierung in verschiedenen Formen orientieren: Er kann eine Schmerzvariante fokussieren oder das Gesamtphänomen, er kann verschiedene Schmerzvarianten kontrastieren oder eine Schmerzvariante subdifferenzieren. Strukturell wird die ärztliche Orientierung an der Aufgabe der Schmerzdifferenzierung durch Rückmeldesignale, Kommentare, Fragen oder manifeste Fokussierungsaktivitäten realisiert. Funktional gesehen kann die ärztliche Orientierung an Schmerzdifferenzierung verschiedenen Zwecken dienen: Der Arzt kann damit versuchen, die ursprüngliche Schmerzdifferenzierung zu erweitern, zu reduzieren, zu modifizieren, zu detaillieren oder zu sichern. Eine ärztliche Orientierung an Schmerzdifferenzierung bewirkt interaktiv eine Hochstufung dieser Aufgabe.

Im zweiten Falle, also wenn sich der Arzt nicht an der Aufgabe der Schmerzdifferenzierung orientiert, kann er entweder den Anlassfokus der Schmerzdifferenzierung weiterführen oder das Thema wechseln. In beiden Fällen erfährt die Aufgabe der Schmerzdifferenzierung interaktiv eine Rückstufung.

Auch auf Seiten der Patientinnen wurden verschiedene Verfahren der weiteren Prozessierung der Schmerzdifferenzierung identifiziert (Kap. 7.2.3): Bei einer lokal vom Arzt vorgegebenen Orientierung an Schmerzdifferenzierung wird diese Aufgabe lokal berücksichtigt, bei einer aufrechten Orientierung an Schmerzdifferenzierung wird diese weitergeführt, und wenn der Arzt sich nicht an Schmerzdifferenzierung orientiert, wird diese lokal selbstinitiiert wiederaufgenommen. Die patientenseitigen Prozessierungsverfahren treten in denselben Formen auf wie jene der Ärzte: als eine Fokussierung einer Schmerzvariante, Fokussierung des Gesamtphänomens, Kontrastierung verschiedener Schmerzvarianten oder Subdifferenzierung einer Schmerzvariante. Als Funktionen der patientenseitigen Prozessierungsverfahren konnten eine Erweiterung, eine Reduktion, eine Modifikation oder eine Detaillierung der ursprünglichen Schmerzdifferenzierung festgestellt werden.

Im Rahmen der Untersuchung der interaktiven Prozessierung der Schmerzdifferenzierung fiel der Blick auch auf die von den Ärzten und den Patientinnen jeweils gewählten Referenzformen für Kopfschmerzen. Diesbezüglich wurde eine Einteilung nach Spezifität und Fokus der Referenzformen, nach Art der Bezeichnung sowie für die ärztlichen Prozessierungen nach der Alltagsnähe und damit Patientenorientierung und für die patientenseitigen Prozessierungen nach Orientierung an der alltäglichen Lebenswelt oder an der Welt der Medizin vorgenommen (Kap. 7.2.2.2 und Kap. 7.2.3.2).

In Bezug auf die interaktive Prozessierung von Schmerzdifferenzierung seien abschließend zwei Beobachtungen festgehalten.

Erstens: Die Einführung einer Schmerzdifferenzierung scheint interaktiv so etwas wie einen „Differenzierungszwang" auszulösen. Vor allem wenn es interaktiv zu einer Typenbildung (Kap. 8.1.3) kommt, zeigt sich, dass im weiteren Gesprächsverlauf jede auftauchende Schmerzvariante in die entwickelte Typologie eingepasst werden muss. Der Vorteil dieser Dynamik ist, dass im besten Fall alle beschriebenen Schmerzvarianten in eine klare Ordnung gebracht werden. Immer wieder wird aber auch ein entscheidender Nachteil dieser Dynamik evident: Auf diese Weise wird nämlich ein Rahmen vorgegeben, an den sich die GesprächsteilnehmerInnen im Weiteren halten müssen; es zeigt sich aber, dass es nicht immer möglich ist, alle Varianten des Schmerzerlebens in die errichtete Ordnung einzupassen. In solchen Fällen führt der Differenzierungszwang zu interaktiven Komplikationen und bisweilen schwierigen Interaktionsverläufen.

Zweitens: Die Untersuchung der Gesprächspraktik Schmerzdifferenzierung hat eine entscheidende Schwierigkeit zu Tage gebracht, nämlich die, die lebensweltliche Schmerzdifferenzierung der Patientinnen in das medizinisch-diagnostische System zu transformieren. Es zeigt sich, dass sich die Patientinnen von sich aus nicht präferiert an medizinischen Kategorien wie den Diagnosekriterien der International Headache Society (siehe Kap. 2.1) orientieren. Damit stehen die Ärzte vor der Aufgabe, die Darstellungen der Patientinnen in medizinisch relevante Kriterien zu übersetzen und die dargestellten Schmerzvarianten *verschiedenen* Diagnosen zuzuordnen (wenn es sich um zwei im diagnostischen Sinne verschiedene Schmerzen handelt) oder aber *einer* Diagnose (wenn es sich um einen Schmerz handelt, der lediglich in unterschiedlichen Varianten auftritt). Diese Aufgabe ist wesentlich auch eine *interaktive* Aufgabe. Die diagnostischen und therapeutischen Ergebnisse der Bearbeitung dieser Aufgabe wurden in Kap. 7.3 für sechs ausgewählte Fälle dargestellt. Die interaktiven Komplikationen und Brüche, die sich daraus und prinzipiell aus der Gesprächspraktik Schmerzdifferenzierung entwickeln, gesprächsanalytisch nachzuzeichnen und als Konsequenzen vorausgehenden kommunikativen Verhaltens zu erklären, sprengt Rahmen und Zielsetzung der vorliegenden Arbeit und wurde daher aus dieser ausgegliedert (siehe dazu Sator 2010).

An dieser Stelle sei als Erkenntnis festgehalten: Die Kategorisierung des subjektiven Schmerzerlebens durch die im ärztlichen Gespräch stattfindenden Schmerzdifferenzierungen wird interaktiv hervorgebracht und ausgehandelt. Die Kategorisierung und Differenzierung von erlebten Schmerzvarianten kann aus dieser Perspektive als ein „interactional achievement" (Schegloff 1982, 1988, 1996b) angesehen werden. Es ergibt sich also ein genuin konstruktivistischer Blick auf den Gegenstand, der mit der ethnomethodologischen Annahme einer „Vollzugswirklichkeit" (siehe Kap. 4.1) in Einklang steht: PatientInnen, die mit ihren verschiedenen Schmerzen die Ambulanz aufsuchen, reproduzieren dort nicht einfach die Differenzierung bereits als diskret wahrgenommener Schmerzen (das ÄrztInnen-PatientInnen-Gespräch als Ort der *Reproduktion* sozialer Wirklichkeit), sondern über die gemeinsame Differenzierung im Gespräch werden Schmerzen häufig erst als diskrete Schmerzen erkennbar (das ÄrztInnen-PatientInnen-Gespräch als Ort der *Produktion* sozialer Wirklichkeit). Oder, wie es Heritage (1984) formuliert: Soziale Realität „is talked into being". Schmerzdifferenzierung erfolgt also nicht nur *in* Kommunikation, sondern auch *durch* Kommunikation (vgl. auch Halkowski 2006: 113). In ähnlicher Weise formulieren Gülich/Couper-Kuhlen (2007: 331) in ihrer Studie zur Differenzierung verschiedener Angstformen: „Die Symptome werden in der Regel für abfragbar gehalten; dass sie sich im Gespräch interaktiv konstituieren und somit in hohem Maße an die Interaktion gebunden sind, kommt auf diese Weise nicht in den Blick." Eine derartige bidirektionale Konstitution des Gegenstands verleiht diesem m.E. auch doppelte Relevanz für den Anwendungskontext der Kommunikation zwischen ÄrztInnen und PatientInnen: In Weiterführung der in jüngerer Zeit vielfach diskutierten und geforderten Erweiterung der sogenannten „Evidence Based Medicine"[104] um eine „Narrative Based Medicine"[105], die sich für die „Wiedereinführung des Subjekts in die Medizin" (Konitzer 2005) starkmacht, ließe sich im oben skizzierten Sinne das Konzept einer „Interaction Based Medicine" entwerfen: Während das Konzept der „Narrative Based Medicine" den wichtigen Schritt vollzieht, die Subjektivität des individuellen Krankheitserlebens

---

[104]   Auf externe wissenschaftliche Beweise gestützte Medizin, vgl. z.B. Sackett et al. 1996 und die Homepage http://www.ebm-netzwerk.de [30.9.2010].

[105]   „Sprechende Medizin"; vgl. z.B. Greenhalgh/Hurwitz 1999 und Greenhalgh/Hurwitz (Hg.) 2005.

stärker zu berücksichtigen, geht das hier vorgeschlagene Konzept einer „Interaction Based Medicine" einen Schritt weiter, indem es auf die interaktive Konstituiertheit von Krankheitsgeschehen verweist, die hier anhand der Analyse der interaktiven Dynamik von Schmerzdifferenzierung deutlich wurde. Gegenüber dem Konzept der „Narrative Based Medicine" hätte es den Vorteil, dass es nicht wie dieses nur auf die PatientInnen bezogen ist, sondern die Rolle der ÄrztInnen in gleicher Weise berücksichtigt. Darüber hinaus könnte es sich als günstig erweisen, das – nach linguistischen Kriterien – meist viel zu weit gefasste, unspezifisch und diffus gebrauchte Konzept des „Narrativs" in diesem Zusammenhang durch das umfassendere Konzept der „Interaktion" zu ersetzen.

9.2 Strategien der Schmerzdifferenzierung

Nachdem die Darstellung in den Analysekapiteln sowie im ersten Unterkapitel der Auswertung (Kap. 9.1) in einer interaktiven, am Gesprächsverlauf orientierten Perspektivierung erfolgte, wird im Folgenden nun eine dazu quer liegende Perspektivierung gewählt, indem die herausgearbeiteten Varianten der Gesprächspraktik Schmerzdifferenzierung als getrennte Strategien der Patientinnen einerseits und der Ärzte andererseits zusammengefasst werden.

Die im Folgenden beschriebenen Strategien sind auf einem mittleren Abstraktionsniveau angesiedelt, d.h. – um es metaphorisch zu formulieren –, von der in der Arbeit gewählten hochauflösenden konversationsanalytischen Beschreibung soll wieder herausgezoomt und die gefundenen Varianten der Gesprächspraktik Schmerzdifferenzierung in stärker abstrahierender Weise gebündelt werden.

Ich stelle im Folgenden jeweils zwei Formen gegenüber, die als Pole und damit als Endpunkte eines Kontinuums aufzufassen sind. Im Datenmaterial selbst finden sich häufig Realisierungen, die zwischen diesen Polen angesiedelt und nicht eindeutig der einen oder der anderen Form zuzuordnen sind. Die polarisierende Darstellung dient dazu, die zuvor detailliert beschriebenen Varianten analytisch griffig aufzubereiten.

9.2.1 Strategien der PatientInnen

Auf der Seite der Patientinnen lassen sich die folgenden Strategien identifizieren:

- Explizites Ausführen vs. implizites Vermitteln einer Schmerzdifferenzierung
- Typisierende vs. nicht-typisierende Schmerzdifferenzierung
- Konkretisierend-situative vs. abstrahierend-nichtsituative Schmerzdifferenzierung
- Parallel-kontrastive Schmerzdifferenzierung vs. systematisch-konsekutive Schmerzdifferenzierung

Die erste Dimension, in der die Strategien der Patientinnen beschrieben werden, ist die *Form der Orientierung an der interaktiven Aufgabe Schmerzdifferenzierung.* Diesbezüglich lassen sich zwei Formen differenzieren: das explizite Ausführen einer Schmerzdifferenzierung und das implizite Vermitteln einer Schmerzdifferenzierung. PatientInnen führen eine Differenzierung von Schmerzen explizit aus, indem sie Schmerzdifferenzierung als aktuellen inhaltlichen Hauptfokus etablieren und damit die Aufgabe der Schmerzdifferenzierung in den interaktiven Vordergrund rücken. Dabei verbalisieren sie die Schmerzdifferenzierung explizit. Demgegenüber vermitteln PatientInnen eine Differenzierung von Schmerzen implizit, indem sie sie im Rahmen eines anderen inhaltlichen Hauptfokus – quasi „nebenher" – durchführen, sodass die Aufgabe der Schmerzdifferenzierung im interaktiven Hintergrund bleibt. Dabei wird die Schmerzdifferenzierung nicht explizit verbalisiert.

Die zweite Dimension der patientenseitigen Strategien ist die *Form der konversationellen Konstruktion von Varianz*. Diesbezüglich unterscheide ich zwischen einer typisierenden und einer nicht-typisierenden Schmerzdifferenzierung. Bei der nicht-typisierenden Schmerzdifferenzierung werden verschiedene Schmerz*formen* differenziert: Dabei werden unterschiedliche Realisierungsformen von Schmerzen konversationell hervorgebracht, die jedoch (noch) nicht zu eigenständigen, konturierten Typen ausgebaut werden. Bei der typisierenden Schmerzdifferenzierung kommt es zu einer komplexen Differenzierungsaktivität mit spezifischen Verfahren zur Typenbildung. Die InteraktantInnen leisten einen erhöhten Formulierungsaufwand bei der Abgrenzung bzw. Konturierung verschiedener Schmerzen und zeigen, dass sie auf bereits etablierte Kategorien zurückgreifen. Verschiedene Schmerztypen werden als kategorial unterschiedlich perspektiviert.

In der dritten Dimension der Beschreibung von Differenzierungsstrategien der PatientInnen werden verschiedene *Darstellungsformen* unterschieden. Diese lassen sich in zwei Formen bündeln: die konkretisierend-situative Schmerzdifferenzierung einerseits und die abstrahierend-nichtsituative Schmerzdifferenzierung andererseits. Erstere ist dadurch gekennzeichnet, dass konkrete Situationen nachgezeichnet werden oder auch nur situative Elemente in den Darstellungen vorkommen, wobei sowohl vergangene als auch gegenwärtige oder zukünftige Situationen (Szenarios) (re-)konstruiert werden können. Die Situationen werden zumeist in Form von szenisch-episodischen Erzählungen, Re-Inszenierungen oder nicht-narrativen beispielhaften Darstellungen verbalisiert. Es können einzelne Episoden vermittelt werden (episodische Darstellung) oder sich wiederholende, als typisch dargestellte Situationen (iterative Darstellung). Konstitutiv ist der Einsatz von Veranschaulichungsverfahren wie Beispielen, Szenarios oder Konkretisierungen. Für abstrahierend-nichtsituative Schmerzdifferenzierungen ist demgegenüber charakteristisch, dass in ihnen eben derartige situative Elemente und Veranschaulichungsverfahren fehlen, d.h. die Darstellung von konkreten Situationen abstrahiert. Insofern sind solche Darstellungen stets nicht-narrativer Natur, da bei Narrationen in der einen oder anderen Form immer Situationen rekonstruiert werden. Es handelt sich also zumeist um chronikartige bzw. berichtende Darstellungen oder Beschreibungen.

Die vierte Dimension schließlich ist die *Struktur der Schmerzdifferenzierung*. Hier unterscheide ich die parallel-kontrastive von der systematisch-konsekutiven Schmerzdifferenzierung. Während bei letzterer verschiedene Kopfschmerzen systematisch nacheinander abgehandelt werden, indem sie jeweils in Hinblick auf ihre sämtlichen Identifizierungsmerkmale beschrieben werden, wird bei ersterer ein Kopfschmerz in Hinblick auf ein Identifizierungsmerkmal beschrieben und der Ausprägung dieses Merkmals bei einem anderen Kopfschmerz gegenübergestellt.

An dieser Stelle sei noch einmal auf einen zentralen Punkt in Bezug auf die Strategien der Schmerzdifferenzierung verwiesen: Welche Strategien die Patientinnen verwenden – konkret: welche Formen der Orientierung an der interaktiven Aufgabe Schmerzdifferenzierung, welche Formen der konversationellen Konstruktion von Varianz, welche Darstellungsformen und welche Struktur der Schmerzdifferenzierung sie bei der Differenzierung verschiedener Schmerzen wählen –, lässt sich nicht einfach dadurch erklären, dass manche eben prinzipiell eher explizit formulieren oder prinzipiell zu typisierender Darstellung neigen oder konkretisierende Darstellungen bevorzugen. Die Untersuchung hat gezeigt, dass es sich in vielen Fällen um eine lokale Wahl einer spezifischen Form handelt und nicht um eine globale Präferenz der Patientin. So wählt etwa die Patientin LCW in ihrer initialen Schmerzdifferenzierung eine nicht-typisierende Form zur Differenzierung der von ihr primär beschriebenen Kopfschmerzen, im späteren Gesprächsverlauf nimmt sie hingegen sehr wohl auch typisierende Differenzierungen vor, nämlich als sie diese Kopfschmerzen von einem einmalig aufgetretenen „richtigen Migräneanfall" differenziert (siehe Kap. 8.1.4.1). Die gefundenen Strategien beschreiben also jeweils eine lokale Wahl der Patientin und nicht prinzipiell präferierte Formen der Versprachlichung von subjektivem Erleben.

9.2.2   Prozessierungsstrategien der ÄrztInnen

Auf Seiten der Ärzte finden sich die folgenden Strategien der Prozessierung einer eingeführten Schmerzdifferenzierung:

- Hochstufung vs. Rückstufung der Schmerzdifferenzierung

- Typisierende vs. nichttypisierende Schmerzdifferenzierung

- Parallel-kontrastive vs. systematisch-konsekutive Schmerzdifferenzierung

- Erweiterung, Reduktion, Modifikation vs. Detaillierung, Sicherung (Verständnissicherung, Sicherung des Fokus)

Der erste Punkt betrifft die Dimension der *Gewichtung der Aufgabe Schmerzdifferenzierung*. Die ärztlichen Prozessierungszüge lassen sich grundsätzlich danach unterscheiden, ob der Arzt in seinen Beiträgen eine Orientierung an der Aufgabe Schmerzdifferenzierung zeigt oder nicht. Wenn er dies tut, stuft er die Aufgabe der Schmerzdifferenzierung damit hoch; zeigt er keine Orientierung an Schmerzdifferenzierung, rückt er diese Aufgabe als weniger wichtig in den Hintergrund, stuft sie also zurück.

Der zweite und der dritte Punkt betreffen die Dimensionen der *Form der konversationellen Konstruktion von Varianz* und der *Struktur der Schmerzdifferenzierung*. Die Unterscheidungen von typisierender vs. nichttypisierender Schmerzdifferenzierung bzw. parallel-kontrastiver vs. systematisch-konsekutiver Schmerzdifferenzierung entsprechen den jeweiligen Unterscheidungen auf Seiten der Patientinnen. Diese wurden oben (Kap. 9.2.1) bereits dargestellt und sollen daher hier nicht noch einmal ausgeführt werden.

Der vierte Punkt bezieht sich schließlich auf die Dimension der *Funktionen der ärztlichen Prozessierung in Bezug auf Schmerzdifferenzierung*. Es lassen sich fünf Funktionen unterscheiden. Die ärztlichen Beiträge können einerseits

1)   zu einer Erweiterung der initialen Schmerzdifferenzierung führen, indem diese um weitere Schmerzvarianten oder um weitere Identifizierungsmerkmale ergänzt wird, oder

2)   zu einer Reduktion der initialen Schmerzdifferenzierung, indem Schmerzvarianten oder Identifizierungsmerkmale aus der ursprünglichen Schmerzdifferenzierung weggekürzt werden, oder

3) zu einer Modifikation der initialen Schmerzdifferenzierung, indem Korrekturen in Hinblick auf Schmerzvarianten oder Identifizierungsmerkmale vorgenommen werden; andererseits können sie

4) zu einer Detaillierung führen, indem die Schmerzdifferenzierung weiter vertieft wird, und

5) die Schmerzdifferenzierung sichern,

– indem das korrekte Verständnis der Schmerzdifferenzierung sichergestellt wird oder

– die gemeinsame Fokussierung auf einzelne Schmerzvarianten gesichert wird.

Die ärztlichen Prozessierungsstrategien in Bezug auf die Schmerzdifferenzierung lassen sich dahingehend auswerten, ob sie eher *patientenangeleitet* oder eher *wissensgeleitet* sind. Anders formuliert: Dominiert bei der ärztlichen Prozessierung von Schmerzdifferenzierung die Orientierung auf den Patienten oder die Orientierung auf Krankheitswissen und Medizinsystem?

Prinzipiell ist davon auszugehen, dass die ärztlichen Prozessierungen stets wissensgeleitet sind, d.h., auf Krankheitswissen und Relevanzen des Medizinsystems gründen, dass sie sich dabei aber *mehr* oder *weniger* am Patienten orientieren können. Die Analyse des vorliegenden Datenmaterials zeigt, dass die ärztliche Orientierung auf die Patientin relativ stark ausgeprägt ist, d.h., die Ärzte in ihren interaktiven Prozessierungen häufig patientenangeleitet vorgehen. Das Vereinbaren ärztlicher Orientierung an der subjektiven Strukturierung des Krankheitsgeschehens durch die Patientin einerseits und notwendiger Systematisierung nach dem medizinischen differentialdiagnostischen Schema andererseits ist jedoch, wie sich zeigt, ein bisweilen schwieriger Balanceakt für Arzt und Patientin.

Insgesamt lassen sich die in diesem Kapitel dargestellten Erkenntnisse in dieser Form nur aus der Arbeit an Transkripten authentischer Gespräche und durch ein gesprächsanalytisches Vorgehen gewinnen. Insofern schließe ich mich in Bezug auf meine Arbeit der Aussage von Gülich/Schöndienst/Surmann (2003a: 155) an:

„Unsere Annahme lautet *nicht*, daß über die Sprache *auch* Erkenntnisse gewonnen werden können, so daß die Bedeutung der üblichen ärztlichen und apparativen Diagnostik reduziert würde, sondern daß über die Sprache Aspekte von Krankheiten erkannt werden können, die *anders nicht* zu erkennen wären.“

10   Ausblick und Schlussbemerkung

Mit dieser Arbeit verbindet sich die Hoffnung, dass die Kenntnis der Differenzierungsstrategien von PatientInnen eine Hilfestellung für die ärztliche Gesprächsführung darstellt. Das Wissen um solche Differenzierungsstrategien ist nämlich die Voraussetzung dafür, dass ÄrztInnen im Gespräch erkennen können, was PatientInnen gerade kommunikativ tun, und sich – soweit mit dem diagnostischen Zweck des Gesprächs vereinbar – zumindest in einem ersten Schritt der Exploration stärker an den Differenzierungsstrategien der PatientInnen orientieren können. Das bedeutet beispielsweise, eine nichttypisierende Schmerzdifferenzierung der Patientin nicht sofort in eine Typisierung zu zwingen, PatientInnen, die eine konkretisierend-situative Schmerzdifferenzierung präferieren, den entsprechenden interaktiven Raum für längere Diskurseinheiten zu geben und erst danach den Schritt einer Abstraktion zu vollziehen oder PatientInnen, die von sich aus eine parallel-kontrastive Schmerzdifferenzierung verfolgen, nicht sofort zu einer systematisch-konsekutiven Schmerzdifferenzierung zu zwingen.

Hier schließt sich nun eine problem- und lösungsorientierte Bearbeitung des Themas an, d.h. eine Behandlung der Fragen, welche Probleme die Gesprächspraktik Schmerzdifferenzierung mit sich bringt und welche Lösungen dafür aus linguistischer Sicht geeignet erscheinen. Dies würde aber den vorliegenden Rahmen sprengen und wird daher in einer eigenen Publikation behandelt. Aufbauend auf den Ergebnissen dieser Arbeit (Schritt 1) werden konkrete problem- und lösungsorientierte Analysen erstellt (Schritt 2) (vgl. dazu Sator 2010). Dazu bedarf es freilich einer engen interdisziplinären Zusammenarbeit mit MedizinerInnen (vgl. dazu das Konzept der „interprofessional discourse analysis", Sarangi 2002). Die Ergebnisse sollen dann in einem weiteren Schritt in Fortbildungen und Trainings an die im Feld tätigen ärztlichen PraktikerInnen vermittelt werden (Schritt 3). Eine fundierte linguistische Analyse ist jedoch m.E. notwendige Voraussetzung für die weiteren Schritte der konkreten Anwendung. Darüber hinaus erscheint mir auch eine Trennung der drei angeführten Schritte sinnvoll, da sich die jeweiligen Ergebnisse an unterschiedliche AdressatInnen richten (LinguistInnen einerseits und MedizinerInnen andererseits) und insofern in unterschiedlicher Weise perspektiviert und für das Publikum zugeschnitten werden müssen.

Nun möchte ich diese Arbeit mit einer kritischen methodologisch-selbstreflexiven Bemerkung abschließen:

In der vorliegenden Arbeit wurden verschiedene Kategorien für die analytische Differenzierung der Gesprächspraktik Schmerzdifferenzierung entwickelt und dazu verschiedene Begrifflichkeiten eingeführt. An dieser Stelle soll noch einmal zusammenfassend und fokussiert präzisiert werden, welchen kategorialen oder ontischen Status diese Begriffe jeweils haben.

Den Gegenstand dieser Arbeit bildet die Kategorie „Schmerzdifferenzierung", die analytisch vom Phänomen der „differenzierten Schmerzdarstellung" abzugrenzen ist. Für die erste Kategorie verwende ich synonym die Begriffe „Schmerzdifferenzierung im engeren Sinne" bzw. „komplexe Schmerzdifferenzierung", für die zweite Kategorie die dazu kontrastierenden Begriffe „Schmerzdifferenzierung im weiteren Sinne" bzw. „einfache Schmerzdifferenzierung". Zielsetzung der Arbeit war, die im Material vorkommenden Varianten der

Gesprächspraktik Schmerzdifferenzierung analytisch weiter zu differenzieren. Dazu wurden verschiedene Formen der konversationellen Konstruktion von Varianz unterschieden: die „Differenzierung verschiedener Schmerztypen", die „Differenzierung verschiedener Schmerzformen" und die „Differenzierung verschiedener Ausprägungen eines Schmerzmerkmals". Die beiden ersten Formen gehören zur „Schmerzdifferenzierung im engeren Sinne" und waren damit Gegenstand der Arbeit, während die dritte als eine Form der „Schmerzdifferenzierung im weiteren Sinne" nur insoweit in den Blick genommen wurde, als es für „Schmerzdifferenzierung im engeren Sinne" relevant erschien. An allen Stellen, an denen ich auf den Gegenstand der Arbeit in allgemeiner Form referiert habe, also ohne analytisch zwischen verschiedenen Formen der Schmerzdifferenzierung zu unterscheiden, habe ich synonym von der „Differenzierung verschiedener Schmerzen" bzw. „Schmerzvarianten" bzw. „Schmerzarten" gesprochen. Eine Übersicht über die genannten Begrifflichkeiten bietet Abbildung 5.

Abbildung 5: Übersicht über die entwickelten Kategorien und verwendeten Begriffe für die analytische Differenzierung der Gesprächspraktik Schmerzdifferenzierung

	Schmerzdifferenzierung (Gegenstand der Arbeit)		Differenzierte Schmerzdarstellung
Überbegriffe	Schmerzdifferenzierung im engeren Sinne/ komplexe Schmerzdifferenzierung		Schmerzdifferenzierung im weiteren Sinne/ einfache Schmerzdifferenzierung
analytische Differenzie- rung	Differenzierung verschiedener Schmerztypen	Differenzierung verschiedener Schmerzformen	u.a. Differenzierung verschiedener Ausprägungen eines Schmerzmerk- mals (in der Arbeit als von „Schmerzdifferenzierung" zu unter- scheidende Kategorie illustriert)
allgemeine Re- ferenz	Differenzierung verschiedener Schmerzen/Schmerzvarianten/ Schmerzarten		

Wiewohl ich „Schmerzdifferenzierung (im engeren Sinne)" als den eigentlichen Gegenstand meiner Arbeit definiere, war „differenzierte Schmerzdarstellung" aus der Arbeit natürlich nicht auszuklammern, insofern sie gewissermaßen den Stoff bildet, aus dem „Schmerzdiffe- renzierung (im engeren Sinne)" gemacht ist. Um ein Beispiel zu geben: Dass ein Schmerz hinsichtlich seiner Qualität, seiner Lokalisation, seiner Dauer etc. differenziert beschrieben wird („differenzierte Schmerzdarstellung"), bildet die Basis dafür, dass eine Schmerzart von einer anderen unterschieden werden kann, die beispielsweise an einer anderen Stelle im Kopf lokalisiert ist, eher pochend als dumpf drückend ist und kürzer andauert.

Außerdem sei hier noch einmal auf einen zentralen, in Kap. 4.2. bereits angeführten Aspekt in Hinblick auf den ontischen Status dieser Kategorien hingewiesen: Bei den vorgenomme- nen Kategorisierungen ging es *nicht* darum, medizinisch-diagnostische Einteilungen abzubilden, sondern um Schmerzdifferenzierung als konversationelle Aktivität. Bei der analytischen Unterscheidung zwischen „Schmerztypen" und „Schmerzformen" ging es also beispielsweise nicht darum, linguistische Entsprechungen dafür zu liefern, ob eine Patientin mehrere Kopfschmerzdiagnosen (z.B. „Migräne ohne Aura" und „Kopfschmerz vom Spannungstyp") erhält oder lediglich eine. Damit will ich aber nicht sagen, dass eine solche Verbindung zwischen linguistischen Beschreibungen und medizinischen Sachverhalten nicht möglich bzw. sinnvoll wäre; die Herstellung einer solchen Verbindung ist aber m.E. ein zweiter Schritt, der nur in enger interdisziplinärer Zusammenarbeit mit MedizinerInnen möglich ist und einer eigenen Arbeit vorbehalten bleiben muss.

Schließlich gilt es auch noch, das theoretisch-konstruktive Moment meiner eigenen analytischen Zuordnungen von sprachlichen Darstellungen in den Gesprächen zu reflektieren. Gemäß dem gesprächsanalytisch-konversationsanalytisch orientierten Vorgehen der Arbeit habe ich versucht, von den Kategorien der TeilnehmerInnen auszugehen und diese zu rekonstruieren (vgl. Kap. 4 und 5.2), d.h. zu rekonstruieren, wo die Beteiligten im Gespräch einander aufzeigen, dass sie gerade etwas anderes machen als an einer anderen Stelle, also z.B. Typen zu konstruieren und nicht lediglich verschiedene Formen eines Schmerzes nachzuzeichnen. Nach meinem Verständnis eines sinnvollen, erkenntnisgenerierenden gesprächsanalytischen Vorgehens muss sich jedoch an diesen ersten Schritt ein weiterer anschließen, der die rekonstruierten TeilnehmerInnenkategorien systematisiert. Diese Systematisierung erfolgt durch die Kategorisierung der Analysierenden und *nicht* der TeilnehmerInnen. Die konversationsanalytische Maxime der Orientierung an den „Ethnokategorien" der Beteiligten verstehe ich in meiner Arbeit also dahingehend, dass von diesen Kategorien auszugehen ist, nicht aber, dass man sich darauf beschränkt, denn Letzteres würde bedeuten, interaktives Geschehen als selbstevident anzusehen (vgl. Deppermann 2001b, zu einer Kritik an der konversationsanalytischen Forderung der Orientierung an den „displays" der TeilnehmerInnen außerdem Hausendorf 1997). Die Forschungspraxis zeigt freilich, dass diese beiden analytischen Schritte ineinander verlaufen und nicht klar voneinander zu trennen sind. Insofern bleibt stets kritisch zu bedenken, dass trotz aller konversationsanalytischer Bemühung um TeilnehmerInnenorientierung der Versuch, Varianten der Gesprächspraktik Schmerzdifferenzierung zu beschreiben, eben immer auch *meine* analytische Konstruktion von „Schmerztypen", „Schmerzformen" etc. widerspiegelt. Anders formuliert: Nicht nur PatientInnen und Ärzte differenzieren in den Gesprächen verschiedene Schmerzen, sondern auch ich als Analysierende in der vorliegenden Arbeit.
Mit diesem Selbstverständnis folgt die vorliegende Arbeit jüngeren Tendenzen in der Konversations- und Gesprächsanalyse, die für eine „selbstreflexive Wendung" plädieren und fordern, dass KonversationsanalytikerInnen „ihre *Gegenstandskonzeption* stringent auch *auf sich selbst beziehen* und sich ebenso wie die Akteure der von ihnen untersuchten Welt als Wirklichkeitskonstrukteure verstehen" (Deppermann 2001b: 59). Die Konversations- und Gesprächsanalyse soll sich nicht nur als rekonstruktive Methode, sondern als gleichzeitig konstruierende Methode verstehen (Hausendorf 1997). Damit wird der immer wieder geäußerten Kritik an der klassischen Konversationsanalyse begegnet, sie verschleiere systematisch die Tatsache, dass die AnalytikerInnen stets Hintergrundannahmen, Hypothesen, Konzepte, theoretisches Wissen und Erfahrung als Gesellschaftsmitglieder in den Analyseprozess mitbringen und dass dieser somit selbst konstruktiven Charakter hat (Deppermann 2001b). Mit einer selbstreflexiven Konzeption als „konstruktivistische Rekonstruktion" (Hausendorf 1997) nähert sich die Konversations- und Gesprächsanalyse vielleicht an andere Methoden

der Gesprächsforschung an, insbesondere an die Kritische Diskursanalyse Wiener Prägung, die die kritische Interpretation von Diskurs zum Forschungsprogramm erhoben hat (vgl. z.B. Titscher et al. 1998: 190ff).

Ihren Geltungsanspruch bezieht eine solchermaßen selbstreflexiv gewendete Konversations- und Gesprächsanalyse daraus, dass die Analysen expliziert, plausibilisiert und kritisierbar argumentiert werden müssen und wann immer möglich verschiedene Interpretationsmöglichkeiten angeboten werden sollten (Deppermann 2001b: 60). Die in der vorliegenden Arbeit vorgenommene Kategorisierung der Gesprächspraktik Schmerzdifferenzierung ist diesen Prinzipien so gut wie möglich gefolgt und nimmt für sich in Anspruch, gut begründbar zu sein, insofern gezeigt wurde, dass sie mit dem jeweiligen sequentiellen Verlauf der Interaktion lückenlos vereinbar ist.

Im kritischen Bewusstsein meiner eigenen konstruktivistischen Rekonstruktionsarbeit als Analytikerin möchte ich mich am Ende dieser Untersuchung dennoch der Formulierung der Patientin NNW anschließen:

„Irgendwie schwierig, das zu differenzieren!"

Literatur

ANGELELLI, Claudia V. (2004): Medical interpreting and cross-cultural communication. Cambridge: CUP.

APELTAUER, Ernst (1979): Insistieren. In: VANDEWEGHE, Willy/VAN DE VELDE, Marc (Hg.): Bedeutung, Sprechakte und Texte. Akten des 13. Linguistischen Kolloquiums, Gent 1978. Bd. 1. Tübingen: Niemeyer, 147-157.

ATKINSON, Paul/HEATH, Christian (Hg.) (1981): Medical work: Realities and routines. Farnborough, England: Gower.

ATKINSON, J. Maxwell/HERITAGE, John C. (Hg.) (1984): Structures of social action. Studies in conversation analysis. Cambridge: CUP.

AUER, Peter (1986): Kontextualisierung. In: Studium Linguistik 19, 22-47.

AUER, Peter (1999): Sprachliche Interaktion. Eine Einführung anhand von 22 Klassikern. Tübingen: Niemeyer.

BALINT, Michael (1957): Der Arzt, sein Patient und die Krankheit. Stuttgart: Klett-Cotta.

BARTHES, Roland (1988): Semiologie und Medizin. In: BARTHES, Roland (Hg.): Das semiologische Abenteuer. Frankfurt/Main: Suhrkamp, 210-220.

BAUMGARTINGER, Barbara/SATOR, Marlene/BINDER, Ernst C./POBASCHNIG, Gerd (2002): Metapherngebrauch in der Beschreibung von Brustschmerzen. In: Wiener Linguistische Gazette 70-71, 5-27.

BECKER-MROTZEK, Michael (1992): Diskursforschung und Kommunikation in Institutionen. Studienbibliographien Sprachwissenschaft 4. Heidelberg: Groos.

BERGMANN, Jörg (1981): Ethnomethologische Konversationsanalyse. In: SCHRÖDER, Peter/STEGER, Hugo (Hg.): Dialogforschung. Düsseldorf: Pädagogischer Verlag Schwann, 9-51.

BERGMANN, Jörg (1988): Ethnomethodologie und Konversationsanalyse. 3 Bände. Hagen: Fernuniversität – Gesamthochschule.

BERGMANN, Jörg (1994): Ethnomethodologische Konversationsanalyse. In: FRITZ, Gerd/HUNDSNURSCHER, Franz (Hg.): Handbuch der Dialoganalyse. Tübingen: Niemeyer, 3-16.

BERGMANN, Jörg (2000): Reinszenierungen in der Alltagsinteraktion. In: STREECK, Ulrich (Hg.): Erinnern, Agieren und Inszenieren. Enactments und szenische Darstellungen im therapeutischen Prozeß. Göttingen: Vandenhoeck & Ruprecht, 203-221.

BERGMANN, Jörg/LUCKMANN, Thomas (1995): Reconstructive genres of everyday communication. In: QUASTHOFF, Uta M. (Hg.): Aspects of oral communication. Berlin: de Gruyter, 289-304.

BILMES, Jack (1988): The concept of preference in conversation analysis. In: Language in society 17, 161-181.

BIRKNER, Karin (2006): Subjektive Krankheitstheorien im Gespräch
   109. In: Gesprächsforschung – Online-Zeitschrift zur verbalen Interaktion, 152-183.
BIRKNER, Karin/RÖNFELD, B./TÜRP, Jens (1999). Krankengeschichten von Patientinnen
   mit chronischen Gesichtsschmerzen. Antrag zum Finanzierungspool für zeitlich be-
   fristete Forschungsvorhaben. http://www.germanistik.uni-
   freiburg.de/auer/?Projekte:Abgeschlossene_Projekte:Projekt_Schmerzbeschreibungen
   [30.9.2010].
BLASCH, Lisa/MENZ, Florian/WETSCHANOW, Karin (2010) Texttypspezifische und gen-
   dertypische Unterschiede in der Darstellung von Kopfschmerzen. In: MENZ, Flori-
   an/LALOUSCHEK, Johanna/SATOR, Marlene, WETSCHANOW, Karin: Sprechen
   über Schmerzen. Linguistische, kulturelle und semiotische Analysen. Duisburg: Universitätsverlag Rhein-Ruhr, 225-293.
BLIESENER, Thomas (1980): Erzählen unerwünscht. Erzählversuche von Patienten in der
   Visite. In: EHLICH, Konrad (Hg.): Erzählen im Alltag. Frankfurt am Main: Suhrkamp, 143-178.
BLIESENER, Thomas/KÖHLE, Karl (1986): Die ärztliche Visite. Chance zum Gespräch.
   Opladen: Westdeutscher Verlag.
BOOTHE, Brigitte (2001): Erzähldynamik und psychischer Verarbeitungsprozess. Eine nar-
   rative Einzelfallstudie. In: Psychotherapie und Sozialwissenschaft. Zeitschrift für qua-
   litative Forschung 3, 28-51.
BRINKER, Klaus/ANTOS, Gerd/HEINEMANN, Wolfgang/SAGER, Sven F. (Hg.)
   (2000/2001): Text- und Gesprächslinguistik. Ein internationales Handbuch zeitgenössischer Forschung. 2 Halbbände. Berlin: de Gruyter.
BRINKER, Klaus/SAGER, Sven F. (2006): Gesprächsanalyse: eine Einführung. Berlin: Erich
   Schmidt Verlag.
BRÜNNER, Gisela (2005): Arzt-Patienten-Kommunikation als Experten-Laien-
   Kommunikation. In: NEISES, Mechthild/DITZ, Susanne/SPRANZ-FOGASY, Tho-
   mas (Hg.): Psychosomatische Gesprächsführung in der Frauenheilkunde. Ein inter-
   disziplinärer Ansatz zur verbalen Intervention. Stuttgart: Wissenschaftliche Verlags-
   gesellschaft, 90-109.
BRÜNNER, Gisela/GÜLICH, Elisabeth (2002): Verfahren der Veranschaulichung in der
   Experten-Laien-Kommunikation. In: BRÜNNER, Gisela/GÜLICH, Elisabeth (Hg.):
   Krankheit verstehen. Interdisziplinäre Beiträge zur Sprache in Krankheitsdarstellungen. Bielefeld: Aisthesis Verlag, 17-93.
BUBLITZ, Wolfram (1988): Supportive fellow speakers and cooperative conversations. Amsterdam: John Benjamins.
BÜHRIG, Kristin/MEYER, Bernd (2004): Ad-hoc-interpreting and the achievement of
   communicative purposes in doctor-patient-communication. In: HOUSE,
   Juliane/REHBEIN, Jochen (Hg.): Multilingual communication. Amsterdam, Netherlands: Benjamins, 43-62.

BURY, Mike (2001): Illness narratives: Fact or fiction? In: Sociology of health & illness 23, 263-285.

BUSCH, Volker/MAY, Arne (2002): Kopf- und Gesichtsschmerzen. München/Jena: Urban&Fischer.

BUßMANN, Hadumod (Hg.) (2002): Lexikon der Sprachwissenschaft. Stuttgart: Alfred Kröner Verlag.

BUTTON, Graham (1990): Going up a blind alley: Conflating conversation analysis and computational modelling. In: LUFF, Paul/GILBERT, Nigel G./FROHLICH, David (Hg.): Computers and conversation. London: Academic Press, 67-90.

BYRNE, Patrick S./LONG, Barrie E. L. (1976): Doctors talking to patients: A study of the verbal behaviour of general practitioners consulting in their surgeries. London: HSMO, Royal College of General Practitioners.

CICOUREL, Aaron V. (1992): The interpenetration of communicative contexts: examples from medical encounters. In: DURANTI, Alexander/GOODWIN, Charles (Hg.): Rethinking context. Cambridge: CUP, 229-254.

CICOUREL, Aaron V. (1995): Medical speech events as resources for inferring differences in expert-novice diagnostic reasoning. In: QUASTHOFF, Uta M. (Hg.): Aspects of oral communication. Berlin; New York: de Gruyter, 364-390.

CLARK, H. H. (1996): Using language. Cambridge: CUP.

CODY, Michael J./MCLAUGHLIN, Margaret L. (1988): Accounts on trial. Oral arguments in traffic court. In: ANTAKI, Charles (Hg.): Analyzing everyday explanation. A casebook of methods. London: Sage, 113-126.

COOK-GUMPERZ, Jenny/GUMPERZ, John (1976): Context in childrens' speech. In: COOK GUMPERZ, Jenny/GUMPERZ, John (Hg.): Papers on language and context. Berkeley: Language Behavior Research Laboratory.

COULTER, Jeff (1989): Mind in action. Cambridge: Polity Press.

DEPPERMANN, Arnulf (2000): Ethnographische Gesprächsanalyse: Zu Nutzen und Notwendigkeit von Ethnographie für die Konversationsanalyse. In: Gesprächsforschung – Online-Zeitschrift zur verbalen Interaktion, 96-124.

DEPPERMANN, Arnulf (2001a): Gespräche analysieren. Eine Einführung. Opladen: Leske + Budrich.

DEPPERMANN, Arnulf (2001b): Gesprächsanalyse als explikative Konstruktion – Ein Plädoyer für eine reflexive ethnomethodologische Konversationsanalyse. In: IVÁNYI, Szuszanna/KERTÉSZ, Andreás. (Hg.): Gesprächsforschung. Tendenzen und Perspektiven. Frankfurt/Main u.a.: Peter Lang, 43-73.

DEPPERMANN, Arnulf (2003): Wenn Semantik zum praktischen Problem wird: Divergierende Schmerzkonzepte von Ärztin und Patientin in der psychosomatischen Exploration. In: Psychotherapie und Sozialwissenschaft. Zeitschrift für qualitative Forschung 5, 165-181.

DITTMAR, Norbert (2004): Transkription – Ein Leitfaden mit Aufgaben für Studenten, Forscher und Laien. Qualitative Sozialforschung 10. Wiesbaden: VS Verlag für Sozialwissenschaften.

DREW, Paul (2001): Spotlight on the patient. In: Text 21, 261-268.

DREW, Paul/HERITAGE, John C. (Hg.) (1992): Talk at work. Interaction in institutional settings. (Reihe: Studies in interactional sociolinguistics. 8). Cambridge: CUP.

DREW, Paul/HERITAGE, John (Hg.) (2006): Conversation analysis. Vol I-IV. London u.a.: Sage.

DREW, Paul/CHATWIN, John/COLLINS, Sarah (2006): Conversation analysis: A method for research into interactions between patients and health-care professionals. In: DREW, Paul/HERITAGE, John (Hg.): Conversation analysis. London u.a.: Sage, 27-47.

DUNCAN, Starkey (1974): On the structure of speaker-auditor interaction during speaking-turns. In: Language in society 3, 161-180.

EGBERT, Maria (2009): Der Reparatur-Mechanismus in deutschen Gesprächen. http://www.verlag-gespraechsforschung.de/2009/pdf/reparaturen.pdf [30.9.2010]. Mannheim: Verlag für Gesprächsforschung.

EHLICH, Konrad (Hg.) (1980): Erzählen im Alltag. Frankfurt a. Main: Suhrkamp.

EHLICH, Konrad (1983): Alltägliches Erzählen. In: SANDERS, W./WEGENAST, K. (Hg.): Erzählen für Kinder – Erzählen von Gott. Stuttgart: Kohlhammer, 128-150.

EHLICH, Konrad (Hg.) (1984): Erzählen in der Schule. Tübingen: Narr.

EHLICH, Konrad (1985): The Language of pain. In: Theoretical medicine 6, 177-187.

EHLICH, Konrad (1986): Interjektionen. Tübingen: Niemeyer.

EHLICH, Konrad (2007a): Sprachliche Prozeduren in der Arzt-Patienten-Kommunikation. In: EHLICH, Konrad (Hg.): Sprache und sprachliches Handeln. Bd. 3: Diskurs – Narration – Text – Schrift, 255-279.

EHLICH, Konrad (2007b): The language of pain. In: EHLICH, Konrad (Hg.): Sprache und sprachliches Handeln. Bd. 3: Diskurs – Narration – Text – Schrift, 243-254.

EHLICH, Konrad/REHBEIN, Jochen (1976): Halbinterpretative Arbeitstranskriptionen (HIAT 1). In: Linguistische Berichte 21-41.

EHLICH, Konrad/REHBEIN, Jochen (1980): Sprache in Institutionen. In: HENNE, H./WIEGAND, H. E./ALTHAUS, H. P. (Hg.): Lexikon der Germanistischen Linguistik. 2. Aufl. Tübingen: Niemeyer, 338-345.

EHLICH, Konrad/KOERFER, Armin/REDDER, Angelika/WEINGARTEN, Rüdiger (Hg.) (1990): Medizinische und therapeutische Kommunikation. Diskursanalytische Untersuchungen. Opladen: Westdeutscher Verlag.

FIEHLER, Reinhard (1990a): Erleben und Emotionalität als Problem der Arzt-Patienten-Interaktion. In: EHLICH, Konrad/KOERFER, Armin/REDDER, Angelika/WEINGARTEN, Rüdiger (Hg.): Medizinische und therapeutische Kommunikation. Diskursanalytische Untersuchungen. Opladen: Westdeutscher Verlag, 41-65.

FIEHLER, Reinhard (1990b): Kommunikation und Emotion. Theoretische und empirische Untersuchungen zur Rolle von Emotionen in der verbalen Interaktion. Berlin: Gruyter.

FIEHLER, Reinhard (2001): Emotionalität im Gespräch. In: BRINKER, Klaus/ANTOS, Gerd/HEINEMANN, Wolfgang/SAGER, Sven F. (Hg.): Text- und Gesprächslinguistik. Ein internationales Handbuch zeitgenössischer Forschung. 2. Halbband. Berlin: de Gruyter, 1425-1438.

FISHER, Sue (1986): In the patient's best interest: women and the politics of medical decisions. New Brunswick, N.J.: Rutgers University Press.

FISHER, Sue (1993): Doctor talk/patient talk: how treatment decisions are negotiated in doctor-patient communication. In: TODD, Alexandra D./FISHER, Sue (Hg.): The social organization of doctor-patient communication. Norwood: Ablex Publishing Corporation, 161-182.

FISHER, Sue/TODD, Alexandra D. (Hg.) (1983): The social organization of doctor patient communication. Washington, D.C.: Center for Applied Linguistics.

FRANKE, Wilhelm (1983): Insistieren: eine linguistische Analyse. Göppingen: Kümmerle.

FRANKEL, Richard M. (1990): Talking in interviews: A dispreference for patient-initiated questions in physician-patient-communication. In: PSATHAS, George (Hg.): Interaction competence. Washington, DC: UPA, 231-262.

FRANKEL, Richard M. (2001): Clinical care and conversational contigencies: The role of patients' self-diagnosis in medical encounters. In: Text 21, 83-111.

FRISHBERG, Benjamin M./ROSENBERG, Jay H./MATCHAR, David B./MCCRORY, Douglas C./PIETRZAK, Michael P./ROZEN, Todd D./SILBERSTEIN, Stephen D. (2000): Evidence-based guidelines in the primary care setting: neuroimaging in patients with nonacute headache. American academy of neurology headache guidelines 2000. http://www.aan.com/professionals/practice/pdfs/gl0088.pdf [30.9.2010].

FURCHNER, Ingrid (2002): „keine absence gleicht der anderen". Die Darstellung von Bewusstseinslücken in Anfallsbeschreibungen. In: BRÜNNER, Gisela/GÜLICH, Elisabeth (Hg.): Krankheit verstehen. Interdisziplinäre Beiträge zur Sprache in Krankheitsdarstellungen. Bielefeld: Aisthesis Verlag, 121-141.

GARFINKEL, Harold (1967): Studies in ethnomethodology.

GARFINKEL, Harold/SACKS, Harvey (1970): On formal structures of practical actions. In: MCKINNEY, John C./TIRYAKIAN, Edward A. (Hg.): Theoretical sociology. New York: Appleton-Century-Crofts, 366-377.

GENETTE, Gérard (1972): Discours du récit. Essai de méthode. In: GENETTE, Gérard (Hg.): Figures III. Paris: Seuil, 65-267.

GENTILI, C./PANICUCCI, P./GUAZZELLI, M. (2005): Psychiatric comorbidity and chronicisation in primary headache. In: The journal of headache and pain 6, 338-340.

GOFFMAN, Erving (1977): Rahmen-Analyse. Frankfurt am Main: Suhrkamp Verlag.

GOODWIN, Charles (2007): Participation, stance and affect in the organization of activities. In: Discourse & society 18, 53-73.

GREENHALGH, Trisha/HURWITZ, Brian (1999): Narrative based medicine: Why study narrative? In: British medical journal 318, 48-50.

GREENHALGH, Trisha/HURWITZ, Brian (Hg.) (2005): Narrative-based medicine – Sprechende Medizin. Dialog und Diskurs im klinischen Alltag. (Aus dem Englischen von Karin Beifuss). Huber.

GRUBER, Helmut (1996): Streitgespräche. Zur Pragmatik einer Diskursform. Opladen: Westdeutscher Verlag.

GÜLICH, Elisabeth (1970): Makrosyntax der Gliederungssignale im gesprochenen Französisch. München: Fink.

GÜLICH, Elisabeth (1980): Konventionelle Muster und kommunikative Funktionen von Alltagserzählungen. In: EHLICH, Konrad (Hg.): Erzählen im Alltag. Frankfurt a. M.: Suhrkamp, 335-384.

GÜLICH, Elisabeth (1985): Konversationsanalyse und Textlinguistik: Koreferat zum Beitrag von Werner Kallmeyer. In: GÜLICH, Elisabeth/KOTSCHI, T. (Hg.): Grammatik, Konversation, Interaktion: Beiträge zum Romanistentag 1983. Tübingen: Narr, 123-140.

GÜLICH, Elisabeth (1994): Formulierungsarbeit im Gespräch. In: CMEJRKOVA, Svetla/DANES, Frantisek/HAVLOVA, Eva (Hg.): Writing vs. Speaking. Language, Text, Discourse, Communication. Proceedings of the Conference held at the Academy of Sciences of the Czech Republic, Prague, October 14-16, 1992. Tübingen: Narr, 77-95.

GÜLICH, Elisabeth (2002): Reformulierungen. In: KOLBOOM, Ingo/KOTSCHI, Thomas/REICHEL, Edward (Hg.): Handbuch Französisch: Sprache, Literatur, Kultur, Gesellschaft; für Studium, Lehre, Praxis. Berlin: Erich Schmidt Verlag, 350-356.

GÜLICH, Elisabeth (2005a): Krankheitserzählungen. In: NEISES, Mechthild/DITZ, Susanne/SPRANZ-FOGASY, Thomas (Hg.): Psychosomatische Gesprächsführung in der Frauenheilkunde. Ein interdisziplinärer Ansatz zur verbalen Intervention. Stuttgart: Wissenschaftliche Verlagsgesellschaft, 73-89.

GÜLICH, Elisabeth (2005b): Unbeschreibbarkeit: Rhetorischer Topos – Gattungsmerkmal – Formulierungsressource. In: Gesprächsforschung – Online-Zeitschrift zur verbalen Interaktion, 222-244.

GÜLICH, Elisabeth/COUPER-KUHLEN, Elizabeth (2007): Zur Entwicklung einer Differenzierung von Angstformen im Interaktionsverlauf: Verfahren der szenischen Darstellung. In: SCHMITT, Reinhold (Hg.): Koordination. Analysen zur multimodalen Interaktion. Tübingen: Narr, 293-338.

GÜLICH, Elisabeth/FURCHNER, Ingrid (2002): Die Beschreibung von Unbeschreibbarem. Eine konversationsanalytische Annäherung an Gespräche mit Anfallskranken. In: KEIM, Inken/SCHÜTTE, Wilfried (Hg.): Soziale Welten und kommunikative Stile. Festschrift für Werner Kallmeyer zum 60. Geburtstag. Tübingen: Narr, 161-186.

GÜLICH, Elisabeth/MONDADA, Lorenza (2008): Konversationsanalyse. Eine Einführung am Beispiel des Französischen. Tübingen: Niemeyer.

GÜLICH, Elisabeth/SCHÖNDIENST, Martin (1999): „Das ist unheimlich schwer zu beschreiben". Formulierungsmuster in Krankheitsbeschreibungen anfallskranker Patienten: differentialdiagnostische und therapeutische Aspekte. In: Psychotherapie und Sozialwissenschaft. Zeitschrift für Qualitative Forschung 1, 199-227.

GÜLICH, Elisabeth/SCHÖNDIENST, Martin. (2000): Ansätze zu einer linguistischen Differentialtypologie epileptischer und anderer anfallsartiger Störungen. Methodologie und Anwendungsperspektiven. Einleitungsvortrag auf der Tagung „Qualitative linguistische Analyse und klinische Forschung" am Zentrum für interdisziplinäre Forschung, Universität Bielefeld, 16.-18.11. 2000.

GÜLICH, Elisabeth/SCHÖNDIENST, Martin/SURMANN, Volker (Hg.) (2002): Wie Anfälle zur Sprache kommen. Psychotherapie und Sozialwissenschaft. Zeitschrift für qualitative Forschung. 4/4. Göttingen: Vandenhoek & Ruprecht.

GÜLICH, Elisabeth/SCHÖNDIENST, Martin/SURMANN, Volker (Hg.) (2003): Themenheft: Der erzählte Schmerz. In: Psychotherapie und Sozialwissenschaft. Zeitschrift für qualitative Forschung 5/3, Göttingen: Vandenhoek & Ruprecht.

GÜLICH, Elisabeth/SCHÖNDIENST, Martin/SURMANN, Volker (2003a): Editorial. In: Psychotherapie und Sozialwissenschaft. Zeitschrift für Qualitative Forschung.Themenheft: Der erzählte Schmerz 5, 153-155.

GÜLICH, Elisabeth/SCHÖNDIENST, Martin/SURMANN, Volker (2003b): Schmerzen erzählen Geschichten – Geschichten erzählen Schmerzen. In: Psychotherapie und Sozialwissenschaft. Zeitschrift für qualitative Forschung 5, 220-249.

HAAKANA, Markku (2002): Laughter in medical interaction: From quantification to analysis, and back. In: Journal of sociolinguistics 6, 207-235.

HALKOWSKI, Timothy (2006): Realizing the illness: patients' narratives of symptom discovery. In: HERITAGE, John C./MAYNARD, Douglas W. (Hg.): Communication in medical care: Interaction between primary care physicians and patients. Cambridge: CUP, 86-114.

HARTMANN, Dietrich (1984): Reliefgebung: Informationsvordergrund und Informationshintergrund in Texten als Problem von Textlinguistik und Stilistik. In: Wirkendes Wort 4, 305-323.

HAUSENDORF, Heiko (1992): Gespräch als System. Linguistische Aspekte einer Soziologie der Interaktion. Radolfzell: Verlag für Gesprächsforschung.

HAUSENDORF, Heiko (1997): Konstruktivistische Rekonstruktion. Theoretische und empirische Implikationen aus konversationsanalytischer Sicht. In: SUTTER, Tilmann (Hg.): Beobachtungen verstehen, Verstehen beobachten. Perspektiven einer konstruktivistischen Hermeneutik. Opladen: Westdeutscher Verlag, 254-272.

HAUSENDORF, Heiko (2000): Zugehörigkeit durch Sprache: eine linguistische Studie am Beispiel der deutschen Wiedervereinigung. Tübingen: Niemeyer.

HAUSENDORF, Heiko (2001): Grammatik im Gespräch. Das Beispiel ‚Hervorhebung'. In: IVANYI, Szuszanna (Hg.): Gesprächsforschung: Tendenzen und Perspektiven. Frankfurt/Main u.a.: Peter Lang, 97-120.

HAUSENDORF, Heiko (Hg.) (2007): Gespräch als Prozess. Linguistische Aspekte der Zeitlichkeit verbaler Interaktion. (Studien zur deutschen Sprache. 37). Tübingen: Narr Verlag.

HAUSENDORF, Heiko/QUASTHOFF, Uta (1996): Sprachentwicklung und Interaktion. Eine linguistische Studie zum Erwerb von Diskursfähigkeiten. Opladen: Westdeutscher Verlag.

HEATH, Christian (1981): The opening sequence in doctor-patient interaction. In: ATKINSON, Paul/HEATH, Christian (Hg.): Medical work: realities and routines. Aldershot: Gower, 71-90.

HEATH, Christian (1986): Body movement and speech in medical interaction. Cambridge: CUP.

HEATH, Christian (1989): Pain talk. The expression of suffering in the medical consultation. In: Social psychology quarterly 52, 113-125.

HEATH, Christian (1991): The expression of pain and suffering in the medical consultation: aspects of an interactional organisation. In: CONEIN, Bernard/DE FORNEL, Michel/QUÉRÉ, Louis (Hg.): Les formes de la conversation. Vol. 2. Issy les Moulineaux: CNET, 93-117.

HEATH, Christian (1992): The delivery and reception of diagnosis in the general practice consultation. In: DREW, Paul/HERITAGE, John C. (Hg.): Talk at work. Interaction in institutional settings. Cambridge: CUP, 235-267.

HEATH, Christian (2002): Demonstrative suffering: The gestural (re)embodiment of symptoms. In: Journal of Communication 52, 597-616.

HEATH, Christian (2006): Body work: the collaborative production of the clinical object. In: HERITAGE, John C./MAYNARD, Douglas W. (Hg.): Communication in medical care: Interaction between primary care physicians and patients. Cambridge: CUP, 185-213.

HEIN, Norbert (1985): Gespräche beim praktischen Arzt. Eine soziolinguistische Untersuchung zur Kommunikation zwischen Arzt und Patient. Diplomarbeit: Universität Wien.

HENNE, Helmut/REHBOCK, Helmut (2001): Einführung in die Gesprächsanalyse. Berlin; New York: de Gruyter.

HERITAGE, John (1990/1991): Intention, meaning and strategy. In: Research on language and social interaction 24, 311-332.

HERITAGE, John (1988): Explanations as accounts: A conversation analytic perspective. In: ANTAKI, Charles (Hg.): Analyzing everyday explanation: A casebook of methods. London: Sage, 127-144.

HERITAGE, John/WATSON, D. R. (1979): Formulations as conversational objects. In: PSATHAS, George (Hg.): Everyday language. New York: Irvington, 123-162.

HERITAGE, John/WATSON, D. R. (1980): Aspects of the properties of formulations. In: Semiotica 30, 245-262.

HERITAGE, John C. (1984): Garfinkel and ethnomethodology. Cambridge: Polity Press.

HERITAGE, John C. (1997): Conversational analysis and institutional talk: Analyzing data. In: SILVERMAN, David (Hg.): Qualitative research. Theory, method and practice. London: Sage Publications, 161-182.

HERITAGE, John C./MAYNARD, Douglas W. (Hg.) (2006): Communication in medical care: Interaction between primary care physicians and patients. (Reihe: Studies in interactional sociolinguistics. 20). Cambridge: CUP.

HERITAGE, John C./MAYNARD, Douglas W. (2006): Introduction: Analyzing interaction between doctors and patients in primary care encounters. In: HERITAGE, John C./MAYNARD, Douglas W. (Hg.): Communication in medical care: Interaction between primary care physicians and patients. Cambridge: CUP, 1-21.

HERITAGE, John C./ROBINSON, Jeffrey D. (2006a): Accounting for the visit: Giving reasons for seeking medical care. In: HERITAGE, John C./MAYNARD, Douglas W. (Hg.): Communication in medical care: Interaction between primary care physicians and patients. Cambridge: CUP, 48-85.

HERITAGE, John C./ROBINSON, Jeffrey D. (2006b): The structure of patients' presenting concerns: Physicians' opening questions. In: Health Communication 19, 89-102.

HOFFMANN, Ludger (1995): Gewichtung: ein funktionaler Zugang zur Grammatik. In: Der Deutschunterricht. Sprachliches Handeln und grammatisches Wissen 4, 23-36.

HOFFMANN, Ludger (2001): Thema, Themenentfaltung, Makrostruktur. In: BRINKER, Klaus/ANTOS, Gerd/HEINEMANN, Wolfgang/SAGER, Sven F. (Hg.): Text- und Gesprächslinguistik. Ein internationales Handbuch zeitgenössischer Forschung. 2. Halbband. Berlin: de Gruyter, 344-356.

HOFFMANN, Ludger (2003): Funktionale Syntax: Die pragmatische Perspektive. Berlin: de Gruyter.

HUNDSNURSCHER, Franz (1976): Insistieren. In: Wirkendes Wort 26, 255-265.

HUTCHBY, Ian/WOOFFITT, Robin (1998): Conversation analysis. Cambridge: Polity Press.

HYDÉN, Lars-Christer/MISHLER, Elliot G. (1999): Language and medicine. In: Annual review of applied linguistics 19, 174-192.

HYDÉN, Lars-Christer/PEOLSSON, Michael (2002): Pain gestures: The orchestration of speech and body gestures. In: Health: An interdisciplinary journal for the social study of health, illness and medicine 6, 325-345.

JEFFERSON, Gail (1972): Side sequences. In: SUDNOW, David (Hg.): Studies in interaction. New York: 294-338.

JEFFERSON, Gail (1974): Error correction as an interactional resource. In: Language in society 2, 181-199.

JEFFERSON, Gail (1983): On exposed and embedded correction in conversation. In: Studium Linguistik 14, 58-68.

JEFFERSON, Gail (1984): Transcript notation. In: ATKINSON, J. Maxwell/HERITAGE, John (Hg.): Structures of social action. Studies in conversation analysis. Cambridge u.a.: CUP, ix-xvi.

KALLMEYER, W. (1985): Handlungskonstitution im Gespräch: Dupont und sein Experte führen ein Beratungsgespräch durch. In: GÜLICH, Elisabeth/KOTSCHI, Thomas (Hg.): Grammatik, Konversation, Interaktion. Beiträge zum Romanistentag 1983. Tübingen: Niemeyer, 81-123.

KALLMEYER, W./SCHÜTZE, F. (1976): Konversationsanalyse. In: Studium Linguistik 1, 1-28.

KALLMEYER, Werner (1977): Verständigungsprobleme in Alltagsgesprächen. Zur Identifizierung von Sachverhalten und Handlungszusammenhängen. In: Der Deutschunterricht 29, 52-69.

KALLMEYER, Werner (1978): Fokuswechsel und Fokussierungen als Aktivitäten der Gesprächskonstitution. In: MEYER-HERMANN, Reinhard (Hg.): Sprechen – Handeln – Interaktion. Tübingen: Niemeyer, 191-241.

KALLMEYER, Werner (1996): Einleitung. Was ist "Gesprächsrhetorik"? In: KALLMEYER, Werner (Hg.): Gesprächsrhetorik. Rhetorische Verfahren im Gesprächsprozeß. Tübingen: Narr, 7-18.

KALLMEYER, Werner/SCHMITT, Reinhold. (1992): Die Markierung von oppositiven Relationen in komplexen Äußerungen. Mannheim: Unveröffentlichtes Manuskript.

KALLMEYER, Werner/SCHMITT, Reinhold (1996): Forcieren oder: Die verschärfte Gangart. Zur Analyse von Kooperationsformen im Gespräch. In: KALLMEYER, Werner (Hg.): Gesprächsrhetorik. Rhetorische Verfahren im Gesprächsprozeß. Tübingen: Narr, 19-118.

KALLMEYER, Werner/SCHÜTZE, Fritz (1977): Zur Konstitution von Kommunikationsschemata der Sachverhaltsdarstellung. In: WEGNER, Dirk (Hg.): Gesprächsanalyse. Vorträge, gehalten anlässlich des 5. Kolloq. d. Inst. f. Kommunikationsforschung und Phonetik, B. 14. – 16.10.1976. IKP-Forschungsberichte. Reihe I – Band 65. Hamburg: Helmut Buske, 159-274.

KEMPCKE, Günter (Hg.) (1984): Handwörterbuch der deutschen Gegenwartssprache. Berlin: Akademie-Verlag.

KINDT, Walther (2003): Kommunikative Strategien des Umgangs mit Krankheit. In: Psychotherapie und Sozialwissenschaft. Zeitschrift für qualitative Forschung 5, 182-193.

KLEIN, Josef (2001): Erklären und Argumentieren als interaktive Gesprächsstrukturen. In: BRINKER, Klaus/ANTOS, Gerd/HEINEMANN, Wolfgang/SAGER, Sven F. (Hg.):

Text- und Gesprächslinguistik. Ein internationales Handbuch zeitgenössischer Forschung. 2. Halbband. Berlin/New York: de Gruyter, 1309-1329.

KOERFER, Armin/KÖHLE, Karl/OBLIERS, Rainer (2000): Narrative in der Arzt-Patient-Kommunikation. In: Psychotherapie und Sozialwissenschaft. Zeitschrift für qualitative Forschung 2, 87-116.

KÖHLE, Karl/RASPE, Hans-Heinrich (Hg.) (1982): Das Gespräch während der ärztlichen Visite. Empirische Untersuchungen. Wien: Urban & Schwarzenberg.

KONITZER, M./SCHEMM, Wiebke/FREUDENBERG, Nicholas/FISCHER, Gisela C. (2002): Funktion und Bedeutung der Metapher in der Homöopathie. In: BRÜNNER, Gisela/GÜLICH, Elisabeth (Hg.): Krankheit verstehen. Interdisziplinäre Beiträge zur Sprache in Krankheitsdarstellungen. Bielefeld: Aisthesis Verlag, 159-189.

KONITZER, Martin (2005): Narrative based medicine. Wiedereinführung des Subjekts in die Medizin? In: sozialersinn 1, 111-130.

KOPFSCHMERZKLASSIFIKATIONSKOMITEE DER INTERNATIONAL HEADACHE SOCIETY (2003): Die Internationale Klassifikation von Kopfschmerzerkrankungen. 2. Auflage. In: Nervenheilkunde. Zeitschrift für interdisziplinäre Fortbildung 11/22.

KORSCH, B. M./GOZZI, E. K./FRANCIS, V. (1968): Gaps in doctor patient communication. Doctor-patient interaction and patient satisfaction. In: Pediatrics 42, 855-871.

KORSCH, B. M./NEGRETE, V. F. (1972): Doctor-patient communication. In: Scientific American 227, 66-74.

KOTTHOFF, Helga (1996): Spaß verstehen. Zur Pragmatik von konversationellem Humor. Habilitationsschrift: Universität Wien.

KOWAL, Sabine/O'CONELL, Daniel C. (1995): Notation und Transkription in der Gesprächsforschung. In: Kodikas/Code: Ars Semiotica 18/1-3, 113-138.

KREISSL, Marion E./OVERLACH, Fabian/BIRKNER, Karin/TÜRP, Jens C. (2004): Ärztliches Erstgespräch bei Patientinnen mit chronischen Gesichtschmerzen. In: Der Schmerz 18, 286-299.

KÜTEMEYER, Mechthilde (2002): Metaphorik in der Schmerzbeschreibung. In: BRÜNNER, Gisela/GÜLICH, Elisabeth (Hg.): Krankheit verstehen. Interdisziplinäre Beiträge zur Sprache in Krankheitsdarstellungen. Bielefeld: Aisthesis Verlag, 191-207.

KÜTEMEYER, Mechthilde (2003): Psychogener Schmerz als Dissoziation. In: Psychotherapie und Sozialwissenschaft. Zeitschrift für qualitative Forschung 3, 203-220.

LABOV, William/FANSHEL, David (1977): Therapeutic discourse. Psychotherapy as conversation. New York: Academic Press.

LABOV, William/WALETZKY, Joshua (1973): Narrative analysis: oral versions of personal experience. Deutsche Übersetzung: Erzählanalyse. Mündliche Versionen persönlicher Erfahrung. In: IHWE, Jens (Hg.): Literaturwissenschaft und Linguistik. Eine Auswahl. Texte zur Theorie der Literaturwissenschaft. Bd. 2. Frankfurt a.M.: Fischer, 78-126.

LAKE, A.E. 3./RAINS, J.C./PENZIEN, D.B./LIPCHIK, G.L. (2005): Headache and psychiatric comorbidity: historical context, clinical implications, and research relevance. In: Headache 45, 493-506.

LALOUSCHEK, Johanna (1995): Ärztliche Gesprächsausbildung. Eine diskursanalytische Studie zu Formen des ärztlichen Gesprächs. Opladen: Westdeutscher Verlag.

LALOUSCHEK, Johanna (1999): Frage-Antwort-Sequenzen im ärztlichen Gespräch. In: BRÜNNER, Gisela/FIEHLER, Reinhard/KINDT, Walther (Hg.): Angewandte Diskursforschung. Opladen: Westdeutscher Verlag, 155-173.

LALOUSCHEK, Johanna (2004): Kommunikatives Selbst-Coaching im beruflichen Alltag. Ein sprachwissenschaftliches Trainingskonzept am Beispiel der klinischen Gesprächsführung. In: BECKER-MROTZEK, Michael/BRÜNNER, Gisela (Hg.): Analyse und Vermittlung von Gesprächskompetenz. Radolfzell: Verlag für Gesprächsforschung, 137-158.

LALOUSCHEK, Johanna (2005a): Inszenierte Medizin. Ärztliche Kommunikation, Gesundheitsinformation und das Sprechen über Krankheit in Medizinsendungen und Talkshows. Radolfszell: Verlag für Gesprächsforschung.

LALOUSCHEK, Johanna (2005b): Medizinische Konzepte und ärztliche Gesprächsführung – am Beispiel der psychosomatischen Anamnese. In: NEISES, Mechthild/DITZ, Susanne/SPRANZ-FOGASY, Thomas (Hg.): Psychosomatische Gesprächsführung in der Frauenheilkunde. Ein interdisziplinärer Ansatz zur verbalen Intervention. Stuttgart: Wissenschaftliche Verlagsgesellschaft, 48-72.

LALOUSCHEK, Johanna (2007). Ärztliche Gesprächspläne und Anliegen von PatientInnen in der chronischen Schmerzbehandlung. Arbeitspapier zum Forschungsprojekt "Schmerzdarstellung und Krankheitserzählung I"
http://www.univie.ac.at/linguistics/personal/florian/Schmerzprojekt/downloads/Arbeitspapier_2007_Patientenanliegen_Lalouschek.pdf [30.9.2010].

LALOUSCHEK, Johanna (2010) Medizinische und kulturelle Perspektiven von Schmerz. In: MENZ, Florian/LALOUSCHEK, Johanna/SATOR, Marlene, WETSCHANOW, Karin: Sprechen über Schmerzen. Linguistische, kulturelle und semiotische Analysen. Duisburg: Universitätsverlag Rhein-Ruhr, 15-69.

LALOUSCHEK, Johanna/MENZ, Florian/WODAK, Ruth (1990): Alltag in der Ambulanz. Gespräche zwischen Ärzten, Schwestern und Patienten. Tübingen: Gunter Narr Verlag.

LAMPL, C./BUZATH, A./BAUMHACKL, U./KLINGLER, D. (2003): One-year prevalence of migraine in Austria: a nation-wide survey. In: Cephalalgia 23, 280-286.

LÖNING, Petra (1994): Versprachlichung von Wissensstrukturen bei Patienten. In: REDDER, Angelika/WIESE, Ingrid (Hg.): Medizinische Kommunikation. Diskurspraxis, Diskursethik, Diskursanalyse. Opladen: Westdeutscher Verlag, 97-114.

LÖNING, Petra (2001): Gespräche in der Medizin. In: BRINKER, Klaus/ANTOS, Gerd/HEINEMANN, Wolfgang/SAGER, Sven F. (Hg.): Text- und Gesprächslinguistik. Ein internationales Handbuch zeitgenössischer Forschung. 2. Halbband. Berlin/New York: de Gruyter, 1576-1588.

LÖNING, Petra/REHBEIN, Jochen (Hg.) (1993): Arzt-Patienten-Kommunikation. Analysen zu interdisziplinären Problemen des medizinischen Diskurses. Berlin u.a.: de Gruyter.

LUCIUS-HOENE, Gabriele (2001): Narrative Bewältigung von Krankheit und Coping-Forschung. In: Psychotherapie und Sozialwissenschaft. Zeitschrift für qualitative Forschung 3, 166-203.

LUCIUS-HOENE, Gabriele/DEPPERMANN, Arnulf (2004): Rekonstruktion narrativer Identität. Ein Arbeitsbuch zur Analyse narrativer Interviews. 2. Auflage. Wiesbaden: Verlag für Sozialwissenschaften.

LUCKMANN, Thomas (1988): Kommunikative Gattungen im kommunikativen "Haushalt" einer Gesellschaft. In: SMOLKA-KOERDT, Gisela/SPANGENBERG, Peter M./TILLMANN-BARTYLLA, Dagmar (Hg.): Der Ursprung der Literatur. München: Fink, 279-288.

LUCKMANN, Thomas (1986): Grundformen der gesellschaftlichen Vermittlung des Wissens: Kommunikative Gattungen. In: Kölner Zeitschrift für Soziologie und Sozialpsychologie. Sonderheft 27, 191-211.

MAYNARD, Douglas W./HERITAGE, John C. (2005): Conversation analysis, doctor-patient interaction and medical communication. In: Medical education 39, 428-435.

MENZ, Florian (1991a): "Zucker! Des hamS ma gar net gsagt!" Zur Kommunikation zwischen Arzt und Patient im Krankenhaus. In: TÜCHLER, Heinz/LUTZ, Dieter (Hg.): Lebensqualität und Krankheit. Auf dem Weg zu einem medizinischen Kriterium Lebensqualität. Köln: Deutscher Ärzteverlag, 33-43.

MENZ, Florian (1991b): Der geheime Dialog. Medizinische Ausbildung und institutionalisierte Verschleierungen in der Arzt-Patient-Kommunikation. Frankfurt/Main u.a.: Peter Lang.

MENZ, Florian (2011): Doctor-patient communication. In: WODAK, Ruth/JOHNSTONE, Barbara/KERSWILL, Paul (Hg.): The Sage handbook of sociolinguistics. London: Sage, 330-344.

MENZ, Florian/AL-ROUBAIE, Ali (2008): Interruptions, status and gender in medical interviews: the harder you brake, the longer it takes. In: Discourse & society 19, 645-666.

MENZ, Florian/LALOUSCHEK, Johanna (2005): Geschlechtsspezifische Unterschiede bei der Beschreibung von akutem Thoraxschmerz. In: NEISES, Mechthild/DITZ, Susanne/SPRANZ-FOGASY, Thomas (Hg.): Psychosomatische Gesprächsführung in der Frauenheilkunde. Ein interdisziplinärer Ansatz zur verbalen Intervention. Stuttgart: Wissenschaftliche Verlagsgesellschaft, 174-185.

MENZ, Florian/LALOUSCHEK, Johanna (2006): „I just can't tell you how much it hurts". Gender-relevant differences in the description of chest pain. In: GOTTI, Maurizio/SALAGER-MEYER, Françoise (Hg.): Advances in medical discourse analysis: Oral and written contexts. Frankfurt/Main u.a.: Peter Lang, 133-154.

MENZ, Florian/LALOUSCHEK, Johanna/GSTETTNER, Andreas (2008): Effiziente ärztliche Gesprächsführung. Optimierung kommunikativer Kompetenz in der ambulanten medizinischen Versorgung. Ein gesprächsanalytisches Trainingskonzept. Münster: LIT-Verlag.

MENZ, Florian/LALOUSCHEK, Johanna/SATOR, Marlene/WETSCHANOW, Karin (2010): Sprechen über Schmerzen: Linguistische, kulturelle und semiotische Analysen. Duisburg: Universitätsverlag Rhein-Ruhr.

MENZ, Florian/LALOUSCHEK, Johanna/STÖLLBERGER, Claudia/VODOPIUTZ, Julia (2002): Geschlechtsspezifische Unterschiede bei der Beschreibung von akutem Brustschmerz: Ergebnisse einer medizinisch-linguistischen transdisziplinären Studie. In: Linguistische Berichte 191, 343-366.

MENZ, Florian/NOWAK, Peter (1992): Kommunikationstraining für Ärzte und Ärztinnen in Österreich. Eine Anamnese. In: FIEHLER, Reinhard/SUCHAROWSKI, Wolfgang (Hg.): Kommunikationsberatung und -ausbildung. Anwendungsfelder der Diskursforschung. Opladen: Westdeutscher Verlag, 79-86.

MENZ, Florian/NOWAK, Peter/RAPPL, Anita/NEZHIBA, Sabine (2008): Arzt-Patient-Interaktion im deutschsprachigen Raum: Eine Online-Forschungsdatenbank (API-on©) als Basis für Metaanalysen. In: Gesprächsforschung – Online-Zeitschrift zur verbalen Interaktion 9, 129-163.

MENZ, Florian/SATOR, Marlene (2010): Einleitung. In: MENZ, Florian/LALOUSCHEK, Johanna/SATOR, Marlene/WETSCHANOW, Karin: Sprechen über Schmerzen: Linguistische, kulturelle und semiotische Analysen. Duisburg: Universitätsverlag Rhein-Ruhr, 7-13.

MENZ, Florian/SATOR, Marlene (2011): Kommunikationstypologien des Handlungsbereiches Medizin. In: HABSCHEID, Stephan (Hrsg.): Textsorten, Handlungsmuster, Oberflächen. Linguistische Typologien der Kommunikation. de Gruyter Lexikon, 414-436.

MEYER, Bernd (1998): Interpreter-mediated doctor-patient communication: The performance of non-trained community interpreters. Vortrag auf der Second international conference in legal, health and social service settings, Vancouver, B.C., Canada (Critical Link Two). Hamburg.

MEYER, Bernd (2003): Dolmetschertraining aus diskursanalytischer Sicht: Überlegungen zu einer Fortbildung für zweisprachige Pflegekräfte. In: Gesprächsforschung – Online-Zeitschrift zur verbalen Interaktion, 160-185.

MEYER, Bernd (2004): Dolmetschen im medizinischen Aufklärungsgespräch. Eine diskursanalytische Untersuchung zur Wissensvermittlung im mehrsprachigen Krankenhaus. Mehrsprachigkeit, Band 13. Münster: Waxmann.

MEYER, Bernd/APFELBAUM, Birgit/PÖCHHACKER, Franz/BISCHOFF, Alexander (2003): Analysing interpreted doctor-patient communication from the perspectives of linguistics, interpreting studies and health sciences. In: BRUNETTE, Louise/BASTIN,

Georges/HEMLIN, Isabelle/CLARKE, Heather (Hg.): The critical link 3: Interpreters in the community. Amsterdam, Netherlands: Benjamins, 67-79.

MEYER, Bernd & KROFFKE, Solveig (2005). Verständigungsprobleme in bilingualen Anamnese-Gesprächen (Arbeiten zur Mehrsprachigkeit, Folge B, 61). Universität Hamburg: Sonderforschungsbereich Mehrsprachigkeit.

MEYER, Michael (2001): Between theory, method and politics: positioning of the approaches to CDA. In: WODAK, Ruth/MEYER, Michael (Hg.): Methods of critical discourse analysis. London u.a.: Sage, 14-31.

MISHLER, Elliot G. (1984): The discourse of medicine. Dialectics of medical interviews. Norwood, New Jersey: Ablex.

MOERMAN, Michael (1988): Talking culture: Ethnography and conversation analysis. Philadelphia: University of Pennsylvania Press.

NAGL, Ludwig (1992): Charles Sanders Peirce. Frankfurt am Main, New York: Campus.

NEISES, Mechthild/DITZ, Susanne/SPRANZ-FOGASY, Thomas (Hg.) (2005): Psychosomatische Gesprächsführung in der Frauenheilkunde. Ein interdisziplinärer Ansatz zur verbalen Intervention. Stuttgart: Wissenschaftliche Verlagsgesellschaft.

NEUMAIER, Judith (2006): Immer derselbe Kopfschmerz? In: MMW Fortschritte der Medizin 148, 4-6.

NIX, Wilfred A./EGLE, Ulrich T. (2003): Chronischer Kopfschmerz. In: EGLE, Ulrich T./HOFFMANN, Sven O./LEHMANN, Klaus A./NIX, Wilfred A. (Hg.): Handbuch Chronischer Schmerz. Grundlagen, Pathogenese, Klinik und Therapie aus bio-psycho-sozialer Sicht. Stuttgart/New York: Schattauer, 469-491.

NORDMEYER, Jutta (1982): Formal-quantitative Aspekte der Arzt-Patient-Beziehung während der Visite. In: KÖHLE, Karl/RASPE, Hans-Heinrich (Hg.): Das Gespräch während der ärztlichen Visite. Empirische Untersuchungen. Wien: Urban & Schwarzenberg, 58-69.

NORDMEYER, Jutta/NORDMEYER, Johann-Peter/DENEKE, Friedrich-Wilhelm/KEREKJARTO, Margit v. (1981): Formal-quantitative Aspekte des Sprachverhaltens von Arzt und Patient in der Visite. In: Zeitschrift für Klinische Psychologie 10, 220-231.

NOTHDURFT, Werner/SPRANZ-FOGASY, Thomas (1991): Gesprächsanalyse von Schlichtungs-Interaktion. Methodische Probleme und ihre Hintergründe. In: FLADER, Dieter (Hg.): Verbale Interaktion: Studien zur Empirie und Methodologie der Pragmatik. Stuttgart: Metzler, 222-240.

NOWAK, Peter. (2007): Eine Systematik sprachlichen Handelns von Ärzt/inn/en: Metastudie über Diskursforschungen zu deutschsprachigen Arzt-Patient-Interaktionen. Dissertation. Universität Wien. Veröffentlicht als: NOWAK, Peter (2010): Eine Systematik der Arzt-Patient-Interaktion. Systemtheoretische Grundlagen, qualitative Synthesemethodik und diskursanalytische Ergebnisse zum sprachlichen Handeln von Ärztinnen und Ärzten. Frankfurt/ Main: Peter Lang.

NOWAK, Peter/WIMMER, Helga. (1987): Das Gespräch zwischen Arzt und Patient. Unveröffentlichter Forschungsbericht des Ludwig Boltzmann-Instituts für Medizinsoziologie. Wien.

OESER, Erhard (1979): Wissenschaftstheorie als Rekonstruktion der Wissenschaftsgeschichte. Fallstudien zu einer Theorie der Wissenschaftsentwicklung. Band 1: Metrisierung, Hypothesenbildung, Theoriendynamik. Wien, München: Oldenbourg.

OVERLACH, Fabian (2008): Sprache des Schmerzes – Sprechen über Schmerzen. Eine grammatisch-semantische und gesprächsanalytische Untersuchung von Schmerzausdrücken im Deutschen. (Reihe: Linguistik – Impulse und Tendenzen). Berlin: de Gruyter.

PARSONS, Talcott (1999): Sozialstruktur und Persönlichkeit. 6. Auflage. Eschborn: Verlag Dietmar Klotz.

PEIRCE, Charles S. (1993): Phänomen und Logik der Zeichen. Herausgegeben und übersetzt von Helmut Pape. Frankfurt a.M.: Suhrkamp.

PIKE, Kenneth L. (1971): Language in relation to a unified theory of the structure of human behavior. Den Haag u.a.: Mouton.

PLETT, Heinrich F. (2000): Systematische Rhetorik: Konzepte und Analysen. München: Fink.

PLETT, Heinrich F. (2001): Einführung in die rhetorische Textanalyse. Hamburg: Buske.

POMERANTZ, Anita (1984): Agreeing and disagreeing with assessments: some features of preferred/dispreferred turn shapes. In: ATKINSON, J. Maxwell/HERITAGE, John (Hg.): Structures in social action. Studies in conversation analysis. Cambridge: CUP, 57-101.

PSATHAS, George (1995): Conversation analysis: The study of talk-in-interaction. (Qualitative research methods 35). Thousand Oaks: Sage.

QUASTHOFF, Uta (1979a): Verzögerungsphänomene, Verknüpfungs- und Gliederungssignale in Alltagsargumentation und Alltagserzählung. In: WEYDT, Harald (Hg.): Die Partikeln der deutschen Sprache. Berlin/New York: de Gruyter, 39-57.

QUASTHOFF, Uta M. (1979b): Eine interaktive Funktion von Erzählungen. In: SOEFFNER, Hans-Georg (Hg.): Interpretative Verfahren in den Sozial- und Textwissenschaften. Stuttgart: Metzler, 105-126.

QUASTHOFF, Uta M. (1980): Erzählen in Gesprächen. Linguistische Untersuchungen zu Strukturen und Funktionen am Beispiel einer Kommunikationsform des Alltags. Kommunikation und Institution. Tübingen: Gunter Narr Verlag.

QUASTHOFF, Uta M. (1982): Frageaktivitäten von Patienten in Visitengesprächen: Konversationstechnische und diskursstrukturelle Bedingungen. In: KÖHLE, Karl/RASPE, Hans-Heinrich (Hg.): Das Gespräch während der ärztlichen Visite. München u.a.: Urban & Schwarzenberg, 70-101.

QUASTHOFF, Uta M. (1990): Das Prinzip des primären Sprechers, das Zuständigkeitsprinzip und das Verantwortungsprinzip. Zum Verhältnis von Alltag und "Institution" am

Beispiel der Verteilung des Rederechts in Arzt-Patienten-Interaktionen. In: EHLICH, Konrad/KOERFER, Armin/REDDER, Angelika/WEINGARTEN, Rüdiger (Hg.): Medizinische und therapeutische Kommunikation. Diskursanalytische Untersuchungen. Opladen: Westdeutscher Verlag, 66-81.

QUASTHOFF, Uta M. (2001): Erzählen als interaktive Gesprächsstruktur. In: ANTOS, Gerd/BRINKER, Klaus/HEINEMANN, Wolfgang/SAGER, Sven F. (Hg.): Text- und Gesprächslinguistik. 2. Halbband. Berlin: de Gruyter, 1293-1309.

RATH, Rainer (2001): Gesprächsschritt und Höreraktivitäten. In: BRINKER, Klaus/ANTOS, Gerd/HEINEMANN, Wolfgang/SAGER, Sven F. (Hg.): Text- und Gesprächslinguistik. Ein internationales Handbuch zeitgenössischer Forschung. 2. Halbband. Berlin/New York: de Gruyter, 1213-1226.

REDDER, Angelika (2002): Professionelles Transkribieren. In: JÄGER, Ludwig/STANITZEK, Georg (Hg.): Transkription – Medien/Lektüre. München: Fink, 115-131.

REHBEIN, Jochen (1984): Beschreiben, Berichten und Erzählen. In: EHLICH, Konrad (Hg.): Erzählen in der Schule. Tübingen: Narr, 67-124.

REHBEIN, Jochen (1985): Medizinische Beratung türkischer Eltern. In: REHBEIN, Jochen (Hg.): Interkulturelle Kommunikation. Tübingen: Narr, 349-419.

REHBEIN, Jochen (Hg.) (1985): Interkulturelle Kommunikation. (Reihe: Kommunikation und Institution. 12). Tübingen: Narr.

REHBEIN, Jochen (1986): Institutioneller Ablauf und interkulturelle Mißverständnisse in der Allgemeinpraxis. Diskursanalytische Aspekte der Arzt-Patienten-Kommunikation. In: Curare. Zeitschrift für Ethnomedizin 9, 297-328.

REHBEIN, Jochen (1989): Biographiefragmente. Nicht-erzählende rekonstruktive Diskursformen in der Hochschulkommunikation. In: KOKEMOHR, Rainer/MAROTZKI, Winfried (Hg.): Biographien in komplexen Institutionen. Studentenbiographien I. Frankfurt/Main u.a.: Peter Lang, 163-254.

REHBEIN, Jochen (1993): Ärztliches Fragen. In: LÖNING, Petra/REHBEIN, Jochen (Hg.): Arzt-Patienten-Kommunikation. Analysen zu interdisziplinären Problemen des medizinischen Diskurses. Berlin [u.a.]: de Gruyter, 311-364.

REHBEIN, Jochen (1994a): Rejective proposals. Semi-professional speech and clients' varieties in intercultural doctor-patients-communication. In: Multilingual 13, 83-130.

REHBEIN, Jochen (1994b): Widerstreit. Semiprofessionelle Rede in der interkulturellen Arzt-Patienten-Kommunikation. In: Zeitschrift für Linguistik und Literaturwissenschaft, 123-151.

REHBEIN, Jochen (1994c): Zum Klassifizieren ärztlichen Fragens. In: REDDER, Angelika/WIESE, Ingrid (Hg.): Medizinische Kommunikation. Diskurspraxis, Diskursethik, Diskursanalyse. Opladen: Westdeutscher Verlag, 147-170.

REHBEIN, Jochen/LÖNING, Petra (1995): Sprachliche Verständigungsprozesse in der Arzt-Patienten-Kommunikation. Linguistische Untersuchung von Gesprächen in der Facharzt-Praxis. (Arbeiten zur Mehrsprachigkeit Folge B, 54). Universität Hamburg: Sonderforschungsbereich Mehrsprachigkeit.

REHBEIN, Jochen/SCHMIDT, Thomas/MEYER, Bernd/WATZKE, Franziska/HERKENRATH, Annette (2004): Handbuch für das computergestützte Transkribieren nach HIAT. (Arbeiten zur Mehrsprachigkeit Folge B, 56). Universität Hamburg: Sonderforschungsbereich Mehrsprachigkeit.

REISIGL, Martin (2010): Prolegomena zu einer Semiotik des Schmerzes. In: MENZ, Florian/LALOUSCHEK, Johanna/SATOR, Marlene/WETSCHANOW, Karin: Sprechen über Schmerzen: Linguistische, kulturelle und semiotische Analysen. Duisburg: Universitätsverlag Rhein-Ruhr, 71-139.

REISIGL, Martin/WODAK, Ruth (2001): Discourse and discrimination. Rhetorics of racism and antisemitism. London et al.: Routledge.

RHODE, Johann J. (1974): Soziologie des Krankenhauses. Stuttgart: Enke.

ROBERTS, Celia/MOSS, Becky/WASS, Val/SARANGI, Srikant/JONES, Roger (2008): Misunderstandings: a qualitative study of primary care consultations in multilingual settings, and educational implications. In: Medical Education 39, 465-475.

ROBERTS, Celia/SARANGI, Srikant/MOSS, Becky (2004): Presentation of self and symptoms in primary care consultations involving patients from non-english speaking backgrounds. In: Communication & Medicine: An interdisciplinary journal of healthcare, ethics & society 1, 159-169.

ROBERTS, Felicia D. (2000): The interactional construction of asymmetry: The medical agenda as a resource for delaying response to patient questions. In: The sociological quarterly 41, 151-170.

ROBINSON, Jeffrey D. (1998): Getting down to business. Talk, gaze and body orientation during openings of doctor-patient consultations. In: Human communication Research 25, 97-123.

ROBINSON, Jeffrey D. (2006): Soliciting patients' presenting concerns. In: HERITAGE, John C./MAYNARD, Douglas W. (Hg.): Communication in medical care: Interaction between primary care physicians and patients. Cambridge: CUP, 22-47.

ROBINSON, Jeffrey D./HERITAGE, John C. (2005): The structure of patients' presenting concerns: the completion relevance of current symptoms. In: Social science & medicine 61, 481-493.

SACHWEH, Svenja (1999): "Schätzle hinsitze!" Kommunikation in der Altenpflege. (Europäische Hochschulschriften; Reihe XXI Linguistik; Bd./Vol. 217). Frankfurt/Main u.a.: Peter Lang.

SACHWEH, Svenja (2006): "Noch ein Löffelchen?" Effektive Kommunikation in der Altenpflege. Hans Huber.

SACHWEH, Svenja (2008): "Spurenlesen im Sprachdschungel" – Kommunikation und Verständigung mit demenzkranken Menschen. Bern: Hans Huber.

SACKETT, David L./ROSENBERG, William M. C./GRAY, Muir J. A./HAYNES, Brian R./RICHARDSON, Scott W. (1996): Evidence based medicine: What it is and what it isn't. In: British medical journal 312, 71-72.

SACKS, Harvey (1971): Das Erzählen von Geschichten innerhalb von Unterhaltungen. In: Kölner Zeitschrift für Soziologie und Sozialpsychologie. Zur Soziologie der Sprache. Sonderheft 15, 307-314.

SACKS, Harvey (1972): On the analyzability of stories by children. In: GUMPERZ, John/HYMES, Dell (Hg.): Directions in sociolinguistics. New York: Holt, Rinehart, and Winston, 325-345.

SACKS, Harvey (1984): Notes on methodology. In: ATKINSON, J. Maxwell/HERITAGE, John (Hg.): Structures of social action. Studies in conversation analysis. Cambridge: CUP, 21-27.

SACKS, Harvey (1987): On the preferences for agreement and contiguity in sequences in conversation. In: BUTTON, Graham/LEE, J. R. E. (Hg.): Talk and social organisation. Clevedon, 54-69.

SACKS, Harvey (1992): Lectures on conversation. Herausgegeben von Gail Jefferson. Oxford: Blackwell.

SACKS, Harvey/SCHEGLOFF, Emanuel A./JEFFERSON, Gail (1978): A simplest systematics for the organization of turn taking for conversation. In: SCHENKBEIN, J. (Hg.): Studies in the organization of conversational interaction. New York: Academic Press, 7-55.

SACKS, Harvey/SCHEGLOFF, Emanuel A./JEFFERSON, Gail (1974): A simplest systematics for the organisation of turn-taking for conversation. In: Language 50, 696-735.

SARANGI, Srikant (2002): Discourse practitioners as a community of interprofessional practice: Some insights from health communication research. In: CANDLIN, Christopher N. (Hg.): Research and practice in professional discourse. Hong Kong: City of University of Hong Kong Press, 95-135.

SARANGI, Srikant (2008): 3rd HCRC Summer School, Cardiff University, 15.-17. Juli 2008.

SARANGI, Srikant/ROBERTS, Celia (Hg.) (1999): Talk, work and institutional order: Discourse in medical, mediation and management settings. Berlin: de Gruyter.

SATOR, Marlene. (2003): Zum Umgang mit Relevanzmarkierungen im ÄrztInnen-PatientInnen-Gespräch. Eine konversationsanalytische Fallstudie eines Erstgesprächs auf der onkologischen Ambulanz. Diplomarbeit: Universität Wien.

SATOR, Marlene/GSTETTNER, Andreas/HLADSCHIK-KERMER, Birgit (2008): "Seitdem mir der Arzt gesagt hat ,Tumor' – Das war's." Arzt-Patient-Kommunikation an der onkologischen Ambulanz. Eine sprachwissenschaftliche Pilotstudie zu Problemen der Verständigung. In: Wiener Klinische Wochenschrift 120, 158-170.

SATOR, Marlene (2010) Schmerzdifferenzierung. In: MENZ, Florian/LALOUSCHEK, Johanna/SATOR, Marlene/WETSCHANOW, Karin: Sprechen über Schmerzen: Linguistische, kulturelle und semiotische Analysen. Duisburg: Universitätsverlag Rhein-Ruhr, 141-224.

SATOR, Marlene/SPRANZ-FOGASY, Thomas (2011): Medizinische Kommunikation. In: KNAPP, Karlfried/ANTOS, Gerd/BECKER-MROTZEK, Michael/DEPPERMANN, Arnulf/u.a. (Hg.): Angewandte Linguistik. Ein Lehrbuch. Tübingen: Francke (UTB), 3. Auflage, 376-393.

SCHANK, Gerd (1981): Gliederungssignale und Gesprächsorganisation. In: METZING, Dieter (Hg.): Dialogmuster und Dialogprozesse. Hamburg: Buske, 32-51.

SCHEGLOFF, Emanuel A. (1968b): Sequencing in conversational openings. In: American anthropologist 70, 1075-1095.

SCHEGLOFF, Emanuel A. (1968a): Sequencing in conversational openings. In: GUMPERZ, John/HYMES, Dell (Hg.): Directions in sociolinguistics: The ethnography of communication. New York: Holt, Rinehart, and Winston, 346-380.

SCHEGLOFF, Emanuel A. (1982): Discourse as an interactional achievement. Some uses of 'uh huh' and other things that come between sentences. In: TANNEN, Deborah (Hg.): Analysing discourse: Text and talk. Washington: Georgetown Univ. Press, 335-349.

SCHEGLOFF, Emanuel A. (1984): On some questions and ambiguities in conversation. In: ATKINSON, J. Maxwell/HERITAGE, John C. (Hg.): Structures of social action. Cambridge: CUP, 28-52.

SCHEGLOFF, Emanuel A. (1988): Discourse as an interactional achievement II: An exercise in conversation analysis. In: TANNEN, Deborah (Hg.): Linguistics in context: Connecting observation and understanding: Lectures from the 1985 LSA/TESOL and NEH Institutes. Norwood, NJ: Ablex, 135-158.

SCHEGLOFF, Emanuel A. (1991): Reflections on talk and social structure. In: BODEN, Deirdre/ZIMMERMAN, Don H. (Hg.): Talk and social structure. Oxford: Polity, 44-70.

SCHEGLOFF, Emanuel A. (1992a): On talk and its institutional occasions. In: DREW, Paul/HERITAGE, John (Hg.): Talk at work: interaction in institutional settings. Cambridge: CUP, 101-134.

SCHEGLOFF, Emanuel A. (1992b): Repair after next turn. In: American journal of sociology 97, 1295-1345.

SCHEGLOFF, Emanuel A. (1992c): To Searle on conversation. In: SEARLE, John R./PARRET, Herman/VERSCHUEREN, Jef (Hg.): (On) Searle on conversation. Amsterdam: John Benjamins, 113-128.

SCHEGLOFF, Emanuel A. (1996a): Confirming allusions: Toward an empirical account of action. In: American journal of sociology 102, 161-216.

SCHEGLOFF, Emanuel A. (1996b): Discourse as an interactional achievement III: The omnirelevance of action. In: Research on language and social interaction 28, 185-211.

SCHEGLOFF, Emanuel A. (1997): Whose text? Whose context? In: Discourse & society 8, 165-187.

SCHEGLOFF, Emanuel A./JEFFERSON, Gail/SACKS, Harvey (1977): The preference for self-correction in the organisation of repair in conversation. In: Language 53, 361-382.

SCHEGLOFF, Emanuel A./SACKS, Harvey (1973): Opening up closings. In: Semiotica 88, 289-327.

SCHMITT, Reinhold (1992): Die Schwellensteher. Sprachliche Präsenz und sozialer Austausch in einem Kiosk. Tübingen: Gunter Narr Verlag.

SCHÖNDIENST, Martin (2002): Von einer sprachtheoretischen Idee zu einer klinischen Methode. Einleitende Überlegungen. In: Psychotherapie und Sozialwissenschaft. Zeitschrift für qualitative Forschung 4, 253-269.

SCHÜTZ, Alfred (1974): Der sinnhafte Aufbau der sozialen Welt. Eine Einleitung in die Verstehende Soziologie. Frankfurt a. M.: Suhrkamp.

SCHWABE, Meike (2006): Kinder und Jugendliche als Patienten. Eine gesprächsanalytische Studie zum subjektiven Krankheitserleben junger Anfallspatienten in pädiatrischen Sprechstunden. Göttingen: V&R unipress.

SCHWABE, Meike/REUBER, Markus/SCHÖNDIENST, Martin/GÜLICH, Elisabeth (2008): Listening to people with seizures: How can linguistic analysis help in the differential diagnosis of seizure disorders? In: Communication & Medicine 5, 59-72.

SCHWITALLA, J. (1991): Das Illustrieren – eine narrative Textsorte mit zwei Varianten. In: DITTMANN, Jürgen/KÄSTNER, Hannes/SCHWITALLA, Johannes (Hg.): Erscheinungsformen der deutschen Sprache. Literatursprache, Alltagssprache, Gruppensprache, Fachsprache. Festschrift zum 60. Geburtstag von Hugo Steger. Berlin: Schmidt, 189-204.

SCHWITALLA, Johannes (1986): Jugendliche hetzen über Passanten. Drei Thesen zur ethnographischen Gesprächsanalyse. In: Linguistische Berichte 149, 248-261.

SCOTT, Marvin B./LYMAN, Stanford M. (1968): Accounts. In: American sociological review 33, 46-62.

SELTING, Margaret/AUER, Peter/BARDEN, Birgit/BERGMANN, Jörg/COUPER-KUHLEN, Elizabeth/GÜNTHNER, Susanne/MEIER, Christoph/QUASTHOFF, Uta M./SCHLOBINSKI, Peter/UHMANN, Susanne (1998): Gesprächsanalytische Transkriptionssystem (GAT). In: Linguistische Berichte 173, 91-122.

SELTING, Margret et al. (2009): Gesprächsanalytisches Transkriptionssystem 2 (GAT 2). In: Gesprächsforschung – Online-Zeitschrift zur verbalen Interaktion, 10/2009, 353-402. http://www.gespraechsforschung-ozs.de/heft2009/px-gat2.pdf (30.9.2010).

SHEFTELL, F. D./ATLAS, S. J. (2002): Migraine and psychiatric comorbidity: from theory and hypotheses to clinical application. In: Headache 42, 934-944.

SHEFTELL, Fred D./BIGAL, Marcelo E. (2004): Headache and psychiatric comorbidity. In: Psychiatric times 21/12. http://www.psychiatrictimes.com/display/article/10168/48076 (30.9.2010).

SIEGRIST, Johannes (1988): Medizinische Soziologie. München: Urban&Schwarzenberg.

SPRANZ-FOGASY, Thomas (1987): Alternativen der Gesprächseröffnung im ärztlichen Gespräch. In: Zeitschrift für Germanistische Linguistik 15, 293-302.

SPRANZ-FOGASY, Thomas (2005): Kommunikatives Handeln in ärztlichen Gesprächen – Gesprächseröffnung und Beschwerdenexploration. In: NEISES, Mechthild/DITZ, Susanne/SPRANZ-FOGASY, Thomas (Hg.): Psychosomatische Gesprächsführung in der Frauenheilkunde. Ein interdisziplinärer Ansatz zur verbalen Intervention. Stuttgart: Wissenschaftliche Verlagsgesellschaft, 17-47.

STILES, W./PUTNAM, Samuel M. (1989): Analysis of verbal and nonverbal behavior in doctor-patient encounters. In: STEWART, Moira A./ROTER, Debra L. (Hg.): Communicating with medical patients. Newbury Park: Sage, 211-222.

STIVERS, Tanya (2001): Negotiating who presents the problem: Next speaker selection in pediatric encounters. In: Journal of communication 51, 252-282.

STREECK, Ulrich (2000): Szenische Darstellungen, nichtsprachliche Interaktion und Enactments im therapeutischen Prozeß. In: STREECK, Ulrich (Hg.): Erinnern, Agieren und Inszenieren. Enactments und szenische Darstellungen im therapeutischen Prozeß. Göttingen: Vandenhoeck & Ruprecht, 13-55.

STUKENBROCK, Anja (in Vorb.) Selbst- und Fremdinszenierung von Schmerz: Demonstrative Suffering Revisited.

STUKENBROCK, Anja (2008): "Wo ist der Hauptschmerz?" – Zeigen am menschlichen Körper. In: Gesprächsforschung – Online-Zeitschrift zur verbalen Interaktion, 1-33.

STUTTERHEIM, Christiane v./KOHLMANN, Ute (2001): Beschreiben im Gespräch. In: BRINKER, Klaus/ANTOS, Gerd/HEINEMANN, Wolfgang/SAGER, Sven F. (Hg.): Text- und Gesprächslinguistik. 2. Halbband. Berlin: de Gruyter, 1279-1292.

SURMANN, Volker (2002): "Wenn der Anfall kommt". Bildhafte Ausdrücke und metaphorische Konzepte im Sprechen anfallskranker Menschen. In: HARTUNG, Martin/DEPPERMANN, Arnulf (Hg.): 8. Freiburger Arbeitstagung. Neue Entwicklungen in der Gesprächsforschung, Freiburg, 20. – 22. März 2002 (Abstracts).

SURMANN, Volker (2005): Anfallsbilder. Metaphorische Konzepte im Sprechen anfallskranker Menschen. Würzburg: Königshausen u. Neumann.

TEN HAVE, Paul (1990): Und der Arzt schweigt. Sprechstunden-Episoden, in denen Ärzte auf Patienteninformationen sprachlich nicht reagieren. In: EHLICH, Konrad/KOERFER, Armin/REDDER, Angelika/WEINGARTEN, Rüdiger (Hg.): Medizinische und therapeutische Kommunikation. Diskursanalytische Untersuchungen. Opladen: Westdeutscher Verlag, 103-121.

TEN HAVE, Paul (1991): Talk and institution. A reconsideration of the 'asymmetry' of doctor-patient interaction. In: BODEN, Deirdre/ZIMMERMAN, Don H. (Hg.): Talk and social structure. Studies on ethnomethology and conversation analysis. Cambridge: Polity Press, 139-163.

TEN HAVE, Paul (1993): Fragen von Ärzten. Erste Bemerkungen. In: LÖNING, Petra/REHBEIN, Jochen (Hg.): Arzt-Patienten-Kommunikation. Analysen zu interdisziplinären Problemen des medizinischen Diskurses. Berlin u.a.: de Gruyter, 373-384.

TEN HAVE, Paul (1999): Doing conversation analysis. A practical guide. London: Sage.

TEN HAVE, Paul (2001): Lay diagnosis in interaction. In: Text 21, 251-260.

TEN HAVE, Paul (2006): On the interactive constitution of medical encounters. In: Revue francaise de linguistique appliquée.

TITSCHER, Stefan/WODAK, Ruth/MEYER, Michael/VETTER, Eva (1998): Methoden der Textanalyse. Leitfaden und Überblick. Opladen: Westdeutscher Verlag.

TODD, Alexandra D. (1983): A diagnosis of doctor-patient discourse in the prescription of contraception. In: FISHER, Sue/TODD, Alexandra D. (Hg.): The social organization of doctor-patient communication. Washington: Center for Applied Linguistics, 159-188.

TODD, Alexandra D. (1984): "Die Patientin hat nichts zu sagen": Kommunikation zwischen Frauenärzten und Patientinnen. In: TRÖMEL-PLÖTZ, Senta (Hg.): Gewalt durch Sprache. Die Vergewaltigung von Frauen in Gesprächen. Frankfurt: Fischer Taschenbuch Verlag, 163-183.

VAN DIJK, Teun (2001): Multidisciplinary CDA: a plea for diversity. In: WODAK, Ruth/MEYER, Michael (Hg.): Methods of Critical Discourse Analysis. Los Angeles: Sage, 95-120.

VODOPIUTZ, Julia/POLLER, Sabine/SCHNEIDER, Barbara/LALOUSCHEK, Johanna/MENZ, Florian/STÖLLBERGER, Claudia (2002): Chest pain in hospitalized patients: Cause-specific and gender-specific differences. In: Journal of women's health & gender based medicine 11, 1-9.

WALD, Benji (1978): Zur Einheitlichkeit und Einleitung von Diskurseinheiten. In: QUASTHOFF, Uta M. (Hg.): Sprachstruktur – Sozialstruktur. Zur linguistischen Theorienbildung. Kronberg / Ts.: Scriptor, 128-149.

WEINRICH, Harald (1993): Textgrammatik der deutschen Sprache. Mannheim/Leipzig/Wien/Zürich: Dudenverlag.

WEST, Candace (1984): Routine complications. Troubles with talk between doctors and patients. Bloomington: Indiana Univ. Press.

WEST, Candace (1992): Ärztliche Anordnungen. Besuche bei Ärztinnen und Ärzten. In: GÜNTHER, S./KOTTHOFF, Helga (Hg.): Die Geschlechter im Gespräch, 147-176.

WEST, Candace (1996): Die konversationelle Kompetenz von Frauen am Beispiel von Ärztinnen. In: TRÖMEL-PLÖTZ, Senta (Hg.): Frauengespräche. Sprache der Verständigung. Frankfurt a.M.: Fischer Verlag, 173-199.

WILLKOP, Eva M. (1988): Gliederungspartikeln im Dialog. München: Iudicium.

WITTGENSTEIN, Ludwig (1958): Philosophical investigations. Oxford: Blackwell; dt.: Philosophische Untersuchungen. Frankfurt: Suhrkamp (1967).

WÖBER, Christian. (2009): Migräne beim Erwachsenen. Vortrag auf der 7. Postgraduellen Fortbildung Kopfschmerz. 23.-24.1.2009. AKH Wien.

WODAK, Ruth (1980): Das Wort in der Gruppe. Linguistische Studien zur therapeutischen Kommunikation. Habilitationsschrift. Wien: Universität Wien.

WODAK, Ruth (1997): Critical discourse analysis and the study of doctor-patient interaction. In: GUNNARSSON, Britt-Louise/LINELL, Per/NORDBERG, Bengt/CANDLIN, Christopher N. (Hg.): The construction of professional discourse. London: Longman, 173-200.

WODAK, Ruth/DE CILLIA, Rudolf/REISIGL, Martin/LIEBHART, Karin/HOFSTÄTTER, Klaus/KAGL, Maria (1998): Zur diskursiven Konstruktion nationaler Identität. Frankfurt/M: Suhrkamp .

WODAK, Ruth/MEYER, Bernd (Hg.) (2001): Methods of critical discourse analysis. London u.a.: Sage Publ.

WOLF, Peter/SCHÖNDIENST, Martin/GÜLICH, Elisabeth (2000): Experiential auras. In: LÜDERS, Hans O./NOACHTAR, Soheyl (Hg.): Epileptic seizures: Pathophysiology and clinical semiology. New York: Churchill Livingstone, 336-348.

ZEILER, Karl/AUFF, Eduard (Hg.) (2007): Klinische Neurologie II. Die wichtigsten neurologischen Erkrankungen für Human- und Zahnmediziner. 2. überarb. Aufl. Wien: Facultas.

ZIFONUN, Gisela/HOFFMANN, Ludger/STRECKER, Bruno (1997): Grammatik der deutschen Sprache. Bd. 1-3. Berlin u.a.: de Gruyter.

ZIMMERMAN, Don H. (1988): On conversation: The conversation analytic perspective. In: Communication yearbook II 406-432.

Anhang

Transkriptionskonventionen

Die in der Arbeit verwendeten Transkriptionskonventionen basieren auf HIAT (Halbin-terpretative Arbeitstranskription, vgl. Ehlich/Rehbein 1976 und Rehbein et al. 2004), wurden jedoch geringfügig adaptiert.

Siglen:
A: Arzt
P: Patientin
B: Beobachterin

Partiturschreibweise:

14	⇐	<Partiturfläche>		
A			hmhmV	<Partiturklammer>
P	Ich hab leider das MR vergessen,		ich war vorher arbeiten, und	⇓

15			
A	((Na gut)), is recht. ((4s)) Des passt so?	⇐ <SprecherInnenzeile/verbale Spur>
A[k]	((hustet)) ((zu B))	⇐ <SprecherInnen-Kommentarzelle>
P	s is irgendwie...
B	hmhmV Ja.

16			
A	So! ((1.7s)) Gut. Frau Felber, also, • was is jetz los mit Ihnen? ••
A[nv]	((lehnt sich in Sessel zurück))	⇐ <nonverbale Spur>
P	((ea))
B	Passt alles.
[k]	((Tür geht auf, Pflegerin kommt herein))	⇐ <allg. Kommentarzeile>

Äußerungsendzeichen/ intra-segmentaler Intonationsverlauf

.	fallend (Aussage-Intonation)
?	stark steigend (Frage-Intonation)
!	auffordernd (Ausrufs-, Aufforderungs-Intonation)
,	stehend, schwebend (Aufzähl-, Erzähl-Intonation)

Pausenzeichen

•	kurzes Pause im Redefluss („intonatorische Pause")
••	längere Pause (0,5 – 1 sek)
((4 s))	Pause in Sekunden

Weitere intrasegmentale Phänomene

Jo/ äh Otto!	Reparatur eines Wortes/ einer Konstruktion
also i/ mir wär es am liebsten,	Abbruch eines Wortes/ einer Konstruktion
aaber	auffällige Dehnung des Vokals/ Konsonanten
bei beiden	auffällige Betonung von Silben oder Wörtern

Sonstige Konventionen

(( ))	Wortlaut unverständlich (über Erstreckung)
((Steuer))	vermuteter Wortlaut
((lacht)), ((Rascheln, 6s))	Kommentar
((ea)) bzw. ((aa))	hörbares Einatmen bzw. Ausatmen
und er sagt „Das geht schon."	Redewidergabe, „uneigentliches Sprechen"
es gehört ihm, nicht?	Sprechhandlungsaugmente („tag-questions")
seit vielen, vielen, vielen Jahren.	Reihung
Ich sag s dir jetzt	Tilgungen
Gemma! Wir ham alles.	Assimilationen

Interjektionen/ Hörersignale und tonale Struktur

hm (einsilbig), hmhm (zweisilbig)

hmhm V	fallend-steigend (Konvergenz – *„einverstanden"*)
hmhm \	fallend (komplexe Divergenz – *„das ist ja merkwürdig"*)
hm /	steigend (Divergenz – *„wieso denn?"*)
hm-	gleichbleibend, stehend (prä-Divergenz – *„vielleicht, aber"*)
hm/\	steigend-fallend (Ausdruck von Wohlbefinden, Überraschung)
'a'a	Glottisverschluss (Ablehnung, Verneinung)